Mamá y pediatra

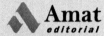

Amat Editorial, sello editorial especializado en la publicación de temas que ayudan a que tu vida sea cada día mejor. Con más de 400 títulos en catálogo, ofrece respuestas y soluciones en las temáticas:

- Educación y familia.
- Alimentación y nutrición.
- Salud y bienestar.
- Desarrollo y superación personal.
- Amor y pareja.
- Deporte, fitness y tiempo libre.
- Mente, cuerpo y espíritu.

E-books:
Todos los títulos disponibles en formato digital están en todas las plataformas del mundo de distribución de e-books.

Manténgase informado:
Únase al grupo de personas interesadas en recibir, de forma totalmente gratuita, información periódica, newsletters de nuestras publicaciones y novedades a través del QR:

Dónde seguirnos:

 @amateditorial

  Amat Editorial

Nuestro servicio de atención al cliente:
Teléfono: **+34 934 109 793**

E-mail: **info@profiteditorial.com**

Dra. Laura Caride López

Mamá y pediatra

Manual de salud infantil para padres primerizos

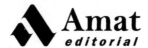

© Laura Caride López, 2023
© Profit Editorial I., S.L., 2023
   Amat Editorial es un sello de Profit Editorial I., S.L.
   Travessera de Gràcia, 18-20, 6º 2ª. 08021 Barcelona

Diseño de cubierta: XicArt
Maquetación: Fotocomposición gama, S.L.

ISBN: 978-84-19341-94-5
Depósito legal: B 16870-2023
Primera edición: Octubre de 2023

Impresión: Gráficas Rey
Impreso en España – *Printed in Spain*

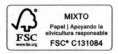

❖ ÍNDICE ❖

❖ PRÓLOGO ❖

Estaría bien que un bebé naciera con un manual de instrucciones debajo del brazo, ¿verdad? Y es que nadie nos prepara para ser madres o padres. A veces se me pasa por la cabeza que no estaría de más hacer un curso antes de estrenarnos en la maternidad o paternidad, algo así como una escuela de padres, para enseñarnos lo más importante sobre la salud de nuestros hijos y así no pillarnos desprevenidos. Y es que cuando algo nos preocupa de nuestros retoños enseguida nos preguntamos: ¿esto será normal?, ¿qué hago?, ¿debo consultar al pediatra, o voy a urgencias?

La maternidad o paternidad no es fácil, nada fácil. Cada etapa a lo largo de la infancia de nuestros hijos viene acompañada de incógnitas, dudas y retos. A esto se suma la desinformación que encontramos muchas veces en torno a la crianza y salud de los niños. Vivimos rodeados de falsos mitos, creencias populares y opinólogos de turno, entre los que incluimos desde algunos familiares hasta la vecina del quinto, e incluso profesionales sanitarios que por desgracia están poco actualizados.

Por eso he escrito este libro. Está pensado para ser una herramienta para tu día a día como madre o padre. Un lugar donde consultar todas tus dudas. Lo que tienes en las manos es una guía sobre la salud en la infancia basada en la evidencia científica más actualizada. Entre estas páginas encontrarás respuesta a las situaciones más frecuentes a las que sueles enfrentarte como madre o padre. Y no solo eso, está pensado también para darte pautas sobre educación para la salud. La prevención de muchas enfermedades, de aparición en la infancia hasta la edad adulta, puede iniciarse ya desde el primer día de vida (e incluso desde el embarazo).

Me encantaría poder acompañarte durante tu maternidad o paternidad a través de este libro, y ayudarte a encontrar un consejo o solución ante las dudas e inseguridades sobre la salud de tu hijo.

La información es poder. Que lo disfrutes.

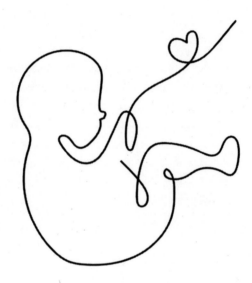

1

EL RECIÉN NACIDO

Después de 9 meses de espera por fin conoces a tu bebé. Te lo colocan encima, os miráis por primera vez, os oléis... Empieza la aventura más impresionante de tu vida.

Tras el nacimiento del bebé, sea por cesárea o parto, el niño pasa de estar en un ambiente húmedo, en donde todas sus necesidades venían cubiertas a través de la placenta, a un ambiente seco y «hostil». La mayoría de los bebés se adaptan perfectamente a este cambio, y el mejor lugar para empezar esta nueva vida es encima de la madre. El contacto precoz «piel con piel» con la madre (o con el padre, en su defecto) favorece la transición a la vida extrauterina al estabilizar la frecuencia cardiorrespiratoria y mejorar la oxigenación. Además, el bebé pierde menos calor, y se favorece el inicio de la lactancia materna y el vínculo afectivo.

Poco después del nacimiento se administra una dosis de vitamina K intramuscular al bebé con el fin de evitar hemorragias internas. En los ojos se le aplica una pomada antibiótica para evitar la conjuntivitis, debido a la presencia de bacterias en el canal vaginal durante el parto o durante la cesárea.

Durante el tiempo que estéis en el hospital, en general unas 48-72 horas, el niño es valorado por el pediatra para comprobar que todo esté bien. Se le hace una exploración física muy completa; se comprueba que haga pis y caca correctamente, que esté comiendo bien y que no haya perdido mucho peso.

Durante los primeros días de vida al bebé se le realizan dos pruebas: el *screening* auditivo y las pruebas metabólicas. El *screening* auditivo tiene como objetivo detectar la sordera, ya que el 80% de las sorderas que afectan a los niños están presentes en el momento del nacimiento, y un retraso en su diagnóstico produciría alteraciones en el desarrollo del lenguaje, así como dificultades de lectura y escritura y en el desarrollo emocional e intelectual del niño. Las pruebas metabólicas (o, lo que es lo mismo, la «prueba del talón») consisten en un análisis de la sangre que se obtiene con un pinchacito en el talón y un análisis de orina del bebé. La prueba del talón tiene un valor incalculable. Con algo tan sencillo se consigue detectar enfermedades congénitas como el hipotiroidismo, la fibrosis quística y otras muchas enfermedades hereditarias relacionadas con el metabolismo. Enfermedades que, aunque poco frecuentes, si se cogen a tiempo se puede mejorar la salud del niño, prevenir discapacidades graves o incluso la muerte.

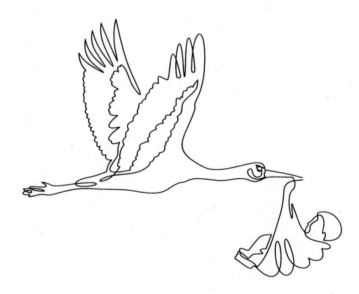

Una vez que a la mamá y al niño le dan el alta del hospital y llegan a casa, siempre surgen muchas dudas sobre los cuidados del recién nacido.

ALIMENTACIÓN

Como repetiremos muchas veces a lo largo de estas páginas, se aconseja la lactancia materna como el alimento más adecuado para el bebé, debido a que tiene múltiples beneficios para la madre y para el niño.

La Organización Mundial de la Salud (OMS) y la Asociación Española de Pediatría (AEP), entre muchos otros organismos, recomiendan la lactancia materna exclusiva durante los primeros 6 meses de vida. En su defecto, si la madre no puede o no lo desea, puede administrarse una fórmula de inicio o tipo 1.

Se recomienda iniciar la lactancia materna tan pronto como sea posible, procurando el contacto piel con piel en el momento del nacimiento si tanto la madre y el bebé se encuentran estables. Tanto la lactancia materna como la artificial se ofrecerán a demanda, cuando el bebé tenga hambre, sin horarios rígidos. Hay que estar atentos a los signos de hambre del bebé: intranquilidad, llevarse las manos a la boca, movimientos de búsqueda, chupeteo y bostezos. El llanto es un signo tardío de hambre y puede interferir en la lactancia adecuada. Es importante anticiparnos al llanto, ya que así las tomas serán de mejor calidad. En el capítulo 4 tienes toda la información detallada sobre la lactancia, tanto materna como artificial.

La OMS y la AEP recomiendan la lactancia materna exclusiva durante los primeros 6 meses de vida

En caso de lactancia materna, es mejor no ofrecer el chupete hasta que la lactancia se encuentre bien establecida, para evitar posibles interferencias. En caso de lactancia artificial, se puede ofrecer desde el nacimiento. Hay que despertar al bebé para comer mientras el niño no recupere el peso tras el nacimiento, y se recomienda que las tomas nocturnas no se espacien más de 3-4 horas. Una vez que el bebé esté engordando adecuadamente, puedes dejar dormir al bebé todo lo que necesite. ¡Y aprovecha para descansar tú también!

«PISES Y CACAS»

La primera micción suele ocurrir a lo largo de las primeras 24 horas de vida. Posteriormente el número de micciones va aumentando, hasta 6 u 8 veces al día. Durante los primeros días pueden aparecer uratos amorfos, que son restos de color rojizo o anaranjado que vemos en el pañal. Cuando aparecen los padres suelen alarmarse, ya que muchas veces piensan que es sangre, pero no, no tiene nada que ver. Aparecen porque los primeros días el bebé pierde muchos líquidos, lo que produce cierta deshidratación. No supone ningún problema y desaparecerán sin hacer nada en unos días. Deberemos consultar al pediatra si la presencia de uratos se prolonga más allá del quinto día de vida.

Las primeras cacas de los bebés se llaman *meconio*. Son de color negro y consistencia pegajosa. Posteriormente, aparecen las heces de transición, generalmente entre el tercer o cuarto día de vida, de un color verde grisáceo. Las deposiciones definitivas aparecen entre el quinto y sexto día de vida y varían un poco en función del tipo de alimentación del bebé. En caso de lactancia materna tienen un color mostaza y son de consistencia líquida o semilíquida, o pastosa y con grumos. El número de deposiciones diarias es muy variable, pero al inicio deben hacer más de 2 o 3 al día. Pueden hacer incluso con cada toma, debido al reflejo gastrocólico (no es diarrea ni una gastroenteritis, que es lo primero que suelen pensar los padres). En caso de lactancia artificial, las deposiciones son más compactas, menos numerosas, de color ocre pálido y con un olor más fuerte.

¿CÓMO SABER SI EL BEBÉ COME LO SUFICIENTE?

Es esperable y totalmente normal la pérdida de peso de hasta un 7-10% durante los primeros días de vida. El bebé debería empezar a ganar peso como muy tarde a partir del quinto día, aunque la recuperación del peso al nacimiento suele ocurrir entre el día 7 y 15 de vida.

Todo va bien	Consulta con tu pediatra
➤ 6-8 micciones al día ➤ Orina clara ➤ Varias deposiciones al día ➤ Tras las tomas se queda tranquilo ➤ La madre nota la subida de la leche ➤ Oímos al bebé tragar ➤ Gana peso	➤ Orinas escasas ➤ Persiste orina anaranjada / rojiza (uratos) más allá del quinto día ➤ Deposiciones meconiales más allá del cuarto día ➤ Heces de transición más allá del séptimo día de vida ➤ Deposiciones escasas, infrecuentes (varios días sin hacer deposición) o duras y secas ➤ Pierde peso más allá del cuarto día de vida ➤ No recuperación del peso al nacimiento a los 15 días de vida. ➤ Mucosas secas (indica deshidratación) ➤ Tras las tomas el bebé sigue irritable o insatisfecho ➤ El bebé está muy dormido y apenas come

HIGIENE DEL RECIÉN NACIDO

El baño

¿Bañamos al bebé todos los días? En realidad, no es necesario que sea a diario, depende de las preferencias de cada familia y del bebé, pero sí es importante limpiar los pliegues cutáneos y los genitales. No hay problema con bañar al bebé aunque no se le haya caído el cordón umbilical. Pero si se sumerge, aunque sea de forma breve, después debemos secar muy bien esa zona.

Los recién nacidos son muy sensibles a la pérdida de calor; por ello es necesario evitar las corrientes de aire a la hora del baño y no desnudar al bebé hasta el último momento. Debemos tener todo lo necesario a mano y nunca dejar al recién nacido solo en la bañera ni en el cambiador. Preferiremos baños cortos con agua tibia (35-37 °C) y usaremos un jabón Syndet (jabón sin jabón) con pH neutro no perfumado. Podemos prescindir de la esponja, con nuestra mano es suficiente.

No es necesario aplicar crema hidratante siempre después del baño, pero podría ser recomendable en aquellos niños con riesgo de desarrollo de dermatitis atópica (por ejemplo, si hay antecedentes familiares), ya que parece que reduce el riesgo de su aparición.

Zona del pañal

En cuanto a la zona del pañal, debemos tener especial precaución en mantener la piel limpia y seca. Idealmente cambiaremos el pañal de forma frecuente. Es importante lavarse las manos siempre antes de atender al bebé. Lavaremos la piel con agua tibia y jabón si hay caca; en las niñas, limpiaremos de delante hacia atrás. A continuación, secaremos muy bien, prestando especial atención a los pliegues. Es mejor evitar las toallitas, reservando su uso solo para cuando estamos fuera de casa. Si optamos por ellas es mejor que no lleven alcohol, perfumes, detergentes ni jabones, y que después de pasarlas seques muy bien. No es necesario aplicar cremas del pañal, a no ser que la piel esté enrojecida o irritada, o en caso de que el bebé tenga predisposición a sufrir dermatitis en la zona del pañal.

Uñas

No hay una edad concreta para empezar a cortarlas. Los bebés suelen nacer con las uñas muy largas. Son blanditas, frágiles y quebradizas, y normalmente las tienen muy pegadas a la piel del dedo. Podemos usar unas tijeras de punta roma y cortarlas de forma recta. Se puede aprovechar un momento en el que esté dormido para hacerlo con mayor facilidad.

¿Y si le pongo manoplas al bebé para evitar que se arañe? No es recomendable. Los bebés necesitan libertad en sus manos para sentir la piel de su madre, conocer texturas, experimentar nuevas sensaciones; en definitiva, explorar lo que les rodea. Las manoplas deben reservarse para proteger a los bebés del frío.

Cuidados del cordón umbilical

El principal objetivo de las curas es evitar la infección y conseguir que se seque rápido para su caída. La cura del cordón se realiza lavándolo con agua tibia y jabón neutro una vez al día y siempre que se manche de orina o heces. Después nos aseguraremos de secarlo muy bien. La manipulación del cordón no es dolorosa para el bebé porque no tiene terminaciones nerviosas.

No es necesario aplicar antisépticos como el alcohol, ya que pueden retrasar su caída. Sí se recomienda su uso en entornos o países con alta tasa de infecciones de ombligo (onfalitis). En ese caso, el antiséptico de elección es la clorhexidina. Las soluciones con yodo, como el Betadine, están prohibidas, porque se absorbe por la piel del bebé y puede alterar la función de la glándula tiroides.

El cordón cae solo entre los 5 y 15 días de vida, y a veces puede sangrar un poco, lo que es normal. Después tenemos que seguir con las curas durante 3-4 días, hasta la completa cicatrización del lecho umbilical. Cuando limpies el cordón y obtengas una gasita limpia, sin manchados, será el momento de dejar las curas.

Debemos vigilar signos de infección: enrojecimiento de la piel alrededor del ombligo, aparición de una secreción amarillenta o verdosa, o mal olor. En ese caso, consultaremos con el pediatra.

Sueño del bebé

Se recomienda que el bebé duerma boca arriba, alternando la posición de la cabeza, nunca de lado o boca abajo, con el fin de evitar la muerte súbita del lactante. La cuna estará vacía, sin almohadas, mantas, peluches, chichoneras o nidos, y el colchón será firme. No lo abrigues en exceso. El bebé dormirá en la misma habitación de los padres durante al menos los primeros 6 meses de vida, aunque

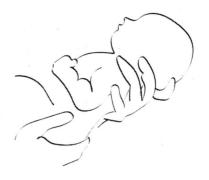

es recomendable hasta los 12 meses. La decisión de hacer colecho depende de cada familia. En caso de querer hacerlo, es conveniente practicarlo de forma segura (encontrarás más información en el capítulo 3).

Se recomienda que el bebé duerma boca arriba

Al principio, es normal que el bebé duerma muchas horas, sin horarios y sin distinguir el día de la noche.

Paseos. ¿Cuándo puede salir el recién nacido a la calle?

El bebé puede salir a la calle desde el principio, lo único que debes tener en cuenta es el tiempo. Si es verano, debes protegerlo del sol. Evita la exposición solar directa, aprovecha la primera o última hora del día, y elige ropa ligera. En invierno debes hacer lo contrario: abrigarlo bien y optar por las horas más centrales del día. Idealmente, evita los espacios cerrados y con mucha gente.

Ropa

Suele recomendarse que el bebé lleve una capa más que los adultos, así que guíate por tu sensación térmica para abrigarle. Para saber si el bebé tiene calor o frío no le toques las manos o los pies, mejor ponle una mano en el pecho o tras la nuca. Busca ropa holgada, cómoda, de fibras naturales como el algodón, y quita las etiquetas. Evita prendas de lana en contacto directo con la piel.

Nuestra casa

Tendremos la precaución de tenerla bien ventilada y libre de humo de tabaco. Una temperatura adecuada puede ser entre 20-22 °C. El ambiente será tranquilo.

Visitas

Aunque muchas veces los familiares están deseando conocer al bebé, también deben entender que es un momento especial y privado. El postparto es duro, y muchas veces lo único que necesitamos y deseamos es descansar y estar con nuestro bebé. Así pues, el momento de empezar con las visitas dependerá de cada familia. Es importante evitar que las personas que vayan a coger al recién nacido estén enfermas e, idealmente, la persona que lo coja debe lavarse antes las manos. Un catarro simple en un adulto puede complicarse mucho en un recién nacido.

¿ESTO ES NORMAL?

Los bebés presentan muchas características fisiológicas o normales para su edad que muchas veces son motivo de consulta y preocupación, pero que no entrañan ninguna gravedad. Vamos a hacer un repaso de cada una de ellas.

LA PIEL

Lanugo

Se trata de un vello fino, suave y poco pigmentado que cubre la espalda, los hombros y la cara. Es más frecuente en niños prematuros. Muchas mamás y papás se preocupan al ver a su bebé tan peludito, pero no es motivo de alarma, ya que ese vello cae en las primeras semanas.

Vérnix caseoso

El vérnix es una sustancia blanca, como una «grasa», que recubre la piel del recién nacido, sobre todo en los pliegues de las axilas y de las ingles y en los genitales de las niñas. Actúa como una barrera protectora durante los primeros días de vida, por lo que es aconsejable no eliminarlo nada más nacer; así pues, tras el parto se debe posponer el primer baño del niño a las primeras 24-36 horas.

Descamación de la piel

Llegamos a casa con nuestro bebé y... ¡empieza a descamársele la piel! Esto es algo muy frecuente a partir del segundo día de vida y no necesita más cuidado que la hidratación de la piel. Es más frecuente en manos y pies, pero puede aparecer por todo el cuerpo. Se resuelve sola con el tiempo en 2 o 3 semanas.

Eritema tóxico del recién nacido

A los médicos nos encanta poner nombres feos a las cosas, incluso a las banales, pero no te preocupes porque, aunque se llame *eritema tóxico*, no tiene nada de «tóxico». Se trata de una erupción cutánea muy frecuente, como unos granitos blanquecinos con un halo rojo alrededor. Suele aparecer en el tronco, las extremidades y también la cara entre el primer y tercer día de vida, aunque pueden aparecer más tarde. Generalmente desaparece por sí solo en unos 7 o 10 días.

Acné neonatal

O como dicen las abuelas, las «engordaderas». Son granitos de coloración rojiza que suelen limitarse a la cara sin producir ninguna molestia al bebé. Es frecuente y suele aparecer en las 2 o 3 primeras semanas de vida; cede espontáneamente a los 2-3 meses sin necesidad de ningún tratamiento.

Milium o milia

Se trata de unos granitos de color blanco perlado o amarillentos, pequeñitos y elevados que suelen aparecer en la frente, la nariz, la barbilla y las mejillas. Aparecen como resultado del acúmulo de queratina en la piel. No tienen importancia ni requieren tratamiento. Desaparecen espontáneamente en el plazo aproximado de un mes.

Perlas de Epstein

El bebé llora a grito pelado, y te fijas en que tiene una especie de «bolitas» blancas en el paladar. No hay motivo de preocupación: son las perlas de Epstein, unos quistes blanquecinos que se localizan en la mucosa del paladar y que suelen desaparecer en las primeras semanas de vida. Pueden aparecer también en las encías; en este caso, se llaman nódulos de Bohn. Pueden tardar varios meses en desaparecer.

Miliaria

Es una erupción de pequeñas vesículas, como ampollas pequeñas, de contenido transparente o blanquecino. Se produce por retención del sudor en la piel debido a la obstrucción de los conductos, por lo que también se conoce como sudamina. Aparece sobre todo en relación con el calor y el exceso de ropa, por lo que el tratamiento se basa en evitar el sobreabrigo y una temperatura ambiental demasiado elevada.

Mancha mongólica

Se trata de una mancha de un color azul o grisácea presente desde el nacimiento en algunos bebés. Aparece típicamente en la parte baja de la espalda y en los glúteos, aunque a veces puede salir en otras partes del cuerpo. A pesar de ese nombre algo «feo», no implica ninguna enfermedad ni tiene relación con el mongolismo. Se llama así porque es más frecuente en los niños asiáticos. Tiende a desaparecer gradualmente en el curso de los primeros años de vida, si bien hay casos en los que puede perdurar toda la infancia y hasta la edad adulta.

Hemangioma macular, nevo simple o mancha salmón

Son los distintos nombres que reciben unas manchas de color rojizo o rosa salmón, que se hacen más llamativas con el calor y el llanto. Están formados por pequeños vasos sanguíneos, son benignas y no indican ninguna enfermedad. Se localizan en la cara, sobre todo en párpados, nariz, labio superior, frente («beso del ángel»), y en la nuca («picotazo de cigüeña»). Desaparecen alrededor del año de vida, a excepción de la de la nuca, que puede persistir hasta la edad adulta.

Hemangioma infantil

Es una proliferación de los vasos sanguíneos superficiales de la piel. Suelen empezar como una mancha pálida rosa y plana que puede pasar desapercibida al principio, y después aumenta poco a poco de tamaño hasta convertirse en un bultito rojo brillante que recuerda una fresa o frambuesa, de ahí su nombre. Primero pasa por una fase de crecimiento rápido durante los primeros 3-6 meses, seguida de una fase de crecimiento más lento y estabilización hasta los 9-12 meses. A partir de este momento, empieza a involucionar y desaparece poco a poco con el paso del tiempo, de modo que el 90% de los hemangiomas han involucionado a los 9 años. Generalmente, no causan ningún problema y no se tratan salvo algunas excepciones.

Cutis marmorata

Al observar los brazos, el tronco y, sobre todo, las piernas de tu bebé, te da la sensación de que tienen una coloración parcheada, con líneas irregulares más oscuras entre espacios más claros, como una red que recuerda al mármol. Esto es normal en los primeros días de vida y se debe a fenómenos de inestabilidad o inmadurez vasomotora. También la vemos en los niños mayores coincidiendo con los picos de fiebre. Además, el frío puede provocar que las manos o los pies tengan un color azulado; es lo que se llama *acrocianosis*. Estos cambios desaparecen cuando se calienta al niño, y la tendencia a producirse disminuye con la edad.

Manchas café con leche

Tienen un color marrón pardo, una forma redondeada u oval y pueden aparecer en cualquier parte del cuerpo. Una mancha aislada no suele tener ninguna importancia, y se encuentran en casi una cuarta parte de los niños sanos. Le daremos importancia cuando aparezcan más de 6 manchas café con leche, ya que tendremos que descartar algunas enfermedades como la neurofibromatosis.

Ictericia

O, lo que es lo mismo, la coloración amarillenta de la piel. Se debe al aumento de la bilirrubina en sangre, y suele aparecer a partir del segundo o tercer día de vida. Comienza por la cabeza, desde donde se va extendiendo al resto del cuerpo en sentido descendente: primero en la cara, luego en el pecho y abdomen y, por último, en las piernas. Esta ictericia, dentro de ciertos límites, es algo normal y no requiere tratamiento. Cuando la ictericia es importante, puede ser necesario la fototerapia, que consiste en exponer al niño a la luz de unos focos especiales, de modo que ayude al organismo a eliminar ese exceso de bilirrubina. Aunque siempre se ha dicho que hay que «poner al niño al sol» como tratamiento para la ictericia, en realidad no tiene ninguna eficacia y no se recomienda.

Por lo general, la ictericia no dura más de unos días o pocas semanas. En algunos niños alimentados con pecho, la ictericia puede prolongarse algunos días más de lo habitual, sin que esto suponga ningún problema. Si tu recién nacido tiene la piel amarillenta, debes acudir al pediatra para saber si presenta una ictericia importante. A veces puede ser necesario que le extraigan una pequeña cantidad de sangre para determinar el valor exacto de bilirrubina.

LOS GENITALES

En el varón la fimosis es normal. No requiere hacer nada especial y no son necesarias retracciones forzadas del prepucio. En las niñas es frecuente que los labios mayores estén enrojecidos y abultados. En ocasiones, puede apreciarse flujo vaginal blanquecino y consistencia cremosa, e incluso puede producirse un pequeño sangrado a través de la vagina, como una «pequeña menstruación». Esto es algo que consideramos normal durante los primeros días de vida. Todo ello tiene lugar por el paso de hormonas femeninas de la madre a la niña.

En ambos sexos puede producirse un aumento del tamaño de las mamas, también por la influencia hormonal materna, y desaparece espontáneamente en unos meses. No hay que presionarlas ni manipularlas. En alguna ocasión incluso puede salir leche; es lo que se llama «leche de brujas».

PIES SIEMPRE FRÍOS

La mayoría de los bebés tiene los pies fríos, incluso aunque haga calor. El recién nacido es todavía muy inmaduro en muchos aspectos, incluido los mecanismos de termorregu- 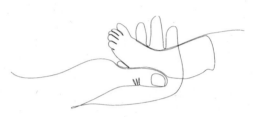 lación, que todavía no se han desarrollado por completo. En cualquier caso, no es necesario abrigarlo demasiado; con cubrirle los pies con unos calcetines de algodón es más que suficiente.

ESTORNUDOS FRECUENTES

El hecho de que estornude no significa que esté resfriado o sea alérgico. El estornudo le permite mantener su nariz limpia y despejada. Con el paso de los días y semanas los estornudos irán desapareciendo, sin precisar ningún tratamiento. También es habitual que los bebés hagan ruidos nasales al respirar o al dormir. Si lo ves muy congestionado, puedes ayudarle mediante lavados nasales con suero salino fisiológico.

HIPO

Se produce por una contracción espasmódica e involuntaria del diafragma. Incluso algunos bebés empiezan a tener hipo dentro de la barriga de mamá. No reviste ninguna importancia y no es preciso hacer nada especial. Cederá por sí solo.

RESPIRACIÓN IRREGULAR

Respira varias veces rápido, hace una pausa sin respirar y, luego, hace respiraciones más regulares. Es lo que se llama «respiración periódica», y es normal. Hay que consultar si hace apneas prolongadas o se acompañan de un color azulado de la boca.

TEMBLOR EN LAS MANOS

Sucede, sobre todo, cuando el bebé se despierta bruscamente del sueño. El fenómeno se debe al hecho de que el tono muscular del pequeño todavía no está completamente desarrollado. Esto se irá resolviendo con el paso de los meses, a medida que el sistema nervioso del pequeño se vaya desarrollando.

«TORCER» UN OJO

El hecho de que no mantenga los ojos correctamente alineados durante los primeros meses de vida no debe preocuparnos ni hacernos sospechar que padece estrabismo. Ello se debe a la inmadurez de los músculos oculares. Es necesario consultar si la desviación es fija o si persiste más allá de los 4 o 6 meses.

HERNIA UMBILICAL

La hernia umbilical o de ombligo consiste en una debilidad en el cierre de los músculos del abdomen en el punto por donde sale el cordón umbilical, por el que puede abultar un asa intestinal (un fragmento del intestino) más o menos grande. La gran mayoría de las hernias umbilicales tienden a desaparecer por sí solas, por lo

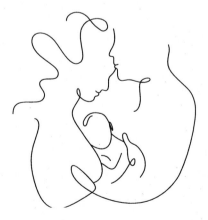

que la posibilidad de un tratamiento quirúrgico se pospone hasta los 4 años, puesto que a esa edad habrá desaparecido en casi todos los casos.

No se deben utilizar monedas, botones, esparadrapos u otros sistemas para contener la hernia, ya que de esta forma aumenta el riesgo de estrangulación del asa intestinal, que prácticamente no existe si no se hace nada.

2

CRECIMIENTO Y DESARROLLO DEL NIÑO

CÓMO ES EL CRECIMIENTO

El crecimiento es el proceso biológico más característico de la infancia. Se inicia en el momento de la concepción y finaliza en la pubertad. Ocurre no solo un crecimiento físico, sino también un desarrollo cognitivo y emocional. El crecimiento del niño y su ritmo de maduración viene determinado por los genes, de modo que alrededor del 80% de la talla adulta es atribuible al potencial genético heredado. Sin embargo, hay factores ambientales que influyen también, como el padecimiento de enfermedades crónicas, el vínculo afectivo y cariño que recibe el niño, o la nutrición, que es el factor más importante de todos. Por ello, la valoración del crecimiento del niño es un indicador de su estado de salud y forma parte de todos los controles de salud del niño sano.

El tamaño de un bebé al nacer no viene determinado tanto por su potencial genético si no por factores del propio feto y de la madre, es decir, de cómo transcurra el embarazo: el tamaño de la madre y el útero, la funcionalidad de la placenta, los hábitos de la madre (si recibe una nutrición adecuada o si consume tóxicos como el tabaco), si es una gestación única o múltiple o si el bebé nace prematuro. Es decir, padres altos o «grandes» no tienen por qué tener bebés grandes también.

El crecimiento no es igual a lo largo de toda la infancia. El momento de máximo crecimiento ocurre durante los 2 o 3 primeros años de vida. Es decir, al principio el bebé engorda y crece rápidamente, pero después lo hace a un ritmo más lento. Esto no quiere decir que algo vaya mal; simplemente, no podemos pretender que engorde un kilo por mes como al principio, porque si no al año de vida tendremos un bebé de 15 kg «ya criado». En las revisiones de niño sano, los pediatras solemos sacar la calculadora y comprobar la ganancia de peso por día o por semana, para ver si esta se encuentra dentro de unos valores normales.

Ganancia de peso (en gramos) durante el primer año	
0-6 semanas	20 g/día
Hasta los 4 meses	113-227 g/día
4-6 meses	85-142 g/semana
6-12 meses	42-85 g/semana

Para hacernos una idea, a los 4 meses se duplica el peso al nacimiento y al año se triplica. De los 12 a los 24 meses, el crecimiento empieza a desacelerarse. A partir del segundo y tercer año de vida, comienza a ser más notable la influencia de los genes y el componente hereditario de crecimiento, de modo que, independientemente de lo que midieran al nacer, cada niño se situará en un determinado carril de crecimiento en función de la talla de sus padres y su ritmo de maduración. Es lo que se llama «canalización». Así, habrá niños que empezarán a crecer más rápidamente, si los padres son altos o han tenido un ritmo madurativo rápido, o que enlentecerán su crecimiento, si los padres son bajos o maduradores tardíos. En este periodo, desde los 3 años hasta el inicio de la pubertad, los niños suelen crecer entre 5 y 7 cm al año y ganan unos 2 o 3 kilogramos por año. Antes de que se inicie la pubertad suele disminuir la velocidad de crecimiento (es lo que se llama «depresión prepuberal»), para volver a incrementarse de forma importante en la pubertad, cuando ocurre el famoso «estirón».

Para la evaluación del crecimiento de los niños, los pediatras usamos gráficas, que no son más que unas curvas de crecimiento que se expresan en percentiles. El percentil es una medida estadística.

Las líneas que vemos representan 100 niños sanos de la misma edad y sexo ordenados de menor a mayor en función del peso, la talla, el índice de masa corporal o el perímetro craneal. Es decir, en una gráfica de talla están ordenados desde el más bajito hasta el más alto, y en una gráfica de peso, desde el más delgado hasta el más gordito. Si hablamos de talla, el percentil 1 será el niño más bajo, mientras que el percentil 100 lo ocupará el niño más alto. Un ejemplo práctico: si en la revisión del niño sano nuestro pediatra nos dice que nuestro hijo está en un percentil 40 de talla, esto quiere decir que un 40% de los niños de su edad serán más bajos, y el 60%, más altos.

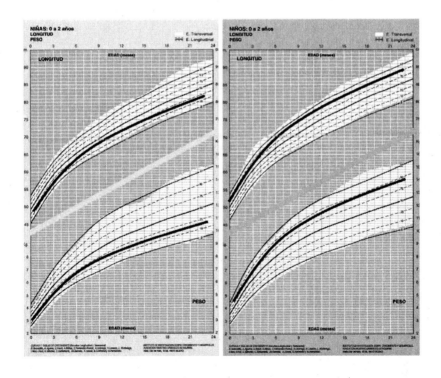

Otro ejemplo práctico. Fíjate en las dos gráficas de crecimiento de la página anterior: ¿cuál de los dos niños crees que está creciendo mejor? La de la izquierda ha crecido siempre en un percentil 15-25, y el de la derecha, sobre un percentil 75, tanto de peso como de talla. Aunque la mayoría seguramente me diréis que el de la derecha, la realidad es que en ambos casos el crecimiento es normal.

¿CUÁNDO DEBEMOS PREOCUPARNOS?

Como en todo, tenemos que establecer una frontera y poner un punto de corte para saber en qué momento debemos preocuparnos. Así, debemos ponernos en alerta si un niño se encuentra por debajo del percentil 3 o por encima del percentil 97. Pero ¡ojo!, esto tampoco significa que haya ningún problema, pero en este caso el pediatra valorará realizar un estudio. Por ejemplo, si un niño se encuentra en un percentil 3 de talla, pero tanto su padre como su madre son bajos y crece a buen ritmo, lo más probable es que nos encontremos con una talla baja familiar en un niño que es, por lo demás, totalmente sano.

También nos pondremos en alerta si hay un pronunciado incremento o descenso de la curva de crecimiento, o si la línea de crecimiento se mantiene plana (es decir, no hay ganancia de peso o talla), ya que, si un niño pierde peso o no engorda, debemos buscar la causa. Por ejemplo, si un bebé hasta ahora sano, que estaba en un percentil 75, sufre una caída progresiva de peso hasta el percentil 15 coincidiendo con la introducción del gluten, e inicia síntomas de diarrea, vómitos, irritabilidad..., debería hacernos sospechar de una patología, en este caso, de una enfermedad celíaca.

Debemos ponernos en alerta si un niño se encuentra por debajo del percentil 3 o por encima del percentil 97

En las tablas de índice de masa corporal debemos ponernos en alerta cuando el niño se sitúe por encima del percentil 90 (ya se consideraría sobrepeso) y, sobre todo, si estamos por encima del percentil 97 (lo consideramos obesidad).

ERRORES EN LA INTERPRETACIÓN

Muchos padres con niños que se encuentran por debajo de la media se muestran preocupados. No por ello debemos pensar que algo va mal. Estadísticamente, la mitad de los niños se encontrarán por debajo de la media. El percentil 50 no es el percentil ideal, solo refleja que la mitad de los niños pesan o miden más y la otra mitad, menos.

Un percentil «bajo», por tanto, no es algo que nos deba preocupar. Es decir, si nuestro bebé está en un percentil 10 de peso, y siempre ha sido así, y por lo demás está sano y contento, es tan normal como un bebé que esté en un percentil 75, y no hay por qué adelantar la alimentación complementaria o darle «cereales para que engorde». Un mayor percentil tampoco quiere decir que sea mejor, y no hay que competir con otros padres ni comparar a los propios hijos para ver quién está en el mejor percentil. Cada uno es como es.

También hay que relacionar el peso y la talla, ya que no son independientes. Es decir, un niño en un percentil 90 de peso y que tiene también una talla en percentil 90 será un niño «grande», con un peso acorde a su talla. Pero un niño con un percentil 90 de peso y un percentil 10 de talla tendrá más peso del que le corresponde en un principio, lo que puede alertarnos de que exista un sobrepeso.

Por otro lado, los percentiles no son caminitos que el niño debe recorrer obligatoriamente. Un niño perfectamente sano puede recorrer varios carriles a lo largo de su infancia. Por ejemplo, un niño que nace con bajo peso o con un crecimiento intrauterino retardado (CIR) puede cruzar varios carriles hasta alcanzar el percentil que en realidad le corresponde.

Un percentil como dato aislado tampoco nos da mucha información, lo importante es su evolución en el tiempo. Los percentiles son una herramienta más para valorar el crecimiento de tu hijo.

En definitiva, los percentiles son solo números y hay que valorarlos como tal. Fuera la «percentilitis».

LA TALLA

¿Cuánto va a medir mi hijo?

Como decíamos al principio, nuestra capacidad para crecer viene determinada genéticamente. Es decir, si los padres son bajos, el niño probablemente será bajo, y viceversa. Aunque como padres siempre queremos que nuestros hijos sean los más altos, «no se le pueden pedir peras al olmo». Para valorar si un niño está creciendo bien de acuerdo con ese potencial genético, los pediatras utilizamos lo que se conoce como «talla diana». Es una fórmula matemática que hace una estimación de cuánto medirá el niño en función de la talla de los padres:

Niños: talla del padre (cm) + talla de la madre (cm) + 13, y dividir entre dos.
Niñas: talla del padre (cm) + talla de la madre (cm) − 13, y dividir entre dos.

Por ejemplo, si tenemos una niña cuyo padre mide 170 cm y la madre, 159 cm, entonces la talla diana será 158 cm aproximadamente. Siempre con un margen de error de unos centímetros por arriba y por abajo.

Talla baja

Hablamos de talla baja cuando esta se encuentra por debajo del percentil 3 para su edad y sexo. La talla es un motivo de preocupación frecuente de los padres, pero es importante resaltar que la mayoría de los niños con talla baja son niños sanos que no tienen ninguna enfermedad. Las causas son muy variadas: entre las más frecuentes tenemos la talla baja familiar y el retraso constitucional del crecimiento. Cuando los padres son bajos, es probable que los hijos también lo sean porque el componente hereditario es muy importante; es lo que se llama *talla baja familiar*. El *retraso constitucional del crecimien-*

to se refiere a niños que maduran más lentamente e inician la pubertad más tarde de lo habitual, pero que finalmente logran una talla normal. Esta situación es más frecuente en varones y también suelen existir antecedentes familiares (primera regla tardía en la madre o estirón puberal tardío en el padre).

Hay otros factores que pueden afectar al crecimiento: problemas hormonales (hipotiroidismo, déficit de hormona de crecimiento), enfermedades crónicas (problemas renales o cardíacos, desnutrición, enfermedad celíaca, enfermedad inflamatoria intestinal...), síndromes o enfermedades genéticas, bebés que han sido pequeños al nacer o incluso situaciones de abandono o falta de cariño. A veces no se consigue encontrar la causa: es lo que se llama *talla baja idiopática*.

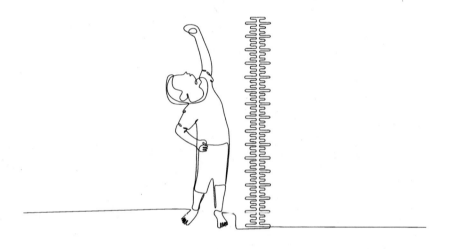

La talla baja no es una enfermedad en sí misma, pero debemos investigar si hay alguna causa que lo justifique, ya que puede ser la primera manifestación de que algo sucede. De ahí la importancia de medir a los niños periódicamente en las revisiones de niño sano y evaluar su velocidad de crecimiento, a fin de detectar algún problema de forma precoz.

El desarrollo psicomotor es la adquisición progresiva de habilidades motoras, cognitivas, emocionales y sociales. Aunque suele tener una secuencia similar en todos los niños, cada uno tiene un ritmo diferente, ya que existe un margen de normalidad para la adquisición de los distintos hitos del desarrollo. Por ello no debemos comparar entre niños ni entre hermanos. Tampoco debemos presionar a nuestros hijos para que adquieran habilidades. «Antes» no es mejor; un desarrollo lento no es un desarrollo patológico.

En los niños prematuros, para valorar bien el desarrollo psicomotor debemos tener en cuenta la edad corregida hasta los 2 años, es decir, la edad que tendría si hubiera nacido a las 40 semanas. Por ejemplo, si tu hijo tiene ahora 2 meses y nació en la semana 36 de gestación en lugar de la 40 (4 semanas antes), su edad corregida será de un mes.

Edad corregida = edad cronológica medida en semanas o meses − semanas o meses de prematuridad

DE 1 A 3 MESES

Comienza a mantener la cabeza y, al colocarla boca abajo, consigue levantarla poco a poco. Sus manos pasan de estar cerradas a más abiertas. Descubre sus manos y empieza a llevárselas a la boca. Al mes fija la mirada y comienza a mostrar interés por la mirada humana, objetos móviles y contrastes de colores. Después seguirá objetos 180 grados. Reacciona a la voz y empieza a distinguir la cara de mamá y papá. Sonríe cuando le sonríen, sostiene y mira lo que se pone en sus manos, sostiene la cabeza y la ladea.

DE 3 A 6 MESES

El niño pasa cada vez más tiempo despierto. Atiende a la conversación. Gorjea o hace gorgoritos, y después contesta con sonidos cuando le hablas. A partir de los 3 o 4 meses ríe a carcajadas. Se tranquiliza ante la voz de sus padres. Cuando lo ponemos boca abajo, levanta la cabeza y el tronco, apoyándose en los antebrazos. Al ser cogido en brazos mantiene la cabeza erguida. Agita las manos y piernas activamente cuando se emociona. Descubre su cuerpo: se mira las manos, juega con sus dedos, junta las manos y se las lleva a la boca. Alcanza objetos con ellas y empieza a explorar el mundo que le rodea. Localiza un sonido fuerte y presta atención a los sonidos.

DE 6 A 9 MESES

Inicia la pinza con los dedos, se cambia los objetos de mano. Le encanta jugar con sus pies. Se quita un pañuelo de la cara. Es capaz de llevarse comida a la boca. Adquiere capacidad de imitación. Se inicia el balbuceo imitativo y usa sonidos o gestos para atraer la atención. Participa en juegos de cucú y escondite. Poco a poco empezará a sentarse sin apoyo. Aprende a voltearse, primero de boca arriba a boca abajo, y luego al revés. Se mueve en el suelo, repta, después gatea. Busca un objeto si se cae al suelo o si desaparece. Busca contacto con figuras de apego y aparece la ansiedad ante extraños.

DE 9 A 12 MESES

Empieza a imitar gestos (sube los brazos para que lo cojas, da palmas, dice adiós). Repite actos si causan risa. Da algo si se le pide. Reconoce su nombre. Comprende la prohibición y el significado de palabras sencillas. A partir de los 10 u 11 meses señala con el índice, introduce objetos en recipientes, colabora para vestirse. Empieza a manifestar su carácter y personalidad. Se pone de pie con apoyo y se desplaza de lado agarrado (desplazamiento lateral). Se sienta solo. Al principio dice inespecíficamente bisílabos, como *mama*, *papa*, *tata*. Hacia los 12 meses aparecen las primeras palabras con sentido:

mamá, papá. Comienza la angustia por separación y llorará si no te siente cerca.

DE 12 A 18 MESES

El niño da la mano, enseña y ofrece. Señala con el dedo lo que desea. Empuja, arrastra, transporta, pasa página. Apila aros, torres de 2 o 3 cubos, sabe para qué se usan los objetos. Juega a llenar y vaciar. Imita tareas del hogar. Se lleva el vaso a la boca. Come con cuchara. Pasa páginas de un libro. Articula entre 2 y 10 palabras a los 12 meses, y alrededor de 20 a los 18. Ya camina solo sin apoyos, anda con objetos en las manos, perfecciona la marcha, sortea obstáculos, sube y baja rampas y escaleras gateando.

DE 18 A 24 MESES

Hace garabatos con un lápiz. Tapa un bolígrafo. Utiliza la taza y la cuchara sin derramar. Presenta juego simbólico, es decir, un objeto representa a otro en un juego imaginativo. Da de comer a los muñecos. Utiliza la palabra *no*. Señala partes de su cuerpo. Nombra un objeto dibujado. Corre. Sube y baja escaleras cogido de la baranda o de la mano. Camina hacia atrás. Chuta una pelota. Hace torres de 4 o 6 cubos. Ayuda a guardar juguetes. Hacia los 2 años es capaz de combinar dos palabras («mamá agua»). Responde a órdenes sencillas. Entiende pronombres y oraciones complejas.

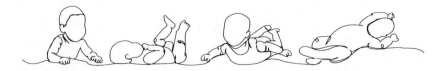

SIGNOS DE ALARMA EN EL DESARROLLO PSICOMOTOR

Los signos de alarma en el desarrollo psicomotor son un retraso significativo en la adquisición de habilidades para la edad del niño. Esto puede ocurrir en un área específica (a nivel motor, social, lenguaje...) o bien en todas a la vez. Ojo, la presencia de un signo de alarma no quiere decir que exista un problema. Si identificas alguno debes consultar con el pediatra, ya que es una señal de que debemos examinar y seguir al niño con más detenimiento. Es importante el diagnóstico e intervención precoces para empezar a trabajar cuanto antes con ese niño, ya que así se obtendrán mejores resultados.

La presencia de un signo de alarma no quiere decir que exista un problema

3 Meses

➤ No fija la mirada, falta de seguimiento visual de objetos cercanos («mirada perdida»)
➤ Ausencia de sonrisa social (no sonríe cuando le sonreímos)
➤ No responde a sonidos
➤ Asimetría en el movimiento de las manos o piernas
➤ Irritabilidad persistente
➤ Manos cerradas continuamente con el pulgar incluido dentro de la mano
➤ No sostiene la cabeza

6 Meses

➤ Persistencia de reflejos primarios que ya deberían haber desaparecido
➤ No se mantiene sentado con apoyo
➤ No coge objetos voluntariamente con las manos
➤ No gorjea o balbucea
➤ No muestra interés por el entorno, pasividad excesiva
➤ Indiferencia a su cuerpo (no juega con los dedos, no se lleva las manos a la boca)
➤ No se orienta hacia un sonido o hacia la voz

9 Meses

- ➤ Ausencia de desplazamiento autónomo
- ➤ Ausencia de volteo
- ➤ No transferencia de objetos de una mano a otra
- ➤ Ausencia de pinza con los dedos de las manos
- ➤ No se mantiene sentado sin apoyo
- ➤ No balbuceo (monobisílabos como *mamama*, *papapapa*, sin sentido)

12 Meses

- ➤ No se pone de pie con apoyo
- ➤ No señala con el dedo
- ➤ No imita: no dice adiós con la mano, ni manda besos, ni da palmas...
- ➤ No reconoce su nombre
- ➤ No muestra interés por los demás
- ➤ No dice ninguna palabra sencilla como *mamá* o *papá*, ni repite sonidos que oye

18 Meses

- ➤ No sube escaleras gateando
- ➤ No camina solo
- ➤ No conoce partes del cuerpo
- ➤ No hace garabatos si le das un boli/lápiz
- ➤ No bebe de un vaso
- ➤ No hace una torre de dos cubos
- ➤ No dice más de 7 o 10 palabras
- ➤ No nombra o señala objetos
- ➤ No entiende órdenes
- ➤ Pasa de una acción a otra ininterrumpidamente

2 Años

➤ No corre
➤ No construye una torre de 4 cubos
➤ No utiliza el *no*
➤ No usa frases de 2 palabras
➤ No imita acciones o palabras
➤ Ausencia de juego simbólico (por ejemplo, hacer que llama por teléfono, dar de comer a los muñecos...)

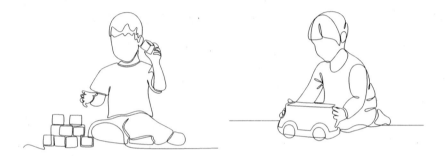

DESARROLLO DEL LENGUAJE

Los primeros 3 años de vida, cuando el cerebro está en proceso de desarrollo y maduración, es el período más intenso en la adquisición de las habilidades del habla y el lenguaje. A partir de los 2 o 4 meses los bebés empiezan a emitir sonidos y, posteriormente, imitan las melodías y los sonidos del adulto, jugando con su voz, apareciendo los sonidos graves (gruñidos) y los sonidos agudos (chillidos). A los 5 o 10 meses se inicia el balbuceo y la emisión de bisílabos como «mamama» o «papapa», todavía sin significado. Las primeras palabras con sentido suelen aparecer entre los 12 y 14 meses, es decir, dirán «mamá» refiriéndose a mamá. A partir de ese momento, irán incorporando poco a poco nuevas palabras a su vocabulario.

Pensar que «ya hablará» o «todos los niños acaban hablando» puede entorpecer la adquisición y desarrollo del lenguaje

La comprensión del lenguaje ocurre antes que la expresión. Es decir, entenderán órdenes sencillas como «di adiós» o «coge el juguete» para después empezar ellos a hacerse entender y comunicarse. La evolución del lenguaje entre los 2 y 3 años se caracteriza por la explosión del vocabulario y la asociación de 2 o más palabras. El proceso debe concluir a los 5-6 años.

Los niños necesitan estimulación para aprender a hablar. El ambiente familiar supone el principal estímulo para la adquisición del lenguaje y el proceso de socialización. Pensar que «ya hablará» o «todos los niños acaban hablando» puede entorpecer la adquisición y desarrollo del lenguaje. Detectar y tratar el problema lo antes posible es la mejor forma de ayudarle.

Los niños que presentan dificultades en el lenguaje que persisten en el tiempo tienen más riesgo de sufrir problemas como frustración, aislamiento, retraso en el desarrollo cognitivo, bajo rendimiento escolar, dificultades de aprendizaje y problemas emocionales y conductuales.

SIGNOS DE ALARMA EN EL DESARROLLO DEL LENGUAJE

3 Meses

➤ No responde a la voz o no lo hace de forma constante
➤ No sonríe a la voz o caras familiares (sonrisa social)
➤ Ausencia de contacto ocular
➤ No responde o no se orienta hacia los sonidos o la voz

6 Meses

➤ No emite vocalizaciones o sonidos guturales («ga-ga», «gu-gu»)
➤ No reacciona ante los estímulos

8 Meses

➤ Falta de balbuceo o balbuceo escaso
➤ No presta interés a juegos de interacción social como el cucú

12 Meses

➤ No comprende palabras de uso común ni órdenes sencillas
➤ No responde a su nombre
➤ No produce sonidos con la intención de comunicarse
➤ No señala
➤ No usa gestos como adiós o imita acciones (palmitas)
➤ No forma ninguna palabra con significado (*mamá, agua*)

18 Meses

➤ Dificultad para imitar sonidos o para entender órdenes simples («ven», «dame»)
➤ Emite menos de 10 palabras distintas (damos por buenas onomatopeyas como «guau guau» para *perro* o aproximaciones como «ua» para *agua*)
➤ Ausencia de juego funcional (apilar cubos, rodar un coche de juguete)

24 Meses

➤ No hace frases de dos palabras («mamá agua»)
➤ Usa un vocabulario menor a 20-50 palabras
➤ No comprende órdenes sencillas («trae el juguete»)
➤ No se comprende nada de lo que quiere decir el niño
➤ No conoce su nombre
➤ Ausencia de interés por la interacción social
➤ Ausencia de iniciativa para comunicarse
➤ No imita tareas sencillas
➤ Ausencia de juego simbólico (hacer como que habla por el móvil)

30 Meses

➤ No construye frases de dos palabras con verbo («mamá ven»)

3-4 Años

➤ No forma frases de 3 palabras con estructura sujeto + verbo + objeto («mamá quiero agua»)
➤ No comprende preguntas sencillas
➤ Las personas de su entorno no le entienden
➤ No usa adjetivos y/o pronombres
➤ Muestra dificultad para mantener una conversación
➤ Omite sílabas de forma llamativa
➤ No formula preguntas del tipo «¿qué?», «¿dónde?»

4-5 Años

➤ No construye frases de 5 palabras
➤ Tiene errores en la pronunciación
➤ No comprende instrucciones o preguntas complejas
➤ Omite nexos, pronombres, artículos o verbos en las frases
➤ Muestra dificultad para narrar lo que le ha sucedido, no se le entiende y no hace preguntas
➤ Muestra dificultad para entender las normas del juego

5-6 Años

➤ Persisten las dificultades en la articulación y la comprensión de oraciones, y los errores en la estructura de las frases
➤ No describe objetos
➤ No utiliza frases complejas ni compuestas
➤ Tartamudea
➤ Muestra dificultad para responder al «qué», «dónde», «quién» y «por qué», y en tareas de atención sostenida (como escucha de cuentos)

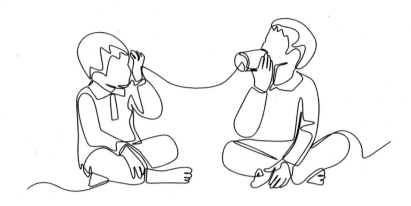

¿A PARTIR DE QUÉ EDAD DEBO PREOCUPARME SI MI HIJO NO HABLA?

Generalmente, consideramos que un niño es un hablante tardío si a los 2 años no emite por lo menos 50 palabras y no es capaz de construir frases de dos palabras («mamá agua»). Ahora bien, lo más importante es saber si el niño comprende lo que nosotros le decimos y si es capaz de comunicarse, es decir, si a pesar de no hablar, es capaz de hacerse entender y transmitir su mensaje señalando con el dedo, y usando gestos, sonidos u onomatopeyas.

Cuando existe un retraso en desarrollo del lenguaje, aunque en la mayoría de las ocasiones estamos ante un *inicio tardío del lenguaje*, siempre debemos descartar otras entidades, como puede ser un problema de audición, una discapacidad intelectual, o incluso un trastorno del espectro autista.

En el *inicio tardío del lenguaje*, este va apareciendo más tarde de lo normal, pero en el orden esperado. La comprensión del lenguaje puede ser algo inmadura también, pero no es muy llamativa. Tampoco hay problemas en otras áreas de desarrollo (juego, habilidades sociales, habilidades motoras o cognitivas). Muchas veces existe un componente hereditario, es decir, que a algún familiar le ocurrió lo mismo. También puede suceder si no se estimula mucho al niño, o si tenemos una actitud muy sobreprotectora, anticipándonos a lo que nos quiere decir, sin darle la oportunidad de expresarse.

¿QUÉ PUEDO HACER PARA ESTIMULAR EL LENGUAJE DE MI HIJO?

➤ Crear rutinas. Las rutinas ayudan al niño a predecir qué vendrá a continuación y lo ayudan a aprender las reglas de la conversación y a hablar, ya que el vocabulario y el modo de combinar y ordenar las frases se va repitiendo. Por ejemplo, le iremos explicando y contando lo que estamos haciendo a la hora de vestirse y desvestirse, de ir al baño, de comer...

➤ Vocalizar adecuadamente, con calma, despacio. Utilizar frases cortas, sin romper la entonación natural, pero enfatizando las palabras importantes mientras estamos hablando. Pronunciar correctamente sin exagerar ni gritar.

➤ Evitar el vocabulario infantil (como *tete* en vez de *chupete*). Dar un modelo correcto del lenguaje. Si el niño dice «miau», le diremos al niño «el gato hace miau». Utilizar un vocabulario sencillo y según el contexto del entorno en el que nos encontremos.

➤ Hablar mucho al niño y fomentar el diálogo y las conversaciones adaptadas a su nivel, respetando su tiempo. Respetar los turnos.

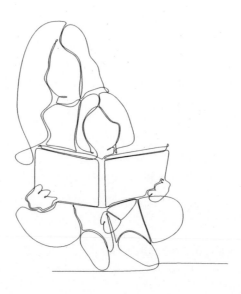

➤ Leer cuentos con imágenes o usar canciones infantiles para aumentar su vocabulario.

➤ Cambiar sus expresiones incorrectas sin reñirle; por ejemplo, si el niño dice «niño rompido juguete», le responderemos «sí, el niño ha roto el juguete» en vez de «habla bien» o «así no se habla».

➤ No obligar al niño a repetir palabras para mejorar su pronunciación. No presionar al niño para que diga palabras si no está preparado, porque insistir favorece que acabe inhibiéndose a la hora de hablar.

➤ No hacer demasiadas preguntas y comentarios. Evitar preguntas como «¿qué es esto?» o «¿qué quieres?». Es mejor usar preguntas donde ofrezcamos una alternativa: «¿Qué es: un perro o un gato?», «¿Quieres agua o leche?».

➤ Completar sus frases de forma indirecta. Por ejemplo, si el niño dice «pato agua», le responderemos «hay un pato nadando en el agua».

➤ Repetir palabras que le sean familiares al niño durante las actividades y rutinas diarias. Esto no quiere decir que repitamos la misma palabra varias veces, sino que la debemos usar en diferentes contextos.

➤ Mirar al niño a los ojos cuando estemos hablando con él y ponernos a su mismo nivel.

TARTAMUDEZ

La tartamudez es una interrupción de la fluidez del habla que se caracteriza por bloqueos, repeticiones y prolongaciones de sonidos, sílabas o palabras.

Entre los 2 y 5 años, coincidiendo con una etapa de rápido desarrollo lingüístico, es habitual que cometan muchos errores. Es una fase en la que están aprendiendo a pronunciar ciertos sonidos, a encontrar la palabra que necesitan, a organizar las frases..., por lo que es normal que a veces no tengan una fluidez total al hablar. Puede empeorar en momentos en los que el niño está nervioso, cansado o enfadado, tiene que hablar con un desconocido o quiere decir algo largo y complicado. Esto se conoce como *disfluencias evolutivas* y aparecen en un 5% de niños. La mayor parte son transitorias y remiten espontáneamente con el paso del tiempo. Hay que distinguirlas de la verdadera tartamudez, que tiene unas características distintas y que puede mantenerse hasta la edad escolar o incluso la adulta. De ahí la importancia de un diagnóstico e intervención tempranos.

Diferenciar una disfluencia evolutiva de los primeros síntomas de una tartamudez a veces puede ser algo complicado, pero hay algunas características que nos pueden indicar que estamos ante una verdadera tartamudez:

> ➤ Los síntomas persisten más allá de 12 meses (aunque se recomienda consultar si se mantienen más de 6 meses).
> ➤ El niño suele tener dificultades a la hora de iniciar una palabra («m... m... m... m... amá»).
> ➤ Tiende a repetir partes de una palabra (sonidos o sílabas) más que palabras o frases enteras y repite estos fragmentos dos o más veces antes de decir lo que quiere decir («ju... ju... juguete»).
> ➤ A veces puede alargar un sonido exageradamente durante varios segundos («¿Cuáááándo llegamos?»).
> ➤ Se bloquea sin emitir ningún sonido, se «atasca» al hablar.
> ➤ Deja silencios tensos entre palabras («¿Adónde... vamos?»).
> ➤ Pueden aparecer signos de tensión y esfuerzo en la cara y el cuerpo, como cerrar los ojos, hacer muecas o mover el cuello y las manos.

LA PUBERTAD

¿CUÁNDO EMPIEZA LA PUBERTAD?

La pubertad es un periodo del desarrollo que marca la transición de la infancia a la edad adulta. Suele durar de media unos 4 o 5 años. El momento del inicio de la pubertad está muy influido por la genética de los padres, por lo que, si los padres se desarrollaron pronto, es habitual que los hijos también lo hagan, y viceversa. En general, se inicia antes en las niñas que en los niños.

El inicio de la pubertad en la mujer viene marcado por el desarrollo de las mamas (llamado *telarquia*), que se considera normal a partir de los 8 años, aunque suele suceder entre los 10,5 y 11 años, y normalmente coincide con un aumento de la velocidad de crecimiento, el «estirón puberal». A veces, el inicio del desarrollo mamario puede iniciarse solo de un lado, o también ocurrir en ambos a la vez. Puede doler o molestar un poco. A partir de entonces suceden una serie de cambios que desembocan en la primera menstruación (llamada *menarquia*), que se suele producir alrededor de 2 años después del inicio del desarrollo del pecho. Por lo tanto, la primera regla puede ocurrir entre los 10 y 15 años, pero lo más frecuente es entre los 12 y los 13 años. El crecimiento después de la regla es muy variable, entre 4 y 11 cm (6-7 cm de media), así que, a pesar del mito que dice que, una vez que venga la primera menstruación, ya no se crece, la realidad es que después se rascan unos cuantos centímetros más.

En los varones el inicio de la pubertad viene determinado por el crecimiento de los testículos (un volumen mayor a 4 ml), y es normal a partir de los 9 años y hasta los 14 años, aunque suele producirse a una edad media de 11,5 y 12 años. A diferencia de las niñas, el estirón puberal no coincide con el inicio de la pubertad, sino que se inicia aproximadamente un año después (12,5-13 años), unos dos años más tarde que las niñas.

En los niños también puede desarrollarse algo el pecho. Es lo que se llama *ginecomastia puberal*, y se produce porque se generan también hormonas femeninas. Puede molestar o doler un poco, como en el caso de las niñas. No tiene mayor problema salvo el estético, de modo que algunos niños se sienten avergonzados cuando lo ven sus amigos. El niño debe entender que es una situación normal y que desaparece al acabar la pubertad.

¿Y SI LA PUBERTAD OCURRE ANTES DE TIEMPO?

Cuando el inicio del desarrollo mamario o testicular ocurre antes de lo previsto, hablamos de *pubertad precoz*, y es entonces cuando los pediatras debemos estudiar qué ocurre. Iniciar la pubertad antes de lo normal puede dar lugar a una talla baja en la edad adulta, además de su repercusión a nivel social y emocional, por lo que es preciso la derivación a endocrinología infantil. La pubertad precoz es más frecuente en las niñas, y en este caso la gran mayoría de las veces no encontramos la causa. En los niños también puede ocurrir, pero siempre hay que descartar una serie de enfermedades.

APARICIÓN DE VELLO

La aparición de vello púbico o axilar suele darse después del desarrollo mamario o testicular, pero a veces puede aparecer antes. Decimos que ocurre antes de tiempo cuando se inicia antes de los 8 años en la mujer o antes de los 9 años en el varón. Esto no quiere decir que esté empezando la pubertad, ya que las hormonas que «se ponen en marcha» son otras. Lo que ocurre es que la glándula suprarrenal madura antes de tiempo y empieza a producir unas hormonas que se llaman andrógenos. Debemos consultar siempre que el vello púbico o axilar aparezca antes de esta edad, y especialmente si se asocia con acné o aumento del olor corporal.

3

LA GUÍA DEL BEBÉ

MUERTE SÚBITA DEL LACTANTE

¿QUÉ ES?

El síndrome de muerte súbita del lactante es la muerte de un niño sano menor de un año de forma inesperada mientras duerme, sin que se consiga hallar ninguna causa que la explique. Se desconoce por qué se produce, aunque sí sabemos cuáles son los factores de riesgo que pueden ayudar a reducir su incidencia.

La muerte súbita del lactante es la causa más frecuente de muerte en los niños de edad comprendida entre el mes y el año de vida, aunque es más habitual que ocurra entre los 2 y 4 meses. Lamentablemente, no hay forma de predecirla.

¿QUÉ HACER PARA PREVENIRLA?

La prevención de la muerte súbita se basa en evitar los factores de riesgo de los que hablábamos antes:

- Ponerlo a dormir boca arriba. Dormir boca abajo es uno de los factores de riesgo que más se relaciona con la muerte súbita del lactante. La posición de lado tampoco es segura. Cuando el bebé esté despierto sí puede estar boca abajo, pero siempre con vigilancia La campaña de prevención del síndrome de muerte súbita, que recomendaba poner a dormir a los niños boca arriba, ha supuesto una disminución de los casos a la mitad. Es fundamental colocarlos en esta posición durante al menos los primeros 6 meses de vida, si bien se aconseja hacerlo hasta los 12 meses. En el caso de que el bebé se voltee con facilidad de boca arriba a boca abajo y viceversa, no es necesario volver a colocarlo boca arriba.

- Para dormir el lugar más seguro es la cuna, idealmente en la misma habitación que la cama de los padres. Es obligatorio los primeros 6 meses de vida y aconsejable hasta los 12 meses. El colecho debe evitarse si el padre o la madre son fumadores, han consumido alcohol o drogas, toman fármacos sedantes o si alguno de ellos tiene obesidad mórbida.
- Evitar que la cabeza del bebé quede tapada por las ropas de la cama. Asimismo, evitar mantas muy pesadas o sueltas, el uso de almohadas, reductores, cojines antivuelco o chichoneras, y la presencia de peluches u objetos blandos en la cuna. Es preferible que sus pies toquen el borde de la cuna para evitar que el niño se «escurra» hacia abajo durante las horas de sueño y que la ropa de la cama quede fija.
- Evitar los colchones blandos, los sofás o los sillones. Se recomienda que el colchón donde descansa el bebé sea duro y firme.
- Evitar abrigar al bebé en exceso. Es suficiente una capa de ropa más que los padres.
- Mantener la habitación donde duerme el bebé a una temperatura que ronde los 20-22 grados.
- La lactancia materna se ha visto que es un factor protector; por tanto, se anima a todas las madres que inicien este tipo de lactancia y la mantengan el mayor tiempo posible.
- El uso de chupete parece reducir la incidencia de muerte súbita. En niños lactados al pecho no es necesario ofrecer el chupete por esta razón, porque la lactancia materna ya tiene efecto protector por sí mismo.
- La vacunación parece disminuir el riesgo de muerte súbita.

- Evitar el consumo de tabaco, alcohol y drogas durante el embarazo y después del nacimiento del bebé. Procurar que el lactante se encuentre en un ambiente libre del humo de tabaco.

CÓLICO DEL LACTANTE

Por la tarde-noche (la famosa «hora bruja»), el bebé de repente empieza a llorar de forma intensa e inconsolable. Se pone rígido, con los puños cerrados y la cara enrojecida, y encoge las piernas sobre el abdomen. Llora y llora. Los padres se desesperan, no saben qué hacer. ¿Te suena? Es el cólico del lactante.

Es frecuente, afecta aproximadamente a 1 de 4 bebés menores de 4 meses. Se define básicamente por un llanto excesivo (tanto en cantidad como en intensidad), y es difícil de calmar (inconsolable) e inexplicable (sin causa aparente), aunque clásicamente se define como el llanto que dura más de 3 horas al día, más de 3 días a la semana y durante más de 3 semanas. Por lo demás, se trata de un bebé sano, que engorda y crece de forma adecuada.

A pesar de lo agobiante y agotador que resulta para los padres, tiene un curso benigno y se resuelve espontáneamente con el tiempo. Suele aparecer alrededor de la tercera semana de vida, alcanza un pico de intensidad entre las 4 y 6 semanas, y desaparece entre el tercer y cuarto mes, sin consecuencias para la salud del niño.

¿CUÁL ES SU CAUSA?

Hoy en día se desconocen sus causas y se considera que su aparición es multifactorial. Aunque los padres relacionan el cólico del lactante con dolor abdominal o gases, no se ha podido demostrar que la causa sea exclusivamente digestiva. Las causas gastrointestinales que se postulan como posibles son la excesiva producción de gas, la hipermotilidad intestinal (facilidad para que las fibras musculares del intestino se contraigan generando dolor), la inmadurez intestinal o los cambios en la flora intestinal. Otras causas que se barajan son la sobrestimulación, los cambios constantes en la rutina diaria, la ansiedad o el estrés de los padres y las técnicas de alimentación incorrectas.

Existen muchas otras posibles causas del llanto en el bebé, como el reflujo gastroesofágico, la alergia a la proteína de la leche de vaca, el estreñimiento o alguna infección (como una otitis media o una infección de orina). Se sospechará de otras causas cuando el llanto esté asociado a un rechazo de la alimentación, un estancamiento en el peso, pausas en la respiración (apneas), regurgitaciones o vómitos, diarrea, mal estado general o fiebre. No existe ninguna prueba ni análisis de sangre que nos permita llegar al diagnóstico de cólico como tal.

Debido a que no se conoce cuál es la causa del cólico, tampoco existe un tratamiento único y efectivo para todos los casos. Es importante resaltar que no depende de nada que los padres hagan mal, así que fuera culpabilidades.

¡ESTÁ LLORANDO! ¿QUÉ HAGO?

Ante un episodio de llanto es importante mantener la calma y estar tranquilo, ya que tu nerviosismo puede alterar todavía más a tu bebé. Busca la posible causa: puede que el bebé esté hambriento o sediento, que tenga frío o calor, sueño o el pañal sucio, o bien que necesite protección o atención. Se puede intentar cambiarlo a un lugar tranquilo, sin ruidos y con luz tenue. Si el bebé muestra señales de hambre, se le puede ofrecer una toma y favorecer que expulse los gases después. Es importante destacar que la lactancia, tanto materna como artificial, se ofrece a demanda, y debemos evitar horarios rígidos, flexibilizando tomas, pero evitando la sobrealimentación. En caso de lactancia materna, huir de pensamientos como «mi leche no le basta» o «llora porque se queda con hambre».

Te pueden ser de ayuda estos consejos:

➤ Ofrecerle el chupete en caso de llanto. La succión no nutritiva le ayuda a calmarse. En caso de lactancia materna, se le puede ofrecer el pecho.
➤ Poner en práctica medidas posturales, como colocarlo boca abajo en nuestro brazo o cogerlo en brazos (no, no se malacostumbran), balancearlo y acunarlo.
➤ Pasearlo en el carrito o mediante el porteo.
➤ Favorecer el contacto piel con piel.
➤ Darle un baño caliente.
➤ Hacerle masajes, preferiblemente cuando está tranquilo, entre crisis. Pueden realizarse siguiendo el sentido de las agujas del reloj.
➤ Ponerle un ruido blanco de baja intensidad, ya que puede favorecer la relajación y el sueño. Son ejemplos un secador de pelo, una aspiradora o agua corriente, que permiten enmascarar los ruidos repentinos y molestos.
➤ Abrazarle, acariciarle, que sienta que estamos ahí.

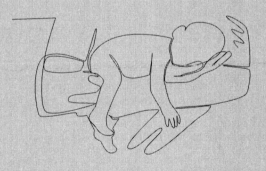

No hay medicación eficaz para tratar el cólico del lactante. Parece que el uso de probióticos, como el *Lactobacillus reuteri* DSM 17938, puede tener algo de utilidad, sobre todo en caso de que el bebé tome lactancia materna. Otros fármacos como la simeticona (Aero-Red) no tienen suficiente base científica.

Si el llanto se asocia con otros síntomas y el pediatra así lo considera, se puede optar por una dieta libre de proteínas de leche de vaca (PLV). En caso de lactancia artificial, se optará por una fórmula de proteína extensamente hidrolizada. En caso de lactancia materna, la madre debe suprimir todos los lácteos de la dieta. Otras restricciones hipoalergénicas (huevo, trigo, frutos secos...) solo se deben hacer de manera escalonada y ante sospecha por parte del pediatra.

Las infusiones no son recomendables en los bebés, debido a que se desconoce la cantidad de principio activo que estamos dando y cuál es la dosis eficaz. Pueden no ser seguras e incluso pueden ser tóxicas, como en el caso del anís estrellado. Por otro lado, el uso de infusiones desplaza la ingesta de leche, alimento fundamental durante los primeros 6 meses de vida. Los preparados infantiles a base de extractos de plantas tampoco son recomendables porque son básicamente azúcar. La homeopatía tampoco se ha demostrado eficaz. En algunos casos, la terapia manual por parte de fisioterapeutas puede resultar útil.

Apóyate en tu pediatra y piensa que se trata de un proceso benigno y de curso autolimitado. Paciencia y mucho amor.

TUMMY TIME. PON A TU BEBÉ BOCA ABAJO

Colocar boca arriba al niño para dormir no quiere decir no poner al bebé nunca boca abajo

El *tummy time* es una forma de actividad física en donde ponemos al bebé boca abajo mientras está despierto, siempre animado y supervisado por un adulto.

La campaña «Back to sleep», o colocar al bebé boca arriba para dormir, se inició en EE. UU. en 1992 para la prevención de la muerte súbita del lactante. Pero con ello, y al pasar los bebés más tiempo boca arriba, aumentaron los casos de plagiocefalia, una deformidad de la cabecita en su parte posterior y lateral. No deben confundirse las recomendaciones: colocar boca arriba al niño para dormir no quiere decir no poner al bebé nunca boca abajo.

Así que surgió una nueva campaña, «Back to sleep, tummy to play» o, lo que es lo mismo, a dormir boca arriba y jugar boca abajo. Su fin es promover la importancia de colocar a los bebés boca abajo cuando están despiertos y supervisados, ya que esta posición tiene muchos beneficios para su salud:

> ➤ Ayuda a fortalecer el cuello, la espalda y los brazos del bebé.
> ➤ Favorece su neurodesarrollo.
> ➤ Mejora el control de la cabeza y el cuello.
> ➤ Potencia la estimulación sensorial.
> ➤ Favorece la habilidad para moverse boca abajo, boca arriba, voltear, mantenerse sentado y gatear.
> ➤ Previene las deformidades craneales como la plagiocefalia o la braquicefalia.
> ➤ Mejora el índice de masa corporal.
> ➤ Mejora el sueño.

¿Desde cuándo podemos empezar a poner al bebé boca abajo? Podemos empezar desde el minuto uno (¿acaso no colocan al bebé encima de la madre nada más nacer?). Al principio lo pondremos solo unos minutos al día, e iremos aumentando el tiempo progresivamente a medida que el bebé crezca. Es preferible ponerlo varios ratitos al día, según su tolerancia, que mucho rato seguido y provocar así que llore.

¿Y cómo lo hacemos? Inicialmente, el mejor sitio y el que mejor suele tolerar será encima de mamá o papá. Nosotros somos su mejor estímulo. Podemos ponerlo encima de nuestro pecho cuando estamos acostados, mientras le cambiamos el pañal, le cambiamos la ropa o le damos un masaje en la espalda, encima de nuestras piernas, boca abajo en nuestro brazo (como vimos, también es una postura ideal para los cólicos), o bien en el suelo y colocándonos nosotros a su altura. Cuando son un poco más mayores, y para hacerlo más interesante, podemos poner una colchoneta de goma EVA, una manta sensorial o una manta de texturas, ofrecerle juguetes o sonajeros, colocar un espejo delante de él o situarlo encima de una pelota *fitball*.

Algunos bebés pueden no tolerar inicialmente el tiempo boca abajo, y por ese motivo algunos padres evitan colocarlo en esa posición, porque «no les gusta». Pero debemos buscar la forma de hacerlo más atrayente para ellos, por ejemplo, ofreciéndole juguetes o interactuando con ellos lo máximo posible durante el *tummy time*. Cuando esté despierto debemos combinar el tiempo boca abajo con otras posturas como boca arriba, de lado, en brazos o porteo ergonómico.

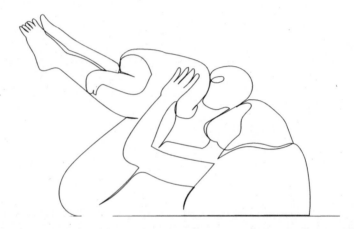

OBSTRUCCIÓN DEL CONDUCTO LACRIMONASAL

¿A tu bebé le llora continuamente el ojo y, además, ha tenido varios episodios de conjuntivitis, con secreción y legañas? Probablemente tenga una obstrucción del conducto lacrimonasal.

El conducto lacrimonasal es un conducto que desagua o drena las lágrimas desde el ojo hasta la nariz. Si ese conducto está obstruido, la lágrima no puede avanzar y queda retenida en el ojo, se acumula y rebosa. Por tanto, su principal síntoma es el lagrimeo constante que resbala por la mejilla o que se queda entre el ojo y el párpado inferior, lo que confiere un aspecto húmedo y vidrioso. También es frecuente la secreción (legañas), ya que la lágrima retenida en el saco lagrimal termina espesándose y formando esta mucosidad. Ocurre sobre todo por la mañana, al despertarse el niño, sin enrojecimiento de la parte blanca del ojo. La complicación más frecuente es la conjuntivitis por sobreinfección bacteriana y la dermatitis por irritación de la piel, por la exposición constante a la humedad.

En el 90% de los casos se resuelve espontáneamente durante los primeros meses de vida. Para favorecer que se abra, podemos hacer masajes sobre el saco lagrimal. Para ello, pon el dedo índice en el ángulo interno del ojo apretando firmemente y desplazando la fuerza de arriba hacia abajo, hacia la nariz, con el objetivo de aumentar la presión en el interior del saco lagrimal y romper la obstrucción. Hay que hacerlo varias veces al día. También es importante la higiene, por lo que debemos limpiar las secreciones con una gasa con suero fisiológico desde la parte interna del ojo hacia el exterior. Cuando hay infección se emplean colirios antibióticos.

Si, a pesar de todas estas medidas, no se soluciona el problema, está indicado derivar al niño al oftalmólogo para realizar un sondaje del conducto para abrirlo. Generalmente, suele esperarse hasta los 12 meses de vida, debido al alto porcentaje de curación espontánea, aunque a veces puede hacerse antes si hay infecciones repetidas.

COSTRA LÁCTEA

La costra láctea es una forma de dermatitis seborreica infantil que suele aparecer en los primeros meses de vida. Se caracteriza por la presencia de unas costras y escamas amarillentas, con aspecto grasiento, que aparecen en el cuero cabelludo del bebé. Al ser un tipo de dermatitis seborreica, también pueden verse afectadas otras zonas del cuerpo, como las cejas, la frente, detrás de las orejas, los párpados, el pecho, los pliegues como las axilas o la zona del pañal. No suele producir ningún tipo de molestia al bebé.

En general, suele resolverse sola con el tiempo sin hacer nada, aunque puede tardar varios meses en desaparecer. Muchas veces se trata simplemente por motivos estéticos. En algunos casos, pueden usarse champús específicos para ayudar a desprender la costra, y después pasar un peine para ayudar a retirarla. Otra opción es usar aceites como el de almendras o vaselina. Cuando, a pesar de estas recomendaciones, la costra láctea persiste, lo ideal es consultar con el pediatra por si fuera necesario un tratamiento más específico.

SUDAMINA

También llamada *miliaria*, es una erupción de la piel que se produce porque los conductos de las glándulas que producen el sudor (glándulas sudoríparas) se obstruyen o inflaman. Esto puede ocurrir por un clima caluroso y húmedo o por la sudoración. Son unos pequeños granitos rojos que a veces pueden tener un punto blanquecino. Suele aparecer en el pecho, la espalda, el cuello y la cara. Afecta sobre todo a los bebés, aunque puede aparecer a cualquier edad. Es muy típica del verano, si bien pueden aparecer en cualquier época del año.

¿CÓMO LA PREVENIMOS?

- Mantener al niño fresquito. No abrigarlo en exceso. Utilizar ropas ligeras y holgadas en lugar de ajustadas. Usar tejidos que transpiren, como el algodón o el lino.
- Mantener una temperatura ambiental agradable.
- Cuidar la higiene diaria para ayudar a mantener la zona limpia.
- Evitar las cremas, sobre todo si son muy espesas. En caso de ser necesario, preferir cremas más ligeras, como emulsiones o leches.

¿CÓMO SE TRATA?

En general, suele desaparecer espontáneamente si se evitan los factores que la desencadenan y se aplican las medidas explicadas anteriormente. Se pueden emplear lociones de calamina u óxido de zinc. Aunque en algunos casos pueden utilizarse corticoides tópicos, siempre deben ser pautados por un profesional. No están recomendados los polvos de talco.

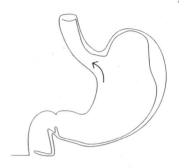

El bebé nace inmaduro desde muchos puntos de vista, también desde el punto de vista digestivo. A veces el esfínter esofágico inferior, que separa el esófago del estómago, no funciona del todo bien, por lo que la leche sube con facilidad del estómago hasta el esófago y la boca. Si a eso le sumamos que la alimentación de los bebés más pequeños es totalmente líquida y se pasan mucho tiempo tumbados, resulta que tenemos la combinación perfecta para que el bebé eche la leche con facilidad. Esta condición se denomina *reflujo gastroesofágico* y les ocurre a hasta un 75% de los bebés durante los primeros meses de vida.

MI BEBÉ REGURGITA, ¿ES NORMAL?

Las regurgitaciones en el bebé consisten en la expulsión de leche sin esfuerzo. Pueden ocurrir de forma esporádica o después de todas las tomas, inmediatamente después de comer o más tarde. Por lo demás, el bebé engorda bien, está contento y no tiene ninguna molestia. Son las regurgitaciones normales del lactante. A estos bebés también se les llama «regurgitadores felices».

Si ocurre lo contrario, el bebé llora con el vómito o aparecen gestos de malestar, está muy irritable y llora mucho, se arquea hacia atrás al tomar el pecho o el biberón, no engorda bien... Es decir, cuando el reflujo produce síntomas molestos y/o complicaciones, hablamos de enfermedad por reflujo gastroesofágico.

¿QUÉ HACER SI EL BEBÉ TIENE REFLUJO?

Podemos recurrir a medidas posturales. Mantén al bebé en posición vertical después de comer durante unos 20 o 30 minutos en brazos o mediante porteo. Elevar la cabeza y ponerlo de lado o boca abajo, aunque puedan disminuir el reflujo, no se recomienda mientras el niño está durmiendo por su asociación con la muerte súbita del lactante. Ponerlo semitumbado en una hamaquita o una silla del grupo 0 no es efectivo e incluso puede aumentar el reflujo.

Es preciso evitar la sobrealimentación. Revisa cuánta leche le estás dando y ajusta el volumen y la frecuencia en función de la edad y el peso del niño. No se ha demostrado que fraccionar las tomas, es decir, ofrecer tomas de menos cantidad pero de forma más frecuente, mejore el reflujo, aunque a veces se recomienda siempre que se mantenga una cantidad adecuada de leche al día. En algunos casos, y siempre bajo indicación de nuestro pediatra, se puede cambiar la leche del bebé a una fórmula antirreflujo, cuya consistencia es más espesa y hace más difícil que la bocanada llegue a la boca.

En algunos casos es conveniente descartar una alergia a la proteína de leche de vaca, ya que puede producir síntomas similares. En caso de lactancia materna, la madre hará dieta exenta de proteína de la leche de vaca, y en caso de lactancia artificial, se cambiará a una leche hidrolizada durante 2 o 4 semanas. Si no mejora pese a estas medidas, puede estar indicado el uso de medicación con antiácidos como el omeprazol.

¿CUÁNTO DURA?

Con el paso de los meses ese esfínter comienza a adquirir «fuerza» y las regurgitaciones son cada vez menos frecuentes, sobre todo a partir de los 6 meses, cuando el bebé empieza la alimentación complementaria y pasa más tiempo sentado. No obstante, puede ser normal que estos episodios duren hasta más allá de los 12 meses. Así pues, si tienes un bebé que regurgita o vomita leche sin llanto ni gestos de dolor, pero que está contento y engorda adecuadamente, ¡no te preocupes!

¿CUÁNDO ACUDIR AL PEDIATRA?

- Vómitos con mucha fuerza (a chorro) o de forma repetitiva
- Vómitos con sangre o bilis (líquido verde)

- Llanto frecuente e irritabilidad marcada
- Aversión o rechazo de la alimentación
- Estancamiento o pérdida de peso
- Dolor abdominal intenso
- Diarrea/estreñimiento
- Aparición más allá del sexto mes de vida

HABLEMOS DE CACA

Cuando nuestros hijos usan pañal estamos más atentos al color, la forma y la consistencia de las heces. ¿Qué es normal y cuándo debemos preocuparnos?

COLOR

➤ **Amarillo**: el color amarillo mostaza o dorado es característico de las heces de los bebés durante los primeros meses, especialmente en los bebés amamantados, y pueden presentar grumos blanquecinos.

➤ **Marrón**: los bebés que reciben alimentación con leche de fórmula pueden tener unas heces más amarronadas, de muchas tonalidades diferentes, y de un olor más fuerte. Después, una vez que inician la alimentación complementaria, comienzan a adquirir el color típico marrón o marrón oscuro que todos conocemos.

➤ **Verde**: también suele ser normal, sobre todo si tu bebé se muestra feliz y contento, aunque es preciso hacer una consideración: puede que los niños alimentados al pecho con heces verdosas y espumosas tomen más leche del principio, más rica en hidratos de carbono como la lactosa, por lo que es importante revisar el agarre y asegurarse de que el bebé vacía el pecho y llega a la leche del final, más grasa. En otros casos, y cuando las heces verdes se acompañan de más síntomas como diarrea, vómitos, irritabilidad, hilos de sangre en las heces, rechazo de la alimentación..., puede ser indicativo de una infección intestinal (lo más probable, un virus), una intolerancia o alergia. En los bebés más mayores que ya comen, el color verde puede deberse a algo que hayan comido (espinacas, acelgas, brócoli...).

➤ **Rojas**: suele significar la presencia de sangre procedente de la parte baja del aparato digestivo. Puede deberse a una fisura anal, una gastroenteritis, alergia a la proteína de la leche de vaca o distintas enfermedades intestinales. También puede producirse por el consumo de algunos alimentos, como cerezas, tomates, pimientos rojos o remolacha. Ante la duda, podemos echar un poco de agua oxigenada encima y, si burbujea, se confirma que es sangre.

➤ **Negra**: la primera deposición del bebé, el meconio, es de color negro y consistencia pegajosa. Con el paso de los días adquiere un color verde grisáceo hasta que el bebé empieza a evacuar las típicas heces de color mostaza. Las heces de color negro más allá de estos primeros días pueden significar que hay sangrado en la parte alta del aparato digestivo, o que el bebé ha digerido sangre si la madre tiene grietas o heridas en el pezón. Si el bebé toma plátano pueden aparecer hebras de color negro. El tratamiento con hierro puede poner las heces de color más oscuro o negruzco.

➤ **Blancas**: Implican una alteración en el hígado, de modo que no está produciendo suficiente bilis. Hay que consultar con el pediatra, sobre todo cuando el bebé también presenta una piel de color amarillento.

➤ **De muchos colores**: cuando empiezan la alimentación complementaria, sobre todo si optas por alimentación con sólidos desde el inicio, es muy habitual encontrar restos de comida entera no digerida. Es totalmente normal.

CONSISTENCIA

Durante los primeros meses de vida, sobre todo en los bebés que reciben lactancia materna exclusiva, las heces suelen ser líquidas o semilíquidas con grumos. En caso de lactancia artificial, suelen tener mayor consistencia, como un puré. Una vez que el bebé empieza la alimentación complementaria, las heces van adquiriendo la consistencia habitual del niño más mayor. Cuando hay un cambio repentino en la consistencia de las heces, es decir, son mucho más líquidas y abundantes de lo normal o más frecuentes, entonces es cuando hablamos de diarrea.

El estreñimiento en menores de 6 meses que toman lactancia materna no suele ser lo habitual y es motivo de consulta con el pediatra. Es más frecuente en los bebés que reciben lactancia artificial. Asegúrate de que estás preparando bien los biberones, con la suficiente agua y con los cacitos del polvo de leches rasos (un aumento de la concentración puede llevar a estreñimiento). A veces el estreñimiento puede mejorar al cambiar el tipo de leche de fórmula, pero siempre consulta a tu médico. Alrededor de los 6 meses, cuando empiezan la alimentación complementaria, sí es muy frecuente que los bebés se estriñan, si bien después la situación suele normalizarse.

¿Qué podemos hacer cuando el bebé está estreñido?

- Mantener al niño bien hidratado. La lactancia sigue siendo a demanda. Sobre todo al principio de la alimentación complementaria, la comida no debe sustituir las tomas de leche. Una vez que el niño empieza a comer, le ofrecemos agua.
- Aumentar los alimentos ricos en fibra: frutas como la ciruela, el kiwi, la naranja, el higo o la pera; verduras como las judías, el calabacín o la calabaza; las legumbres como las lentejas, los guisantes o los garbanzos y los cereales integrales.
- Añadir un buen chorrito de aceite de oliva virgen extra a las comidas.
- Hacer masajes abdominales circulares, en el sentido de las agujas del reloj, para favorecer el tránsito intestinal.

Si con todo esto no mejora, en algunos casos puede estar indicado el uso de laxantes, pero estos deben estar prescritos por un pediatra. No está recomendada la estimulación rectal con termómetro o bastoncillos de los oídos, y tampoco se recomiendan los enemas o supositorios de glicerina. Estos solo deberían usarse de forma puntual. Si se hace de forma frecuente, puede hacer que el bebé se acostumbre y que al final no sea capaz de evacuar por sí mismo.

FRECUENCIA

Al principio, es habitual que los bebés hagan varias deposiciones al día, incluso cada vez que comen, especialmente los alimentados con leche materna, que pueden llegar a hacer hasta 10 o 12 cacas al día. De hecho, es una señal de que el bebé se alimenta bien. Esto ocurre porque justo después de comer se producen unos movimientos en el intestino que favorecen la defecación; es lo que conoce como *reflejo gastrocólico*. Muchas veces los padres y madres se preocupan cuando hacen tantas cacas y piensan que el bebé tiene diarrea («falsa diarrea»), pero es totalmente normal.

A medida que el bebé crece, y aproximadamente a partir del mes de vida, es habitual que deje de hacer tantas deposiciones. Puede estar días y días sin hacer (se han descrito casos de bebés que han estado más de dos semanas), pero el bebé está bien y se muestra tranquilo, y cuando finalmente hace deposición, esta es blanda, aunque más abundante. Esta situación, llamada también «falso estreñimiento», ocurre porque el intestino es más eficaz en la absorción de nutrientes, así que la leche dejará menos residuos. No es motivo de preocupación ni hay que hacer nada especial: ni dar agua, ni manzanilla, ni zumos, ni mucho menos medicación, ni tampoco estimular el culete. Otros bebés seguirán haciendo 1 o 2 deposiciones al día, y también es normal.

Otra situación con la que nos podemos encontrar es un bebé que no hace caca, pero que lo vemos hacer pujos. Se pasa un buen rato apretando, hasta 10 o 20 minutos, se pone muy rojo, llora y encoge las piernas. Le puede pasar varias veces al día, en ocasiones no lo consigue, pero cuando lo hace resulta que la caca no es dura, sino que es normal, incluso líquida. ¿Esto significa que está estreñido? No. Esta situación se denomina *disquecia del lactante* y ocurre porque el bebé no consigue coordinar la musculatura abdominal con la del suelo pélvico. Aprieta con la barriga, aprieta, aprieta..., pero resulta que también aprieta el culete, así que no consigue nada. Es una situación normal durante los primeros meses de vida y suele desaparecer como muy tarde a los 9 meses. El bebé debe «aprender» a hacer caca y coordinar estos movimientos.

¿Qué hacer en estos casos?

Consejos para la disquecia del lactante

- Ayudar un poco al bebé flexionando sus rodillas hacia su barriga cuando esté empujando, o hacer la bicicleta, levantando las piernas y moviéndolas en círculos.
- Hacer masajes abdominales en el sentido de las agujas del reloj.
- Favorecer el tiempo en vertical, por ejemplo, con el porteo.
- Tener paciencia. Es una situación transitoria y benigna que se solucionará con el tiempo.

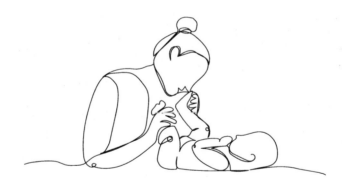

Debemos evitar la estimulación rectal usando un termómetro, una hoja de perejil, aceite o demás remedios de la abuela. Tampoco se aconseja usar supositorios ni medicalizar al niño, pues no servirá de nada.

En los bebés que reciben lactancia artificial o mixta, el ritmo de las deposiciones suele ser menor en comparación con los que reciben leche materna. Algunos pueden hacer 1 o 2 deposiciones al día, pero otros pueden estar incluso 2-3 días sin hacer. Si la consistencia de las deposiciones es normal, el bebé gana peso y no se muestra irritable o molesto, no hay que hacer nada.

Falso estreñimiento	Disquecia del lactante	Estreñimiento
Varios días sin hacer	Varios días sin hacer	Varios días sin hacer
Heces blandas	Heces blandas	Heces duras
Sin esfuerzo para la defecación	Con esfuerzo para la defecación	Con esfuerzo para la defecación

LA CABECITA DEL BEBÉ

En el cráneo tenemos varios huesos que, al nacer, no están unidos, si no que están separados por unos tejidos elásticos y fibrosos denominados *suturas*. Esto permite que, cuando el bebé pasa por el canal del parto al nacer, estos huesos puedan solaparse para facilitar la salida al exterior. Al no estar fusionados, la cabecita puede ir creciendo a medida que crece el cerebro del niño.

Las fontanelas son espacios que hay entre los huesos del cráneo. Los bebés tienen dos fontanelas, la anterior, que se encuentra en la parte de arriba de la cabeza, y la posterior, localizada en la coronilla, más pequeña. Es normal que veamos «latir» la fontanela debido a la presencia de vasos sanguíneos. Las podemos tocar sin miedo, no por ello dañaremos al bebé. De hecho, las fontanelas nos dan mucha información. Cuando están abultadas nos pueden indicar que existe un aumento de presión dentro del cráneo o una infección, y si están deprimidas o hundidas puede ser un signo de deshidratación.

La fontanela posterior se cierra alrededor de los 1 o 2 meses, mientras que la anterior lo suele hacer entre los 9 a los 18 meses, aunque a veces puede cerrarse más tarde y es normal. No hay relación entre la vitamina D que damos a los bebés como suplemento durante el primer año de vida con el cierre de la fontanela. Es decir, la vitamina D no se da «para que se cierre la fontanela» o se suspende porque «la tiene muy cerrada». Este mito tiene su origen en que uno de los signos del raquitismo (déficit de vitamina D) se relaciona con un retraso en el cierre de la fontanela.

En las revisiones del bebé siempre medimos la cabecita, es decir, el perímetro craneal. El crecimiento de la cabeza del bebé es un indicador indirecto del crecimiento del cerebro. Cuando el tamaño de la cabeza es muy pequeño o muy grande, debemos estudiarlo, aunque también tiene un componente familiar importante; por eso a veces también medimos la cabeza a los padres.

Dentro de las alteraciones en la forma de la cabeza del bebé, la más frecuente es la *plagiocefalia postural*, en la que se produce un aplanamiento de uno de los lados de la parte posterior de la cabeza, es decir, de forma asimétrica. Otras deformidades son la *braquicefalia*, cuando la cabeza del bebé es plana en toda su parte posterior de forma simétrica, y la *escafocefalia*, cuando la cabeza es muy alargada.

A veces estas deformidades se producen porque las suturas que separan los huesos se cierran antes de tiempo, lo que impide que la cabeza crezca de forma normal. Es lo que se conoce como *craneosinostosis*, y puede necesitar tratamiento quirúrgico.

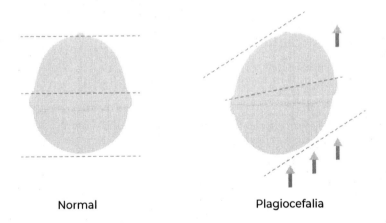

Normal   Plagiocefalia

PLAGIOCEFALIA POSTURAL

La plagiocefalia postural es una deformidad de la cabeza del bebé en la que se presenta un aplanamiento de la parte derecha o izquierda de la región occipital y que se produce como consecuencia del apoyo continuo en la parte de atrás de la cabeza en la misma zona. Es más frecuente entre los 3 y 4 meses de edad.

¿Qué hacer para prevenir la plagiocefalia postural?

- Poner al bebé a dormir boca arriba, pero alternando el lado hacia el que giramos su cabeza, derecha e izquierda, incluso cuando vaya en cochecito, para evitar la presión continua sobre el mismo lado.
- Cambiar la orientación del bebé con respecto a la cama de sus padres: un día la cabeza del niño hacia la cabecera de la cuna y otro día con la cabeza a los pies de la cuna.
- Durante el día, también debemos cambiar la posición de la cabeza con frecuencia: en caso de lactancia artificial, ir alternando el lado en el que lo colocamos para darle la toma, o cuando lo cogemos en brazos, ir alternando el lado del que lo hacemos.
- Colocar los juguetes, estímulos visuales o llamar la atención del bebé a uno u otro lado para estimular el giro del cuello.
- Promover la postura boca abajo cuando el niño esté despierto. Por ejemplo, se puede colocar al niño sobre el pecho de la madre o el padre o sobre una superficie cómoda durante el tiempo de juego vigilado. O aprovechar los cambios del pañal para mantenerlo un ratito en esta posición. Se recomienda mantener la posición boca abajo entre 30-60 minutos al día.
- Aumentar el tiempo en brazos o en porteo.

¿Por qué se produce?

- Poco espacio dentro del vientre materno: en embarazos gemelares, fetos grandes o con cabeza grande, anomalías en el útero, o en partos con fórceps o ventosa.
- Debido a la presión mantenida en la cabeza del bebé al ponerlo en la misma posición boca arriba durante muchas horas, ya

que su cabeza es muy maleable. La recomendación de que el bebé duerma boca arriba para prevenir la muerte súbita del lactante ha ocasionado que las plagiocefalias se vuelvan mucho más frecuentes, así como el empleo excesivo de hamacas o dispositivos de retención de los automóviles (grupo 0 o Maxi-Cosi) y estar poco tiempo boca abajo. ¡Ojo con los niños «super buenos», que se pueden pasar horas tumbados!

• Una tortícolis congénita, en la que se produce una tensión en el músculo esternocleidomastoideo del cuello que impide girar la cabeza; por eso el bebé siempre descansa sobre el mismo lado.

¿Cuál es el tratamiento de la plagiocefalia postural?

Además de poner en práctica todos los consejos indicados para la prevención, debemos:

• Acostar al niño sobre el lado redondeado de la cabeza, y mantenerla en esa posición el mayor tiempo posible.

• Cambiar la orientación de la cuna para que el niño no mire hacia el lado aplanado de la cabeza cuando intente mirar a sus padres.

• Poner al niño cabeza abajo mientras esté despierto, lo que favorece que mueva la cabeza al lado que nos interesa, mostrándole juguetes, acercándole objetos musicales o con colores llamativos, o hablándole.

• Dar los estímulos por el lado que no mira al niño, por ejemplo, con juguetes, para intentar que gire la cabeza hacia el lado problemático.

• Llevar al niño al fisioterapeuta pediátrico para su valoración y tratamiento manual.

• En algunos casos, usar cascos ortopédicos. Estos dispositivos se colocan para aliviar la presión en el lado aplanado y remodelar la deformidad craneal.

• Recurrir a la cirugía en los casos en los que ni las medidas posturales ni el casco hayan sido útiles, aunque esto suele ser excepcional.

¿Y el famoso cojín antiplagiocefalia?

Son unos cojines blanditos con un agujero en el centro. No sirven para la prevención de la plagiocefalia, por lo que no es necesario su uso en bebés que no tienen ningún problema. En algunos casos concretos sí puede ser recomendable, pero siempre indicado por un profesional sanitario. Además, el uso del cojín, si se recomienda, debe ir acompañado de las medidas posturales y/o fisioterapia.

DERMATITIS DEL PAÑAL

Es una dermatitis irritativa de contacto y se produce por muchas causas. Los bebés tienen una piel más delgada y permeable que la de los adultos, por lo que es más susceptible a la irritación. El exceso de calor, la humedad, el efecto irritante de la orina y las heces, y, en definitiva, el contacto prolongado sobre un área de la piel ocluida por los pañales altera la función barrera de la piel y da lugar a la dermatitis. La inmadurez inmunológica favorece la sobreinfección.

En la práctica, lo que vemos es la aparición de un enrojecimiento e inflamación de la capa más superficial de la piel cubierta por el pañal. Afecta a las zonas más expuestas, donde es más estrecho el contacto de la piel con el pañal, como las convexidades de las zonas glúteas, la parte interna de los muslos y los genitales. Adquiere una forma característica «en W», respetando la zona de los pliegues. Los niños pueden mostrarse molestos por el picor o el escozor, o puede que tengan dolor y lloren cuando orinen o hagan caca.

Es muy frecuente también la infección por hongos (*Candida albicans*), que suele dar un enrojecimiento de color rojo violáceo con lesiones satélite (lesiones redondeadas como puntitos en los bordes de la irritación). En este caso, los pliegues sí quedan más afectados. También puede existir sobreinfección por bacterias.

¿CÓMO PREVENIRLA?

Es fundamental mantener la piel de esa zona lo más seca y limpia posible. Se puede optar por «airear» la zona y dejar al bebé durante periodos cortos sin pañal. Cambia el pañal frecuentemente, sobre todo en caso de recién nacidos, si está mojado o se ha hecho caca. Limpia la zona cuidadosamente con agua tibia o un jabón suave (pH neutro o ácido) o tipo Syndet, que no lleve perfumes. Seca cuidadosamente antes de colocar de nuevo el pañal, sin frotar mucho la piel. Utiliza cremas de efecto barrera o pastas al agua, cuya función es crear una barrera para impedir que las heces y la orina entren en contacto con la piel. Suelen contener óxido de zinc, un compuesto que ayuda a regenerar la piel y disminuir la inflamación. Aplica una capa gruesa en cada cambio de pañal. Evita en la medida de lo posible usar toallitas húmedas y, si utilizas, elige idealmente aquellas con un porcentaje elevado de agua y sin perfumes, alcohol y otros irritantes. Sobre el tipo de pañal que conviene utilizar, no hay mucho consenso. Aunque parece que los desechables, al ser en muchos casos ultraabsorbentes, pueden ser mejores, en realidad no hay ningún estudio que indique que sean superiores a los de tela.

¿CÓMO SE TRATA?

Hay que poner en práctica todas las pautas preventivas: cambiar con frecuencia el pañal y dejar la piel de la zona genital al aire. En las formas leves, con enrojecimiento leve y localizado, podemos optar por añadir una pasta al agua con óxido de zinc en cada cambio de pañal. Si las lesiones no ceden en un plazo prudencial siguiendo estas pautas o cuando las lesiones son más complicadas, hay que consultar con el pediatra, que te puede indicar una crema con corticoide de baja potencia. En caso de sobreinfección por bacterias u hongos,

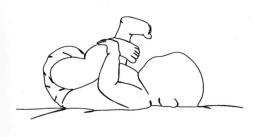

es necesario añadir un antifúngico o un antibiótico en crema. No se deben utilizar polvos de talco ni maicena en las dermatitis del pañal, por riesgo de aspiración accidental y problemas respiratorios, además de provocar mayor fricción en la piel.

La especie humana presenta dos erupciones dentales, la temporal y la permanente. La salida de los primeros dientes temporales o «de leche» empieza de media a los 6 o 7 meses de edad, aunque la cronología en la erupción dental es muy variable entre un bebé y otro.

¿EN QUÉ ORDEN SALEN LOS DIENTES?

Lo habitual es que primero aparezcan los dos incisivos centrales inferiores, luego, los cuatro incisivos superiores, y, a continuación, los dos incisivos laterales de abajo. Después saldrán las muelas, y entre ellas, los caninos. Aunque esto es lo habitual, también hay diferencias entre niño y niño. ¿No habéis visto algún «bebé vampiro»? Son aquellos en los que los incisivos laterales superiores erupcionan antes que los centrales. Posteriormente, como se aprecia en la imagen, van siguiendo un orden. La salida de los dientes suele ser simétrica, aunque pueden surgir variaciones y ser totalmente normal. La realidad es que cada niño es un mundo y que los dientes no siempre salen como dicen los libros.

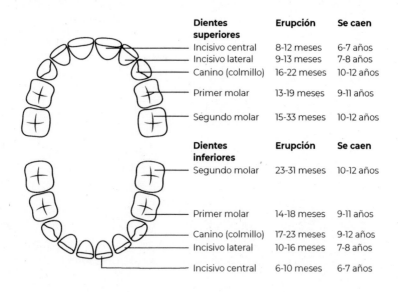

Dientes superiores	Erupción	Se caen
Incisivo central	8-12 meses	6-7 años
Incisivo lateral	9-13 meses	7-8 años
Canino (colmillo)	16-22 meses	10-12 años
Primer molar	13-19 meses	9-11 años
Segundo molar	15-33 meses	10-12 años

Dientes inferiores	Erupción	Se caen
Segundo molar	23-31 meses	10-12 años
Primer molar	14-18 meses	9-11 años
Canino (colmillo)	17-23 meses	9-12 años
Incisivo lateral	10-16 meses	7-8 años
Incisivo central	6-10 meses	6-7 años

Generalmente, la erupción de la dentición temporal termina de media a los 30 meses, de modo que antes de los 3 años ya deberían hacer aparecido los 20 dientes de leche. Sobre los 6 años y hasta los 12 años, se inicia la erupción de la dentición permanente, que consta de 32 dientes. Los terceros molares o «muelas del juicio» erupcionan a partir de los 18 años. Consulta con el odontopediatra si más allá de los 15-18 meses no ha erupcionado ningún diente, cuando exista una importante variación temporal con respecto a la normalidad o en caso de asimetrías.

¿QUÉ SÍNTOMAS PRODUCE LA ERUPCIÓN DENTAL?

¿Quién no ha oído nunca que los dientes producen fiebre o diarrea? ¿O que los bebés se llevan todo a la boca para calmar el dolor de la dentición? Vayamos punto por punto.

- **Babeo.** La aparición del babeo suele ocurrir a partir del segundo mes de vida. Las dichosas babas, que a veces inundan hasta los baberos más impermeables, pone de manifiesto el hecho de que las glándulas salivares han aumentado su producción. Además, al ser el reflejo de deglución bastante inmaduro, el exceso de saliva en la boca no se traga y el bebé babea. Es poco probable que un niño que empieza a babear a los 2 o 3 meses esté con la dentición. No obstante, sí es cierto que se ha relacionado un aumento de salivación y el babeo con la erupción dental.
- **Llevarse las manos/objetos a la boca.** Los bebés, a partir de los 3 o 4 meses, empiezan a llevárselo todo a la boca. Es una forma de explorar el mundo que les rodea y de conocer texturas, sabores, formas... Es la etapa oral del desarrollo; es completamente normal e independiente de la erupción dentaria.
- **Fiebre.** No, los dientes no producen fiebre. Siempre que tu bebé tenga más de 38 °C, especialmente durante varios días, estamos ante algo más. Parece que la erupción dentaria puede asociarse con febrícula, pero nada más allá de unas décimas. En cualquier caso, la fiebre es algo habitual en los bebés, sobre todo si acuden a la escuela infantil, se juntan con otros niños o

tienen hermanos en el colegio; así pues, un proceso febril banal puede coincidir con la erupción de algún diente y no por ello estar relacionados directamente. Por tanto, si el bebé tiene más de 38 °C de forma persistente, y sobre todo si se asocia a otros síntomas, no dejes de consultar pensando que son los dientes, porque lo peor que puede suceder es que estemos dejando pasar una enfermedad potencialmente grave que requiera un tratamiento específico.

- **Dolor.** Pueden aparecer molestias, inquietud o más irritabilidad de lo habitual, pero en cualquier caso la dentición no justifica llantos inconsolables o un malestar general marcado.
- **Diarrea.** Aunque también es un mito muy arraigado, la diarrea suele deberse, en realidad, a los procesos infecciosos que coinciden durante el periodo de erupción dental. El enrojecimiento o la dermatitis del área del pañal tampoco se asocian con la dentición.

En cualquier caso, hasta un 35% de los niños no muestran sintomatología en relación con los dientes. Aunque las señales que con más frecuencia se asocian con la dentición son la inflamación de las encías, la irritabilidad, el babeo o la febrícula, los estudios científicos sostienen que no hay ningún síntoma específico que pueda predecir de forma fiable que está saliendo un diente.

¿QUÉ HACER PARA ALIVIAR LAS MOLESTIAS DEL BEBÉ?

Pueden emplearse los mordedores, que idealmente deben ser flexibles y de fácil agarre, con presencia de estrías y distintas texturas. Si los metemos en la nevera estarán más fresquitos. El frío calma y alivia. No deben tener orificios para evitar que se acumule humedad o bacterias.

Otra opción es el masaje de las encías, por ejemplo, con un dedal de silicona, un guante estriado o con el propio dedo limpio. En caso de lactancia materna, el pecho ayuda a calmar al bebé. También puedes ofrecerle helados de leche materna o fruta fresca, si ya tiene edad para comer.

Cuando todo falla, se pueden usar de forma puntual analgésicos como el paracetamol o el ibuprofeno. En cualquier caso, no tiene sentido el extendido remedio de los masajes en las encías con paracetamol. No tiene efecto local, ya que su aplicación tópica carece de absorción. Piensa: en caso de cefalea, ¿te darías un masaje en la cabeza con paracetamol?

Por otro lado, los collares de ámbar no son útiles para aliviar las molestias por dentición, no hay evidencia científica que avale su utilidad. Sin embargo, sí la hay de que suponen un riesgo de asfixia, atragantamiento y estrangulamiento. Por tanto, son peligrosos y se desaconseja su uso. Por último, los geles para las encías que contienen anestésicos como benzocaína o lidocaína deben evitarse porque pueden ser tóxicos.

HIGIENE ORAL

¿Tengo que limpiar las encías si todavía no tiene dientes? En caso de lactancia materna, este oro líquido regula la flora intestinal y bucal y, además, contiene inmunoglobulinas beneficiosas para el bebé. Así pues, al limpiar la boca las estaríamos retirando. En caso de lactancia artificial, no hay evidencia a favor ni en contra de la higiene de la boca antes de la erupción dental, por lo que tampoco sería necesario.

Debes empezar a cepillar los dientes del bebé en cuanto le sale el primer diente. La caries es una enfermedad muy frecuente en 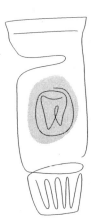 los niños y es prevenible; de ahí la importancia de adquirir unos buenos hábitos de higiene desde bebés. Para ello usaremos un cepillo de dientes con cabezal pequeño y redondo, con unas cerdas de nailon suaves y un mango amplio y engomado para nuestra mayor comodidad. Los dedales o cepillos de silicona no sirven para limpiar. Desde que sale el primer diente se debe usar pasta con flúor, con 1000 a 1500 partes por millón (ppm). Cantidades menores de flúor no proporcionan protección frente a la caries.

A la hora de comprar una pasta de dientes no te fijes en las edades que indica en el envase. ¡No están actualizadas según las recomendaciones actuales! Fíjate en la cantidad de flúor en ppm. Para usar la pasta de forma segura, debes utilizar la concentración de flúor y la cantidad de pasta adecuadas. En menores de 3 años pondremos en el cepillo una cantidad como un grano de arroz y, a partir de los 3 años, como un guisante. No pasa nada si se traga un poco de pasta o si no sabe escupir. La cantidad de flúor que contiene es mínima y no resulta tóxica. Fuera mitos.

De 0-3 años	Cantidad: 1 grano de arroz, 1000 ppm
De 3-6 años	Cantidad: 1 guisante, 1000-1450 ppm
A partir de 6 años	Cantidad: 1 guisante, 1450 ppm

Tan importante como la pasta de dientes es saber usarla. No hay que mojar el cepillo ni antes ni después de la pasta, ya que al hacerlo las cerdas se reblandecen y se pierde la eficacia del cepillado. Tampoco hay que enjuagarse después. Si lo hacemos estamos retirando el flúor, que debe permanecer en los dientes para que haga su acción anticaries. Simplemente, hay que escupir sin más, cuando el niño sepa hacerlo. Cepillaremos los dientes por lo menos dos veces al día, y el cepillado más importante es el de la noche.

Si el niño tiene puntos de contacto entre los dientes o muelas, primero se pasa el hilo o el arco dental. Con ello conseguimos eliminar restos de comida entre dientes. Lo haremos una vez al día, mejor por la noche. Después nos situaremos detrás del niño para lavarle los dientes, y con una mano le separaremos las mejillas y los labios y con la otra le realizaremos el cepillado. Es importante levantar el labio superior. Algunos niños, sobre todo si no adquieren el hábito de bebés, pueden «resistirse» a que les cepillen los dientes, pero debemos pensar que, igual que no les dejamos con el pañal sucio porque no les guste el cambio de pañal, tampoco debemos olvidarnos de su higiene dental. Mucha paciencia y calma.

A medida que el niño se hace mayor es bueno que él mismo vaya ganando autonomía y se los cepille él mismo. Pero cuidado, nuestra responsabilidad es repasar su trabajo después. Se considera que un niño no es capaz de hacer un buen cepillado hasta los 7 u 8 años.

Es momento de cambiar el cepillo cuando las cerdas se encuentren muy abiertas, tras alguna infección o cada 3 meses.

DEL CAPAZO A LA SILLA

¿Cuándo pasar al bebé del capazo a la silla? No depende del peso o del tamaño del bebé. Tampoco depende de cuántos meses tenga de vida, ni siquiera de la irritabilidad que muestre el bebé por estar acostado, de que «no le guste» ir en el capazo porque «no ve nada». Depende fundamentalmente del desarrollo psicomotor y del control que tenga el bebé sobre su espalda. Si el niño tiene buen control cervical, dorsal y lumbar, es el momento. ¿Cómo podéis saberlo de forma práctica? Sentando a vuestro bebé y agarrándolo por la zona de la pelvis. Si tiene buen control de su espalda mantendrá la posición. Esto no quiere decir que sea necesario que se mantenga sentado solo; es un hito del desarrollo que ocurrirá más adelante.

EL CHUPETE

El chupete es un objeto que rápidamente relacionamos con los bebés. Pero ¿es necesario? Analicemos sus pros y contras.

Ventajas

- Previene la muerte súbita del lactante: el uso del chupete se considera un factor protector para la muerta súbita, sobre todo en caso del bebé alimentado con leche artificial, ya que la lactancia materna también se considera por sí misma un factor protector.
- Proporciona una succión no nutritiva: los bebés se relajan con la succión, por lo que el chupete puede resultar útil para calmar a un bebé si está llorando y ayuda a tranquilizarlo.
- Calma el dolor (al igual que la succión al pecho).

- Ayuda al niño a conciliar el sueño.
- Puede retirarse (es más complicado quitar el hábito de chupar el dedo).

Inconvenientes

- Puede interferir en el correcto establecimiento de la lactancia materna, por lo que no se recomienda usarlo durante las primeras 4 semanas de vida.
- Un uso prolongado en el tiempo puede dar lugar a problema de maloclusión: mordida abierta anterior y/o cruzada posterior.
- Puede alterar la forma del paladar (paladar ojival), lo que a su vez también influye en la respiración nasal, ya que el paladar es el suelo de la nariz.
- Puede provocar la aparición de dificultades para la masticación, deglución y el habla.
- Aumenta el riesgo de padecer otitis media.
- Implica un riesgo de accidente (con el escudo, asfixia con sujetachupetes...).

ELIGE EL MEJOR CHUPETE

Como dicen los odontopediatras, no hay mejor chupete, si no el «menos malo». No todos los chupetes son iguales. Si queremos minimizar las posibles alteraciones producidas por el uso del chupete, sobre todo si se prolonga mucho en el tiempo, debemos aprender a elegir el modelo más adecuado.

Otros consejos para un uso responsable del chupete:

- No endulzarlo con azúcar o miel.
- Usar otras formas de calmar al bebé: brazos, besos, distracciones.
- No usarlo cuando el bebé no lo necesite.
- Retirarlo una vez que el bebé esté dormido, cuando se usa para conciliar el sueño.

¿En qué debemos fijarnos a la hora de comprar un chupete?

- Escudo: idealmente pequeño, ligero, flexible, con buena ventilación y sin argolla.
- Tetina: idealmente fisiológica, en lugar de anatómica; es decir, que sea igual por ambos lados. Debe ser lo más flexible posible, evitando las tetinas rígidas. Los chupetes que tienen forma de bola o cereza son los peores.
- Material: preferiblemente de silicona, ya que es más resistente que los de látex.
- Unión tetina-escudo: lo más fina posible, para que haya el menor espacio entre las encías o dientes.
- Talla: aunque el bebé crezca, el tamaño de la tetina no debe crecer también. Seguiremos con la talla más pequeña, no mayor de 0-6 meses; de esta forma no aumentaremos el tamaño de la tetina, que está ocupando un valioso espacio en la boca del bebé. Hay que vigilar que el escudo del chupete no se quede muy pequeño.
- Sujeta chupetes: mejor evitarlos para que el niño no tenga el chupete a su disposición todo el rato. Además realizan fuerza sobre la boca y los dientes, sobre todo los que son muy pesados, lo que favorece la aparición de alteraciones en la boca.

En definitiva, hay que usarlo con moderación y retirarlo cuanto antes mejor. Lo ideal es empezar a retirarlo en torno al año de vida (o incluso antes) o, como máximo, a los 18-24 meses.

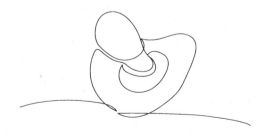

CÓMO DEJAR EL CHUPETE

En algunos casos puede ser una tarea difícil e incluso desesperante. Aunque no hay ninguna forma infalible para conseguirlo, veremos algunos trucos para que el proceso sea más llevadero:

- Elige bien el momento. Quizá es conveniente esperar un poco en épocas de cambio, como el nacimiento de un hermano, mudanzas, etapas de ansiedad por separación...
- Si usa mucho el chupete, tanto de día como de noche, puedes ir reduciendo su uso poco a poco. En situaciones donde preveas que puede pedirlo, intenta distraerlo con otras actividades.
- Ve preparándole: antes de que llegue el día ve explicándole que deberá dejar el chupete. Puedes leerle algún cuento relacionado con la idea para que sepa qué es lo que va a pasar y cómo se va a sentir.
- Sé creativo o creativa y busca una excusa divertida para dejarlo. Si ha nacido algún bebé en la familia, es la ocasión perfecta para «regalar» todos los chupetes al nuevo miembro. Si es Navidad, dádselo a Papá Noel o los Reyes Magos. También puedes pagar con chupetes un juguete nuevo, atarlo a un globo y dejarlo ir. Cualquier idea es buena, y cuanto más divertida y más implique al niño, mejor. Después habrá algún momento en el que el niño eche de menos el chupete. En ese caso, debes recordarle lo sucedido y no volver atrás.
- Sustituye el chupete por otra alternativa: si lo usa para dormir, por ejemplo, puedes establecer otras rutinas como leer un cuento, cantar una nana o acompañarle con un peluche u otra figura de apego.
- Corta la punta del chupete, agujeréala o cósele unos hilos para que la succión no sea placentera.
- No le ofrezcas ni dejes a la vista ningún chupete. Excepcionalmente, si se lo tienes que ofrecer, retíralo una vez que el niño se haya calmado.
- Si se enfada o llora por no tener el chupete, no le riñas ni le grites por ello, no lo compares con otros niños. No le hagas

sentir vergüenza por ello. Acompáñalo en el proceso desde el respeto. Sé paciente y comprensivo o comprensiva.

OPERACIÓN PAÑAL

El pañal no se quita, el niño lo deja. Es muy típico oír que, una vez cumple dos años o en verano, hay que retirarlo, pero no es así. El control de esfínteres es un proceso madurativo, y debemos respetar el ritmo del niño.

No se debe presionar o forzar a un niño a un proceso al que no está preparado

Generalmente este control sucede entre los 2 o 3 años, pero el pis nocturno puede tardar hasta los 5 o 6. No se debe presionar o forzar a un niño a un proceso al que no está preparado, no servirá de nada.

Por tanto, hay que estar atentos a las SEÑALES que nos indicarán que es el momento de retirar el pañal.

Señales de que el niño está listo para dejar el pañal

- Las deposiciones siguen un curso relativamente regular.
- El niño avisa de que ha hecho pis o caca, o de que lo va a hacer.
- Ya no hace pis tan frecuentemente y aguanta con el pañal seco durante más tiempo.
- Es capaz de retener las heces hasta llegar al cuarto de baño.
- Comprende las instrucciones y tiene capacidad de imitar y de sentirse interesado en propuestas de aprendizaje.
- Camina solo y es capaz de subir y bajar sus pantalones de forma autónoma.
- Es capaz de permanecer sentado en el váter o en el orinal.
- Muestra interés por ver qué haces tú en el baño (¡adiós intimidad!).

Si vemos que el niño está preparado, podemos intentarlo. Si no sale bien, siempre podremos dar marcha atrás y probar un poco más adelante. En cualquier caso, al principio el control puede ser irregular y aparecer algún escape cuando parecía que estaba todo controlado. El control del pis suele ocurrir antes que el de las deposiciones y es muy típico que aparezca estreñimiento en este contexto.

Ahora que ya sabemos reconocer las señales que nos indican que nuestro hijo ya está preparado para dejar el pañal, estos son unos CONSEJOS para ponernos manos a la obra:

- Deja que el niño te vea en el baño. Explícale todo el proceso, que lo vea como algo natural, y que se familiarice con los términos *caca, pis, orinal*. Despedíos de la caca para hacerlo más divertido («Adióóós, caca»).
- Permite que el niño elija el orinal cuando lo vayáis a comprar.
- Lee cuentos relacionados con el tema.
- Dale autonomía al niño. Déjale con un pantalón cómodo que se pueda subir y bajar solo. Permite que tire de la cadena o limpie el orinal, y también, muy importante, debe lavarse las manos con agua y jabón al terminar.
- Elige un buen momento (unas vacaciones, un puente...), cuando dispongas de tiempo y tranquilidad. Evita que coincida con algún cambio, como el nacimiento de un hermano o la retirada del chupete.
- Explícale al niño lo que esperas de él: «Vamos a retirar el pañal y tienes que avisarnos si tienes ganas».
- Enséñale al niño a reconocer las sensaciones de su cuerpo. Cuando tú veas señales pregúntale: «¿Te estás haciendo pis?», «¿Quieres hacer caca?».
- Le iremos preguntando a lo largo del día. Lo pondremos en el orinal, sobre todo al levantarse, después de comer para aprovechar el reflejo gastrocóli-

co, o antes de salir de casa o de dormir. No se lo recuerdes cada cinco minutos, para no agobiarlo.

- Asegúrate de que el niño tiene los pies apoyados en el suelo o en un taburete y está en una postura cómoda.
- Muestra alegría ante los pequeños logros y refuérzalo positivamente, sin caer en premios exagerados.
- No castigues al niño ni pongas cara de enfado si hay algún accidente.
- Y, sobre todo, ¡ten mucha paciencia!

LAS RABIETAS

Podemos definir una rabieta como la demostración explosiva de un malestar emocional ante una frustración. Se manifiesta en forma de gritos, llanto, pataleos o, incluso, pegando a los demás o a sí mismo. Son más frecuentes entre los 18 meses y los 4 años, y son normales en el desarrollo del niño. Se produce por el desarrollo del yo, de su autonomía e independencia. Empieza a tener sus

Tener rabietas no es portarse mal

opiniones e intereses propios, que a veces se confrontan con las limitaciones del entorno o las establecidas por el adulto. Durante una rabieta el niño no es capaz de controlar sus emociones y tranquilizarse. Necesita nuestra ayuda, que le acompañemos y comprendamos. Debemos aprender a gestionarlas de una forma positiva para evitar que se intensifiquen o cronifiquen.

Tener rabietas no es portarse mal. No está intentando chantajear ni manipular. Y no significa que seamos malos padres; no lo debemos tomar como algo personal hacia nosotros.

¿Qué NO hay que hacer?

- Perder la calma: gritar, amenazar, reñir, castigar... Lo peor que podemos hacer es enfadarnos, ya que incluso podemos empeorar la situación. Nosotros somos el adulto y somos su ejemplo.

- Ignorar al niño.
- Dejar al niño solo.
- Decirle «no pasa nada», quitar importancia a sus sentimientos.
- Agobiar, avergonzar o despreciar.
- No darle largas explicaciones o discursos en plena rabieta: no es el momento de razonar, no te va a escuchar.

¿Qué SÍ hay que hacer?

- Transmitir calma y serenidad. Mantener el tono de voz habitual. Intenta actuar con normalidad y tratar la situación desde la empatía, el cariño y la compresión.
- Acompañar al niño: quedarnos a su lado, ponernos a su altura, mirarle a los ojos y tratar de conectar con él.
- Respetar su espacio: mantente cerca donde pueda verte, pero no invadas su espacio, no le agobies. Está bien que exprese su enfado, procurando que no se haga daño.
- Ofrecer contacto: «Estoy aquí cuando me necesites».
- Empatizar y comprender al niño. Valida sus emociones: «Entiendo que te sientas triste/enfadado/frustrado».
- Usar frases cortas y sencillas.
- Ofrecer alternativas: «Ahora tenemos que irnos, pero quizá al llegar a casa podemos jugar juntos a algo que te guste».
- Dialogar con él después y explicarle qué ha pasado.

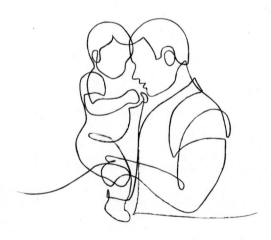

Intenta que la rabieta no se convierta en un método para conseguir un fin. Aunque a veces hay límites que debemos poner a nuestros hijos (por ejemplo, no pegar, por su seguridad), en ocasiones también podemos negociar (da igual que se ponga la chaqueta gris o la verde). Así que, aunque no podamos hacer que las rabietas desaparezcan, nosotros como padres sí que podemos cambiar la forma en la que nos enfrentamos a ellas. De cómo las acompañemos va a depender su intensidad y duración en el tiempo. Tranquilidad, paciencia y cariño. Acabarán pasando.

4

LACTANCIA

LA IMPORTANCIA DE LA LACTANCIA MATERNA

No hay duda de que la mejor leche para un bebé es la materna. Conocer los beneficios que ofrece tanto para la madre como para el niño, a corto y a largo plazo, nos puede ayudar a afrontar la lactancia con mucha motivación, ya que en algunas ocasiones dar el pecho puede ser todo un reto cuando aparecen dificultades. La lactancia materna exclusiva hasta los 6 meses, y continuada hasta los 2 años o más, es la alimentación óptima para el niño. La leche de la madre está única y perfectamente diseñada para su hijo, por su contenido a nivel nutricional y por sus componentes bioactivos.

Beneficios para el bebé

- Contiene anticuerpos y células vivas con capacidad antiinfecciosa; por esto también se la conoce como «la primera vacuna». Disminuye el número y la gravedad de las infecciones: menor riesgo de padecer diarreas, otitis, infecciones respiratorias, urinarias..., y también menor riesgo de ingreso por estas causas.
- Ofrece protección frente al sobrepeso y la obesidad, diabetes, hipertensión y cifras altas de colesterol.

- Tiene, al parecer, un efecto protector frente al asma y otras enfermedades alérgicas.
- Potencia el desarrollo cognitivo e intelectual.
- Disminuye el riesgo de enfermedad inflamatoria intestinal, linfomas y otros tipos de cáncer.
- Protege frente a la muerte súbita del lactante.
- Evita alteraciones en el desarrollo bucodental, como: *maloclusión* (mal alineamiento entre los dientes superiores e inferiores), *deglución atípica* (colocación inapropiada de la lengua en el momento de tragar los alimentos), respiración por la boca, problemas para masticar, y caries. Por eso a la lactancia materna también se le llama «la primera ortodoncia» .

Beneficios para la madre

- Favorece el apego y el vínculo afectivo entre madre e hijo.
- Disminuye el riesgo de depresión postparto.
- Reduce el sangrado y la anemia postparto, al contraerse el útero más rápidamente.
- Retrasa la ovulación, por lo que puede ayudar a espaciar el tiempo entre embarazos.
- Favorece una recuperación más rápida del peso tras el embarazo.
- Disminuye la probabilidad de padecer cáncer de mama, ovario y endometrio.
- Reduce el riesgo de hipertensión, diabetes tipo 2, síndrome metabólico y enfermedades cardiovasculares.
- Protege contra la osteoporosis y las fracturas óseas.
- Supone un ahorro económico.

CÓMO LOGRAR UNA LACTANCIA MATERNA EXITOSA

La lactancia materna puede ser difícil. Las mujeres que somos madres ahora hemos nacido en el momento del *boom* del biberón y nos falta esa cultura de lactancia materna que antes se pasaba de generación en generación. Estar bien informada, confiar en tu capacidad de

amamantar y apoyarte en un profesional experto son pilares fundamentales para tener éxito.

¿Con qué frecuencia se debe ofrecer el pecho?

Es importante grabarse esto a fuego: la lactancia materna debe ser a
demanda. Esto no quiere decir cada 2 horas o cada 3. No. Esto quiere
decir que cada bebé marca su propio ritmo. No dejes que llore hasta
que «le toque» la toma. No hace falta que lo entretengas en brazos o
con un chupete. Notarás también periodos en los que el bebé esté inquieto y cambie su ritmo pidiendo más a menudo. Esto no significa
que se queda con hambre. Es un meca-
nismo de regulación para aumentar la
producción de leche mientras tu bebé
crece. Amamanta sin horarios. No mi-
res el reloj.

**La lactancia materna
debe ser a demanda**

¿Durante cuánto tiempo debe mamar?

Otra de las preguntas del millón. Un bebé no tiene por qué mamar
durante 10 o 15 minutos, y después de ese tiempo se acabó. La duración de una toma puede ser muy variable. Algunos bebés, sobre todo
cuando son más pequeños, necesitan mucho más tiempo para terminar. Cuando ya tienen varios meses de práctica pueden terminar en
menos de 5 minutos y no querer más. A veces algunas madres se
sorprenden y piensan erróneamente que ya no tienen leche porque
sus bebés terminan muy pronto la toma, pero nada más lejos de la
realidad. Realmente lo que sucede es que se han convertido en unos
auténticos expertos en extraer la leche.

Es necesario tener en cuenta que las características nutricionales
de la leche no son las mismas al principio que al final de la toma. Al
inicio, la leche es más aguada, tiene más hidratos de carbono, mientras que al final contiene más grasa y es, por tanto, más calórica. Si se
limita arbitrariamente a 10 minutos la succión del primer pecho, el
bebé no será capaz de llegar a la parte grasa de la toma, por lo que
será incapaz de obtener todas las calorías que necesita. El problema

se soluciona no ofreciendo el segundo pecho hasta que terminan el primero.

Técnica para amamantar

Ponte cómoda y coloca a tu hijo para mamar. El cuerpo del bebé (orejas, hombro y cadera) debe estar en línea recta. Coloca la cabeza del niño de modo que quede alineado con la dirección hacia donde miren tus pezones. Por ejemplo, si miran hacia el frente, lo pondrás mirando hacia ti, tocando barriga con barriga. Pero si miran hacia abajo, su ombligo mirará más hacia arriba. Dibuja una línea imaginaria entre tu pezón y su cabeza; esta debe atravesar su coronilla.

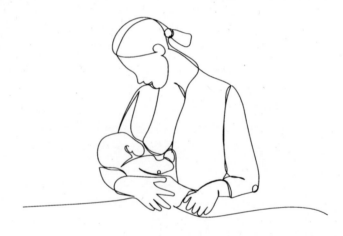

Pon su cabeza en tu antebrazo, no en el hueco del codo, de modo que tu mano descanse en la mitad de su espalda. Puedes poner una almohada o un cojín de lactancia para estar más cómoda. Dirige el pezón hacia su nariz y labio superior. Al rozarlo, abrirá mucho la boca, como un bostezo, momento que aprovecharás para empujar al niño hacia ti al mismo tiempo que el pecho entra dentro de su boca. Lo ideal es que sea un agarre asimétrico, es decir, que coja un poco más de la areola por abajo que por arriba, lo que se consigue apuntando con el pezón hacia la nariz del bebé; y profundo, ya que el pezón y la areola quedan introducidos profundamente en la boca. La barbilla y la nariz deben quedar pegados al pecho. Los labios deben quedar evertidos, como si fuera la boca de un pez. Las mejillas se ven redondeadas y sin hoyuelos. La lengua debe quedar por debajo del pezón, por encima de la encía, envolviendo areola y pezón. Si el niño está bien colocado y el agarre es bueno, no debe doler. Si duele, puedes probar a retirarlo introduciendo un dedo dentro de su boca para romper el vacío, y volver a colocarlo. Si, a pesar de todo, tienes dolor al amamantar, no dudes en consultar con un profesional sanitario experto en lactancia. La lactancia nunca debe doler.

¿Cuándo se cambia de pecho al bebé? Al principio, los bebés succionan con rapidez y de forma superficial para estimular el reflejo de eyección, y después lo hacen de forma más lenta y profunda. Suelen mamar un poco para luego descansar, volver a mamar unas cuantas veces y descansar de nuevo. El bebé se separa del pecho por sí solo una vez que ha tomado suficiente. A veces tiene bastante con un pecho si se le ha dejado terminar por sí mismo. Puedes probar después a ofrecerle del otro pecho.

¿Es necesario que eructe? El bebé eructa con facilidad al incorporarlo. Puedes colocarlo sobre tu hombro, pero no es necesario que le des golpecitos en la espalda. Puede ser suficiente un suave masaje en la espalda para que eructe. Sin embargo, no es imprescindible que lo haga, es un falso mito.

¿CÓMO PUEDO SABER SI MI BEBÉ TOMA LA LECHE QUE NECESITA?

Cuando un bebé recibe lactancia materna puede surgir la duda de si toma la leche que necesita. Muchas madres piensan: «¡Ojalá pudiera saber exactamente los mililitros que toma el bebé en cada toma!». Como el pecho no es transparente, aunque a veces desearíamos que lo fuera, debemos guiarnos por una serie de datos para saber si algo no va bien:

- Uno de los signos más fiables es la ganancia de peso. Si el bebé no engorda lo suficiente, o lo hace muy lentamente, estaremos ante un dato de alarma.

- Las micciones son de escasa cantidad y concentradas, sabiendo que lo normal es que realicen más de 5 o 6 micciones al día.
- El niño no queda satisfecho tras la toma, llora a menudo, hace tomas muy largas o rechaza el pecho.
- Realiza deposiciones duras y secas. Las deposiciones del lactante correctamente amamantado son de color mostaza, líquidas y, en ocasiones, con puntos blanquecinos similares a granos de arroz.
- Realiza deposiciones infrecuentes, aunque es preciso hacer un matiz. Si bien suele decirse que los bebés amamantados hacen más deposiciones que los alimentados con leche de fórmula, también pueden estar varios días sin defecar, lo que es perfectamente normal a partir del mes de vida. Sin embargo, en los bebés menores de 3 o 4 semanas sí que puede ser indicativo de que toman poca leche.
- La madre no notó aumento del tamaño de los pechos durante el embarazo.
- La madre no notó la «subida» de la leche tras el parto.

Si el bebé toma leche a demanda, es decir, siempre y cuando lo pide, y durante el tiempo que precise, es raro que el bebé no tome la cantidad de leche que necesita; de ahí la importancia de ofrecer el pecho siempre a demanda. Debemos confiar en nosotras mismas, en nuestra capacidad de lactar. Solo cuando aparecen estos datos de alarma debemos preocuparnos y consultar con nuestro pediatra para encontrar la causa del problema.

CÓMO AUMENTAR LA PRODUCCIÓN DE LECHE MATERNA

Una de las dudas más frecuentes de las madres que empiezan a amamantar a sus hijos es qué pueden hacer para aumentar su producción. La verdad es que hay muchos mitos en torno a ello, y la mayoría son falsos.

Esta duda surge del hecho de que, al amamantar, no sabemos la cantidad exacta de leche que toma el bebé, y muchas veces ciertos comportamientos de nuestro retoño pueden ser falsamente interpretados como hambre: el llanto frecuente, si mama antes de las tres horas, si mama en menos del tiempo del habitual... Por ello, muchas veces buscamos cómo aumentar la producción láctea, pensando que así arreglaremos estas situaciones.

Cuanto mayor es la succión por parte del bebé, mayor es la producción

La verdad es que el pecho produce exactamente la cantidad de leche que el bebé necesita, y podemos estar seguros de ello si el bebé mama a demanda, esto es, todas las veces y durante el tiempo que necesite. Y es el bebé, y solamente el bebé, el que regula la producción a través de un complejo mecanismo hormonal. Cada vez que el bebé succiona el pezón, se produce un pico de prolactina, hormona responsable de la producción de leche materna. Así pues, cuanto mayor es la succión por parte del bebé, mayor es la producción. Así de simple.

¿Algún alimento, bebida o infusión ayuda a aumentar la producción?

Existen muchos productos a los que se ha otorgado el «poder» de aumentar la cantidad de leche producida por la mujer: las almendras, las sardinas, la cerveza, la leche de vaca... Pero no te dejes engañar: ningún alimento o bebida tiene esta capacidad, ni siquiera el agua. Seguro que alguna vez te han dicho que durante la lactancia «se debe beber mucha agua». Beber más agua no aumenta la cantidad de leche producida. Por tanto, simplemente tienes que dejarte llevar por la sensación de sed y beber cuando el cuerpo te lo pida, que será posiblemente con más frecuencia de lo habitual. Asimismo, existen también remedios a base de hierbas para este fin, pero estos pueden ser incluso peligrosos, ya que algunas plantas utilizadas para ello pueden resultar tóxicas para el bebé.

¿Y si realmente necesitas aumentar deprisa tu producción de leche? Existen diferentes circunstancias en las que una madre necesita aumentar su producción para iniciar una suplementación con su propia leche, sin necesidad de recurrir a la lactancia artificial. Esto puede ocurrir, por ejemplo, en casos en los que el bebé haya perdido demasiado peso en sus primeros días de vida, en caso de bebés prematuros o que requieran un ingreso hospitalario durante un tiempo y necesiten rápidamente suministro de leche materna, o en caso de llevar un tiempo sin amamantar a tu bebé por el motivo que sea, con lo cual la producción ha bajado, y decidas volver a hacerlo. En estas situaciones se puede emplear una técnica llamada «extracción poderosa», que consiste en la hiperestimulación del pecho empleando un sacaleches. Para ello, se debe realizar extracciones durante 5 minutos en cada pecho, cada hora, durante al menos 24 horas. Por la noche no se debe descansar más de 4 horas. Aunque al principio no se obtendrá mucha leche, o ninguna, el efecto se percibe al cabo de unos días.

¿Y si de verdad tienes poca leche?

No es habitual, pero puede ocurrir, por varios motivos:

- **El bebé no mama o mama poco**: esto ocurre, por ejemplo, si el bebé está enfermo o está lleno de otro líquido que no sea leche materna (un biberón de leche artificial, una infusión, agua...).
- **El bebé mama, pero lo hace mal**: ocurre cuando hay un mal agarre, por ejemplo, porque el bebé confunde el pezón con la tetina del biberón, o en caso de un frenillo lingual corto que impide un correcto movimiento de la lengua y, por tanto, una buena transferencia de leche.
- **Al bebé no le dejan mamar**, bien porque se ponen horarios al pecho, por ejemplo, cada 3 horas, o por el uso del chupete para entretenerlo cuando en realidad lo que quiere es pecho.
- **Enfermedades de la madre**: por ejemplo, en caso de hipotiroidismo o de retención de la placenta, que dan lugar a una verdadera hipogalactia.

No obstante, lo más probable es que nada de esto ocurra y se trate, simplemente, de una inseguridad por parte de la madre. Si el bebé gana peso adecuadamente es que lo estás haciendo bien. En caso contrario, habrá que buscar la causa y ponerle remedio.

LAS CRISIS DE LACTANCIA

Una crisis de crecimiento, o también llamado *bache de lactancia*, es un desajuste entre la oferta y la demanda de leche; es decir, el bebé necesita más leche de la que produce el pecho porque va aumentando los requerimientos de leche a medida que crece. ¿Qué hace el bebé, entonces? Se pasa unos días pegado al pecho, pidiendo teta más a menudo de lo habitual. Esto dura unos días hasta que el seno materno se regula en función de la nueva demanda. A más succión, más producción.

Hay diferentes crisis a lo largo de la lactancia. Más o menos suceden en todos los bebés a la misma edad, pero en algunos casos pueden pasar desapercibidas.

➤ **Crisis de los 15-20 días**: el bebé pasa de hacer tomas más o menos regulares a pedir muy frecuentemente o estar «todo el día en la teta». Llora intensamente y parece que solo se calma en el pecho. Lo que la madre piensa es «mi leche no le sienta bien» o «tiene cólicos», pero suele durar unos días.

➤ **Crisis de las 6-7 semanas**: tras un periodo de normalidad, el bebé se vuelve de nuevo más demandante. Además, tira del pezón, arquea la espalda, se estira, llora en el pecho, parece incómodo y nervioso. Lo que la madre piensa es «me estoy quedando sin leche».

➤ **Crisis de los 3 meses**: es quizá la más dura. El bebé pide pecho a todas horas, se pelea con la teta, la estira, la aparta, la coge un poco pero enseguida la suelta llorando desconsolado... Además, ahora las tomas son más cortas, pero lo peor es que la madre empieza a notar el pecho blando y piensa: «¡Ahora sí que me he quedado sin leche!». En este momento fracasan muchas lactancias. Las madres se creen sus propios miedos, y por falta de apoyo y de información acaban introduciendo el biberón. Sin embargo, tenemos que saber qué ocurre en realidad. A los 3 meses la lactancia se ha instaurado completamente, y el pecho, que hasta ahora se ha comportado como un «almacén» de leche, se convierte en una «fábrica». El pecho se regula de tal manera que solo produce leche cuando el bebé succiona, por lo que la leche tarda unos minutos en salir cuando antes la tenía ahí de inmediato. Esto al bebé le impacienta y lo frustra; de ahí su comportamiento. Además, el bebé con 3 meses tiene una capacidad de succión mucho mayor y consigue vaciar el pecho en apenas unos minutos, por lo que ahora termina las tomas muy rápido. Hay que mantener la calma y confiar en nuestra capacidad de amamantar, ya que esta crisis puede durar hasta un mes.

➤ **Crisis de los 4 meses**: sobre esta edad empiezan los despertares nocturnos. Un bebé que previamente dormía bastante bien empieza a despertarse cada poco, llora y demanda teta para dormir. No es una crisis que tenga que ver directamente con la lactancia, si no con la maduración del sueño. Es una fase más del desarrollo del bebé.

➤ **Crisis de los 8-9 meses**: la época de la angustia por separación. Tampoco tiene que ver con la lactancia, sino con una fase madurativa del bebé. Este descubre que es un ser diferente de la madre, y al perderla de vista, aunque sea unos segundos, le inunda un miedo horroroso porque teme que desaparezca y no vuelva. Es una época de «mamitis» en la que el bebé demanda el pecho porque allí no solo encuentra alimento, sino también a su mamá.

➤ **Crisis del año**: de repente el bebé, que comía más o menos bien, deja de comer y solo quiere teta. Esto sucede porque a partir de los 12 meses de vida la velocidad de crecimiento disminuye, por lo que también disminuyen sus requerimientos energéticos y su apetito. Come menos, pero la teta no la perdona. Destetar a un bebé para que coma no es la solución. Probablemente seguirá comiendo lo mismo o poco más, y perderá todos los beneficios que le proporciona la lactancia.

➤ **Crisis de los 2 años**: el bebé demanda pecho como si tuviera semanas de vida. Es agotador. Y, además, tiene que ser «ya, aquí y ahora», en cualquier momento y en cualquier lugar. Si tiene que esperar se enfada muchísimo, y a veces grita, y si lo dejas hasta te desnuda. Esto se produce porque es una etapa en la que comienza a ser independiente y más autónomo, pero esto a su vez le produce miedo e inseguridad. El pecho se convierte en un refugio. También es la época de la autodeterminación y del «no», por lo que muchas veces le costará entender que tiene que esperar. En este momento el opinólogo de turno te dirá que lo que tiene «es vicio», que es «muy mayor para la teta» o que la «teta ya no alimenta». Oídos sordos.

¿Qué podemos hacer ante las crisis de lactancia? Ante todo, informarnos, son épocas normales de la lactancia. Confía en tu cuerpo: somos mamíferos, tus pechos sirven para amamantar. ¿Dudas de cómo funciona tu corazón? Pues tampoco dudes de ellos. Busca ayuda, para comprobar que todo marcha como es debido o, simplemente, para apoyo moral. Busca un grupo de lactancia, consulta con tu matrona o tu pediatra. No estás sola.

LA VUELTA AL TRABAJO

La baja maternal por lo general termina antes de que el bebé haya cumplido los 6 meses, momento hasta el cual se recomienda mantener la lactancia materna exclusiva. En-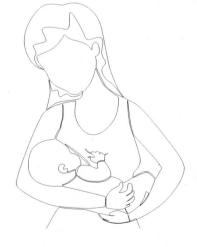tonces, surgen muchas dudas y miedos: ¿qué pasará cuando yo no esté?, ¿aceptará el biberón?, ¿y si no quiere comer? Ante todo, calma. No debemos angustiarnos antes de tiempo. Es normal sentirse así, pero piensa que, aunque los primeros días esté inquieto y sea algo nuevo para él, estará bien atendido y los dos os acabaréis adaptando a la nueva situación. Veamos las opciones que tenemos una vez que llega el momento de la vuelta al trabajo.

La primera opción es mantener la lactancia materna exclusiva. Las circunstancias no son iguales para todas las madres. Si la madre trabaja cerca de casa y puede escaparse un momento a amamantar al bebé o se lo pueden acercar, la compatibilidad con la lactancia es mucho más fácil. En otros casos, debido a la distancia del lugar de trabajo o por jornadas intensivas, amamantar al bebé no será posible y debemos buscar alternativas.

Si nuestra idea es mantener la lactancia materna exclusiva, un mes antes es recomendable empezar a crear nuestro banco de leche. Si no es posible la lactancia directa, lo ideal es sacarse leche en un descanso en el trabajo. Esto ayuda a mantener la producción y evitar problemas como obstrucciones o mastitis. La leche que se extraiga la madre en el trabajo será la que utilice al día siguiente el cuidador del bebé.

Intentar acostumbrar al bebé al biberón antes de la reincorporación laboral puede resultar una pérdida de tiempo. A veces es mejor disfrutar de los últimos días amamantando al bebé con tranquilidad y sin llantos. Los bebés (y las madres) se acabarán adaptando a la situación, aunque pueda parecernos difícil inicialmente.

Es recomendable que el primer biberón se lo dé otra persona que no sea la madre, para que el bebé no se muestre confuso. Es más probable que el niño acepte el biberón si se lo da otra persona. Es preferible que la madre no esté cerca, ni siquiera en la misma habitación (y a veces es mejor que ni esté en casa). Una vez que se produzca la reincorporación laboral, es útil que el cuidador le ofrezca el biberón antes de que tenga verdadera hambre. Es decir, si realiza las tomas cada 3 horas, que se lo ofrezca a las 2 o 2 horas y media; así estará tranquilo y dispuesto a probar algo nuevo. Si tiene hambre, llorará y se sentirá frustrado por no tener el pecho de su madre. Prueba a calentar la tetina sumergiéndola en un poco de agua caliente, para que se asemeje al seno materno. Otras veces es cuestión de probar distintas tetinas o biberones hasta encontrar el que más le guste. Lo ofreceremos siguiendo el método Kassing (ver apartado lactancia artificial). No es conveniente enfadarse ni ofuscarse si rechaza el biberón. Hay algunos bebés que nunca lo llegan a aceptar, hagamos lo que hagamos. Otra opción sería ofrecerle la leche en vaso. No pienses que el bebé es muy pequeño para ello. Recién nacidos e incluso bebés prematuros son capaces de beber en un vasito. Si tu bebé es pequeño y no toma mucha cantidad de leche, se le puede ofrecer la leche en cuchara o jeringuilla.

Personalmente, soy más partidaria de prescindir del uso del biberón si es posible, utilizando estos sistemas alternativos. Así evitaremos que el niño pueda rechazar después el pecho, ya que le es mucho más fácil obtener leche a través del biberón que del pecho materno. En cualquier caso, esto no siempre ocurre.

Es bastante frecuente que el bebé rechace la leche y prefiera esperar a que su madre regrese para tomar directamente del pecho. Los bebés mayores pueden estar incluso bastantes horas sin tomar nada, especialmente las primeras semanas tras la incorporación, pero esta situación suele mejorar con el tiempo en la mayoría de los casos. Para compensar el periodo de ausencia, después suelen demandar más tomas de pecho.

Si todo esto falla, tienes dificultades para la extracción de leche o simplemente no quieres, puedes darle leche artificial en las tomas en las que tú no estés. Como última opción, puedes iniciar la alimentación complementaria si tu bebé tiene edad para ello y está preparado (a partir de los 4 meses). La mayoría de los niños aceptan mejor otros alimentos distintos del pecho de personas que no sean la madre. Así que, durante el tiempo en que la madre no esté, puede tomar únicamente alimentación complementaria. No te preocupes, tomará toda la leche que necesita en cuanto volváis a estar juntos.

CONSERVACIÓN DE LA LECHE MATERNA

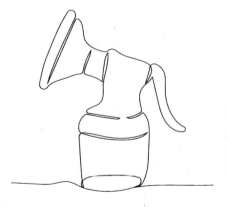

La leche materna puede extraerse para ser utilizada posteriormente, cuando por diferentes motivos la madre no puede amamantar directamente a su bebé. Para guardarla, se pueden utilizar recipientes de vidrio o de plástico alimentario, libres de bisfenol A. Es conveniente etiquetarlos con la fecha y hora de extracción, para ir consumiendo los más antiguos. Se recomienda congelar cantidades pequeñas, entre 60 y 120 ml, de este modo si un día el bebé tiene poco apetito, no tendremos que desechar mucha cantidad. Lo ideal es que la leche que tome el bebé cuando la madre no esté, es la que se haya extraído el día anterior. Además, tendremos un banco de leche a modo de «reserva», por si algún día, por la causa que sea, necesitamos disponer de más cantidad. Se recomienda que este banco sea de unos 300 o 500 ml.

Es importante mantener una cadena de frío adecuada para una correcta conservación de la leche extraída. Si vas a dársela al bebé en pocas horas, puedes dejarla a temperatura ambiente, aunque lo ideal sería guardarla en la nevera. A mayor temperatura ambiental, menor tiempo se va a poder conservar con seguridad. Si la idea es que el bebé la tome en los siguientes 3-5 días, la puedes guardar en la nevera. Si consideras que no la consumirá en ese margen de tiempo, entonces es mejor guardarla en el congelador recién extraída, o al menos en las primeras 24 horas tras la extracción.

	Leche recién extraída	Leche descongelada	Leche calentada
Temperatura ambiente (16-29 °C)	3-4 horas óptimo 6-8 horas aceptable con mucha higiene	2 horas	1-2 horas
Nevera (0-4 °C)	3-5 días (hasta 8 con mucha higiene)	24 horas si se descongela en la nevera	No refrigerar
Congelador (<-17 °C)	6-12 meses En combi (-4 / -5 °C): 3 meses Congelador dentro del frigorífico: 2 semanas	No volver a congelar	No congelar

Tabla modificada de ABM Clinical Protocol #8 2017 de Breastfeeding Medicine

Para descongelar la leche materna, lo ideal es hacerlo lo más rápido posible para evitar que se pierdan sus propiedades, y hacerlo justo cuando se necesite. Para ello, podemos calentar el recipiente con la leche en un cuenco con agua caliente. Otra opción es dejar descongelar en la nevera o a temperatura ambiente, pero es menos recomendable. No se aconseja descongelar la leche materna directamente al fuego ni con microondas. No es necesario calentarla mucho. Ten en cuenta que cuando el bebé la toma directamente del pecho está más bien templada. En días calurosos, incluso puede que le guste fresquita. Una vez que la leche ha sido calentada, es mejor no volverla a calentar, ya que se favorece el crecimiento de bacterias. Si se calienta y el bebé no la quiere, se puede guardar una hora. Si no la consume, o bien queda algún resto de la toma, hay que desecharla.

No se debe mezclar leche recién extraída con leche refrigerada. Se debe guardar la leche fresca en la nevera y esperar a que ambas tengan la misma temperatura para mezclar, para evitar que la leche ya almacenada se recaliente. No se deben mezclar diferentes extracciones de distintos días guardadas en la nevera para congelar.

Sí se puede mezclar leche fresca o del congelador de diferentes extracciones para dársela al bebé en una toma. También se puede mezclar leche materna con artificial, aunque es mejor ofrecer primera la leche materna, para no desechar nada, y después la artificial.

La leche de algunas mujeres, tras ser congelada, adquiere un sabor rancio o agrio. Esto se debe a la acción de la lipasa, una enzima presente en la leche materna que actúa sobre las grasas y empieza a digerirla. Esto no quiere decir que la leche esté en mal estado y sea necesario desecharla, pero sí es cierto que a algunos bebés no les gusta el sabor. La solución es escaldar la leche materna justo después de extraerla. Para ello, calentaremos la leche en un cazo a fuego medio hasta que en las paredes del cazo aparezcan las primeras burbujas. Es importante no dejar que hierva, para que la leche mantenga todas sus propiedades intactas. Después, se enfría en un bol con agua y hielo y la congelamos inmediatamente. Lo ideal es que antes de empezar a hacer nuestro banco, hagamos una prueba con un poco de leche para saber si será necesario escaldarla o no.

CÓMO DESTETAR DE FORMA RESPETUOSA

La Organización Mundial de la Salud y la Asociación Española de Pediatría, por poner dos ejemplos, recomiendan que la lactancia se mantenga al menos hasta los 2 años de vida, y después el tiempo que la madre y el niño deseen. La palabra *destete* significa abandono de la lactancia. Un destete puede surgir de forma progresiva y natural, y no tiene por qué suponer ninguna dificultad para ninguna de las dos partes. Generalmente, el proceso de destete natural se inicia alrededor de los 2 años, y hay niños que pueden seguir mamando hasta los 4 años o más.

A veces el destete surge por parte del bebé cuando la madre deseaba continuar. En ese momento, la madre vive un sentimiento de «pérdida» que se convierte en un auténtico proceso de duelo. Otras veces el deseo de destete surge de la madre. Puede que tengas que empezar a trabajar, os tengáis que separar durante mucho tiempo, padezcas alguna enfermedad o, simplemente, sientas que ha llegado el momento de parar.

¿Tengo que destetar?

El destete, como decíamos, es una decisión que toma una de las partes. La lactancia es cosa de dos. Cuando viene motivado por la madre, hay que recordar que ciertas situaciones no son causa para el abandono de la lactancia si la madre realmente no quiere dejar de hacerlo. Veamos algunos ejemplos:

- **Una crisis de lactancia**. Puede que tu bebé se muestre muy demandante, no puedas más y te plantees destetarlo. Puede que se trate de una crisis de lactancia, que es de duración variable pero transitoria. Una vez que pasa, el niño volverá a la demanda habitual.
- **La toma de medicamentos**. La mayoría de los medicamentos son compatibles con la lactancia materna. Si tienes dudas, consulta siempre *www.e-lactancia.org*.
- **El embarazo**. No hay ningún problema con seguir la lactancia durante este momento, a no ser que estemos ante una situación de riesgo, como una amenaza de aborto. Muchos niños se destetan solos durante el embarazo, ya que la producción de leche puede disminuir o cambiar su sabor. Otros deciden continuar

mamando, y lo siguen haciendo tras el nacimiento del nuevo hermano. A esta situación se le llama *lactancia en tándem*.

- **Una enfermedad de la madre.** Son pocas las enfermedades de la madre que contraindiquen la lactancia materna. Si tienes dudas, acude a un profesional sanitario con formación en lactancia.
- **«La leche materna ya no alimenta».** Si alguien te ha dicho que la leche materna ya no nutre a partir del año no es correcto. La leche materna se adapta a las necesidades del bebé conforme va creciendo, y siempre es la mejor opción frente a cualquier otro tipo de leche.
- **«El niño tiene vicio».** Esta frase se dirige sobre todo a los niños más mayores. Un niño no mama por vicio. El pecho de la madre no es solo alimento, sino que es refugio, conexión y seguridad. La lactancia prolongada no afecta de forma negativa al desarrollo psicológico del niño. Esta presión social no justifica un destete no deseado.
- **Necesidad de que el niño duerma mejor.** Destetar a un niño no garantiza que su sueño mejore y disminuyan los despertares. La teta no es la culpable. En algunos casos puede mejorar, pero en la mayoría esto no es así, ya que el sueño es un proceso madurativo.
- **Agitación por amamantamiento.** Es una sensación de rechazo de la madre a que el niño mame. Puede ocurrir en relación con un nuevo embarazo, durante una lactancia en tándem o cuando el niño se va haciendo mayor. A veces puede ser algo transitorio, pero en otras ocasiones puede motivar un destete incluso de la forma más imprevista. La lactancia es cosa de dos, y si la madre no está a gusto y la lactancia no la hace feliz, es perfectamente válido ponerle fin si así lo desea.

Huelga de lactancia

Es un rechazo brusco del pecho por parte del niño. De repente, el niño deja de mamar. Es más habitual entre los 8 y 12 meses. Puede suceder en relación con la reincorporación laboral de la madre, la menstruación, enfermedades del niño (dolor de oído o de garganta, mocos o congestión nasal...), un susto de la madre tras un mordisco del bebé, un mayor interés por la alimentación complementaria o incluso por una confusión tetina-pezón. Es algo temporal, aunque para mejorar esta situación es útil ofrecer mucho contacto piel con piel en un ambiente relajado (durante un baño, en la cama...), ofrecer el pecho sin obligar (si insistimos demasiado puede ser incluso contraproducente). Ten mucha paciencia. Un truco es darle el pecho cuando esté algo adormilado, ya que así mamará mejor. Puede ser aconsejable una valoración por el pediatra para descartar cualquier enfermedad aguda en el niño.

¿Cuándo es el mejor momento para destetar?

También dependerá de las circunstancias, pero no es recomendable hacerlo en un momento que ya esté suponiendo un cambio para el niño, como el inicio de la escuela infantil, el nacimiento de un hermano o la retirada del pañal, o si coincide con una crisis de lactancia o regresión de sueño. Son momentos en los que el bebé incluso puede volverse más demandante al sentirse más inseguro y precisar un mayor contacto.

¿Cómo hacer el destete?

Depende fundamentalmente de la edad del bebé. Cuando más pequeño sea, *a priori* el destete será más fácil. También dependerá de si queremos hacer un destete total o solo parcial (sobre todo en relación con el destete nocturno). Idealmente, además, el destete se hará de forma lenta y gradual, nunca brusca, para que así se realice con el mayor respeto hacia el niño.

En un **lactante pequeño**, en general de menos de 4 o 6 meses, se suele recomendar sustituir una toma de pecho por un biberón de leche artificial cada 3-7 días aproximadamente. De esta forma, el bebé se va adaptando al biberón, y el pecho se va adaptando a producir menos leche. Algunos bebés pueden rechazar los biberones. Es normal. Puedes ir probando con distintas tetinas hasta encontrar la que más le guste al bebé. A veces rechaza el biberón por el sabor. Puedes optar por darle los primeros biberones con leche materna extraída y después mezclarla con leche artificial, aumentando progresivamente la cantidad de leche artificial para que se vaya acostumbrando al sabor. Idealmente, intentaremos que el bebé no esté demasiado hambriento para la toma. Quizá sea más fácil si los primeros biberones se los da otra persona, o incluso si tú no estás en casa. Si no hay manera de que acepte el biberón, una alternativa podría ser un vaso normal o un vasito de aprendizaje.

En **niños más mayores**, alrededor de 1 y 2 años, el tema se complica. Para ellos el pecho no es solo alimento; es seguridad, apego, confort. La teta es «suya» y puede que no acepte un «no» por respuesta. Primero puedes empezar por quitar las tomas más superfluas y dejar solo las tomas más importantes, y empezar a trabajar desde ahí. Una de las técnicas más comunes es el «no ofrecer, no negar». Es válida sobre todo para los niños que ya no muestran mucho interés en la lactancia.

Como el niño ya es mayor, también podemos optar por dialogar con él y negociar. Podemos explicarle que la teta «solo es para dormir» o «solo en casa». También le podemos explicar que la «teta está cansada» y sustituir el momento de la toma por alguna otra actividad en que el niño disfrute con nosotros. Consiste en buscar la distracción del niño con algo atractivo que haga que se olvide del pecho, como por ejemplo entretenerlo con algún juego divertido, ir al parque o leer algún cuento. Podemos optar también por aplazar las tomas, explicándole al niño que le darás pecho, por ejemplo, «después del parque» o «después de jugar juntos»; de esta forma, no le estaremos dando un «no» rotundo. Otra forma es ir haciendo tomas cada vez de menor duración, cada vez más breves («Contamos hasta diez y soltamos el pecho», por ejemplo), o cantar una pequeña canción para que al terminarla también acabe la toma...

Solo quiero destetar de noche

El destete nocturno suele ser más complicado que el diurno. La asociación teta-sueño es muy potente, ya que la succión produce al bebé bienestar, relajación y confort. Para conseguirlo debemos cambiar su rutina de sueño para que se acostumbre a dormirse de una forma diferente que no sea el pecho. Esto es difícil porque, si siempre se ha dormido con el pecho, lo normal es que siga demandándolo para ello. Por ello lo haremos progresivamente. En este caso es muy útil el «método padre», es decir, que sea el padre el que atienda al niño durante la noche, y en caso de despertarse, que sea él quien acuda. Para ello, el padre debe incluirse previamente en la rutina de sueño de forma progresiva, estando él también presente cuando lo amamantes o cuando se quede tranquilo después del pecho. En caso de hacer colecho, el padre puede ponerse entre el bebé y la madre.

Si el padre no es una opción, entonces debemos buscar otras formas para dormirlo. Por ejemplo, si le estamos dando pecho, procederemos a retirar el pezón de la boca antes de que el bebé se duerma. Cuando notemos que la succión no es tan profunda, y el bebé ya está relajado, le quitaremos al bebé el pecho de la boca para que finalmente se duerma sin él. Si se vuelve a despertar, optaremos por acunarle, acariciarle, cantarle..., para que se vuelva a dormir de nuevo. Si vemos que se vuelve a poner nervioso y demanda pecho, se lo podremos ofrecer de nuevo y empezar otra vez. Esto requiere paciencia y práctica, pero resulta efectivo. En este caso también intentaremos la técnica de acortar la toma.

Si es un niño menor de 1 año, es probable que aún necesite tomas nocturnas. En ese caso, habrá que sustituir la toma nocturna por un biberón. Se le puede ofrecer chupete, ya que la succión no nutritiva le ayuda a conciliar el sueño, aunque no siempre lo querrá. Si el niño es mayor, le podemos explicar que «la teta se va a dormir» y, tras la última toma de la noche, darle las «buenas noches» y no volver a darle pecho hasta el día siguiente.

Si hacemos colecho podemos optar a cambiarlo de habitación. A veces el no sentirnos puede hacer que se despierte menos. Podemos contarle que ya es mayor y que tendrá una cama nueva para él solo. Si tiene hermanos mayores, podemos ofrecerles dormir con ellos si le hace ilusión.

Debemos tener en cuenta que, si buscamos el destete para que el niño duerma «del tirón», podemos no tener éxito. El sueño es un proceso madurativo, independiente de la lactancia. Puede que tras el destete siga despertándose bastante de noche.

Sé realista. A veces estas técnicas no son útiles del todo o solo de forma parcial. No siempre el camino será en línea recta, y habrá pequeños retrocesos, pero debemos mantenernos firmes. No es un proceso fácil, requiere su tiempo y debemos tener paciencia. Cuidado con las expectativas: siempre pretendemos hacerlo de la forma más respetuosa posible con el niño, pero también debemos saber que puede que tu hijo llore, patalee o incluso tenga alguna rabieta. Él no ha tomado esa decisión. Debemos ofrecerle nuestro cariño y nuestro amor, empatizar, acompañarle en ese proceso de «pérdida» y respetar su ritmo. El niño lo acabará aceptando.

¿Y la madre?

Cuando la lactancia ya está establecida, no hay que tomar ninguna pastilla para «cortar la leche». Esta medicación solo es eficaz inmediatamente tras el parto. Idealmente el destete debe realizarse de forma gradual para que el pecho se adapte a la disminución progresiva de la demanda. Así nos evitaremos problemas como las obstrucciones y las mastitis. Por esta razón, durante el destete siempre debemos vigilar el pecho.

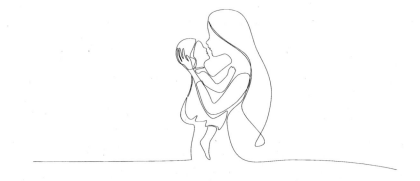

Es normal que te sientas triste, sobre todo cuando el destete viene guiado por el bebé. Muchas madres pasan por un proceso de auténtico duelo porque sienten que han perdido ese momento tan especial de vínculo y conexión. No dudes en que seguirás teniendo esos momentos; simplemente, serán diferentes. Cuando el destete viene guiado por la madre, también es frecuente el sentimiento de culpa por quitarle algo que para el bebé es tan valioso, por no aguantar más... Pero ¿sabes? La lactancia es cosa de dos. Tú también tienes que estar bien y a gusto. Siéntete orgullosa por tu lactancia, independientemente de lo que haya durado. Los recuerdos te acompañarán siempre.

LACTANCIA MIXTA

Si por cualquier motivo la madre no puede o no quiere hacer una lactancia materna exclusiva, puede suplementar con leche artificial. A veces no queda más remedio, por ejemplo, en caso de reincorporación laboral. Ofreceremos el biberón siguiendo el método Kassing, del que hablaremos con detalle en el siguiente apartado. En el caso de optar por la lactancia mixta este método se vuelve todavía más importante para no interferir en la lactancia materna, puesto que muchos niños se acostumbran a tomar el biberón «sin esfuerzo», al caer la leche a chorro, y acaban rechazando el pecho. De todos modos, para la suplementación, y para evitar posibles interferencias en la lactancia materna, lo ideal es evitar el biberón, aunque es el método más conocido. También es frecuente lo contrario, ver bebés «de pecho» que inicialmente rechazan o tienen dificultad para succionar una tetina. ¿Sabes que hay otros métodos de suplementación, además del biberón? Nos decantaremos por uno u otro en función de la edad, necesidades del bebé y preferencias de cada familia:

- Un **vasito**. Se apoya sobre los labios del bebé, quedando ligeramente inclinado, de modo que el bebé lame del interior. Es importante no verter la leche en su boca directamente, ya que se podría atragantar. En mayores de 6 meses podría usarse un vaso pequeño «de toda la vida».
- Una jeringuilla sin aguja para hacer el **método dedo-jeringa**. Consiste en meter el dedo meñique boca arriba en contacto

con el paladar del bebé y estimular el reflejo de succión con la yema. Cuando el bebé empiece a succionar, empujaremos el émbolo con la jeringa para que fluya la leche poco a poco. Cuando el niño deja de succionar, el adulto deja de apretar la jeringa. Es útil en niños pequeños, que se duermen al pecho o con succión inmadura. En niños «mayores» es más complicado, porque toman volúmenes grandes de leche y es un método lento.

- Un biberón cuchara o una **cuchara** de pequeño tamaño. Como con el vaso, hay que dejar que el bebé saque la lengua y no verter la leche dentro de su boca.
- Un **relactador**. Es un recipiente que contiene leche y del que sale una sonda que se dirige al pezón de la madre. De esta forma el bebé va tomando el suplemento a la vez que estimula el pecho de la madre. Es útil cuando necesitamos aumentar la producción mientras estamos suplementando al bebé.

No olvides asegurar una buena estimulación del pecho. Siempre que sea posible, ofrece primero el pecho y luego el suplemento. Después puedes volver a ofrecer el pecho para que el bebé relacione la sensación de saciedad con la succión directa al mamar.

LACTANCIA ARTIFICIAL

Es muy habitual que las madres se pregunten qué tipo de leche elegir, qué marca, qué significa la numeración que acompaña a las fórmulas artificiales, hasta cuándo una y cuándo empezar con otra. Te voy a dar unas pinceladas sobre las leches artificiales, para que las conozcas con más profundidad y no te sientas tan perdido o perdida a la hora de comprar.

LAS LECHES ARTIFICIALES

En algunos casos, la lactancia materna no es posible, es insuficiente o, en raras ocasiones, está contraindicada. En los casos en que sea insuficiente podemos complementar la lactancia materna con el uso de una fórmula infantil (lactancia mixta), o si no puede ser, o simplemente es decisión de la madre, se deben emplear las fórmulas infantiles (lactancia artificial). Las fórmulas artificiales se elaboran generalmente a partir de leche de vaca con el objetivo de conseguir un alimento lo más parecido posible a la leche materna.

La composición de las fórmulas infantiles está regulada por la normativa europea y todas son absolutamente aptas. Existen una serie de componentes que son considerados esenciales para el correcto crecimiento y desarrollo del niño, y, por tanto, deben estar presentes en las fórmulas en una proporción establecida. Estos componentes son proteínas, hidratos de carbono, lípidos (grasas), vitaminas y minerales. Lo que diferencia unas leches de otras es la adición de ingredientes no regulados, no considerados esenciales, pero que podrían aportar un beneficio para su salud según los estudios clínicos.

Existen estos tipos de fórmulas artificiales:

- Fórmulas de inicio o tipo 1: desde el nacimiento a los 6 meses de vida.
- Fórmulas de continuación o tipo 2: desde los 6 meses de vida hasta el año.
- Fórmula de crecimiento o tipo 3: para los mayores de 1 año.

La razón fundamental por la cual existen dos tipos diferentes de fórmulas durante el primer año de vida es que, a partir de los 6 meses, el lactante ha adquirido mayor madurez a nivel digestivo, metabólico y renal, por lo que ya no se considera necesaria la administración de una fórmula tan elaborada y costosa como la inicial. En cualquier caso, si analizáramos la composición de ambos tipos de leche, no veríamos diferencias significativas (cambia la cantidad de algunos micronutrientes como el hierro o las vitaminas). Entonces, ¿a los 6 meses cambio a la leche 2? Hace no mucho las leches de fórmula de continuación tenían más cantidad de proteína. Un exceso de proteína en edad lactante se ha visto relacionado con riesgo de sobrepeso y obesidad; por esta razón, se aconsejó mantener la leche 1 hasta los 12 meses. Sin embargo, ahora contienen mucha menos proteína, de acuerdo con las nuevas regulaciones. Así que podemos optar por mantener la leche 1 si queremos hasta los 12 meses, siempre que tenga más de 7 mg/l de hierro (debemos leer la información nutricional en la lata). Tampoco pasaría nada si seguimos con la 2, en caso de que prefiramos hacer el cambio. Las leches de crecimiento o tipo 3 en general no son necesarias y no están reguladas por la normativa de la Unión Europea.

EL BIBERÓN

> ➤ Usa una tetina de flujo lento para que tenga un flujo similar al pecho materno. De este modo el bebé controla mejor la cantidad que quiere tomar. Además, si usamos un flujo demasiado rápido el bebé puede atragantarse.
> ➤ Las tetinas fisiológicas son menos invasivas en el desarrollo de la boca del bebé, por lo que las preferiremos sobre las anatómicas. Idealmente, tienen que ser de silicona, alargadas, lo más blandas y flexibles posible, y de base ancha para que el bebé tenga que abrir mucho la boca.

¿Cómo preparar un biberón?

Antes de usar un biberón o una tetina por primera vez, es necesario esterilizarlos. Pero a partir del primer uso, ya no es necesario. Simplemente, habrá que limpiarlos muy bien con agua y con jabón para que no queden restos de leche, que es lo que favorece la proliferación de bacterias. Después debes aclararlo bien y dejarlo secar al aire. ¿Qué agua usamos? Se puede usar agua del grifo si es apta para el consumo en el lugar en donde vives. Otra opción es utilizar agua embotellada, y la más recomendable es el agua de mineralización débil o muy débil.

¿Hervir o no hervir el agua? La Organización Mundial de la Salud nos indica que la forma más segura de preparar una toma es utilizar agua que haya sido hervida. Esto es así debido a que los polvos de leche no son estériles, y al hervir el agua podemos matar esas posibles bacterias. En caso de hervir el agua, lo haremos durante 1 minuto a partir del punto de ebullición, y no más tiempo porque concentra las sales en el agua. En cualquier caso, si no se puede disponer de agua hirviendo esto no sería imprescindible, y se podrían preparar las tomas utilizando agua potable o embotellada, incluso a temperatura ambiente, y administrar el biberón de inmediato.

Es importante añadir la cantidad exacta de leche de fórmula. La proporción de agua y cacitos de leche es siempre la misma: 1 cacito raso de polvo por cada 30 ml de agua. Es decir, para preparar 30 ml, un cacito; para 60 ml, dos cacitos, etc. Por tanto, prepararemos siempre los biberones de 30 en 30 ml, y en función de la cantidad que queramos preparar, echamos el número de cacitos necesarios al biberón. Si el bebé suele tomarse 100 ml de leche, prepararemos 120 y desecharemos los otros 20. Es importante que el cacito sea raso, ni un poco más ni un poco menos. Tampoco se aconseja diluir la leche o concentrarla, ya que puede ser perjudicial para el bebé. Ten en cuenta que, una vez que mezcles el agua y el polvo, subirá un poco la cantidad total. Eso no quiere decir que tengamos que usar menos agua para que nos queden los mililitros exactos que queremos preparar.

Lo ideal es preparar el biberón justo antes de cada toma y desechar lo que no coma, no guardes lo que sobra. Sí puedes preparar varios biberones para varias tomas, y conservarlos preparados en la nevera durante 24 horas para después calentarlos. Si te vas fuera de casa no debes preparar el biberón y mantenerlo caliente en un termo o dejarlo en un calienta biberones, ya que existe riesgo de contaminación por bacterias. Lo recomendable sería llevar el agua caliente en el termo y añadir el polvo justo cuando llegue el momento de la toma.

¿Qué cantidad de leche le preparo? ¿Cada cuánto?

No hay una cantidad de leche que deba tomar el bebé en función de su edad. Aunque las latas de leche artificial suelen traer una tabla de cantidades, esto no es más que una orientación. Si el bebé se termina todas las tomas a lo largo del día y ves que se queda con hambre, no lo dudes, sube a 30 ml más y que tome lo que quiera. Los pediatras generalmente usamos una fórmula para saber qué cantidad debe tomar un bebé: 150-170 ml/kg/día, y dividimos la cantidad que nos da por el número de tomas que hace el niño al día. Es decir, si tenemos un bebé que pesa 6 kg, necesitará unos 900 ml al día, y si hace 6 tomas al día, nos sale 150 ml por toma. Pero, repito, son cantidades orientativas. Cada niño tiene sus necesidades.

En cualquier caso, la lactancia, tanto la materna como la artificial, es a demanda, tanto en horario como en cantidad. Esto quiere decir que el bebé no tiene por qué tomarse todos los biberones enteros, ni seguir un horario estricto. Puede que haga una toma entera y no se termine la siguiente... Es normal. Al igual que un bebé de pecho hace tomas más cortas y otras más largas, y toma más o menos leche, los bebés de lactancia artificial también. Cuando veas signos de hambre en tu bebé, aunque no hayan transcurrido 3 horas desde la última toma, puedes ofrecerle un biberón, y que tome lo que quiera, sin forzarlo a terminárselo.

¿Cómo dar un biberón?

El biberón debe estar en posición horizontal, asegurándote de que siempre haya leche en el interior de la tetina, y con el bebé en posición lo más vertical posible para que sea él quien saque leche y no que simplemente caiga por gravedad. Esto es lo que se conoce como *método Kassing*. No introduciremos el biberón en la boca directamente, sino que tocaremos con la tetina alrededor de la boca, la nariz, las mejillas... para activar el reflejo de búsqueda y que abra la boca. Una vez que el bebé empiece a comer, haremos pausas cada 15-20 segundos retirando el biberón, y volveremos a empezar. Activaremos el reflejo de búsqueda, y si sigue buscando, ofreceremos más leche; en caso contrario, daremos la toma por terminada.

Este sistema para alimentar al bebé se parece más a cómo se alimenta un bebé de pecho, ya que tiene que esforzarse más al succionar. De esta forma, se potencia un mejor desarrollo de las funciones de la boca (relacionadas con la respiración, masticación y fonética), se favorece un correcto desarrollo musculoesquelético y se reduce el riesgo de alteraciones de la forma del paladar. Además, se estimula la autorregulación de la cantidad de leche, se disminuye el riesgo de sobrealimentación y se respetan los mecanismos de hambre y saciedad. En caso de lactancia mixta, interfiere menos en la lactancia materna, y el riesgo de confusión tetina-pezón es menor.

Por último, alterna el lado en el que pones al bebé en cada toma, igual que sucede con la lactancia materna.

¿Hay que hacerle expulsar los gases?

Depende. Después de la toma puedes echarlo un rato sobre el hombro y darle un masaje suave en la espalda. Si echa algún gas, perfecto, pero si después de la toma se queda tan tranquilo, no pasa nada tampoco.

¿Cuándo dejar el biberón?

Se recomienda iniciar la retirada del biberón a partir de los 12 meses. A partir de entonces, la mejor forma de ofrecer la leche es en vaso. Y recuerda: en el biberón solo ofrecemos leche (ni zumos, infusiones, miel ni cereales).

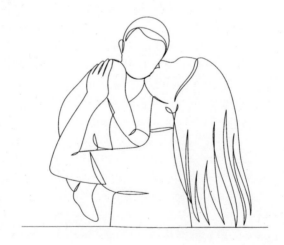

5

ALIMENTACIÓN

La alimentación complementaria es el proceso de incorporación de nuevos alimentos distintos a la leche materna o artificial. Su objetivo es el aporte de nutrientes que permita un crecimiento y desarrollo óptimo, pero también es un proceso de educación alimentaria, donde el bebé manipula, prueba, mastica y experimenta con texturas, formas, colores y sabores distintos a la leche. Es en esta etapa donde se inicia la adquisición de los hábitos y preferencias alimentarias, que se irán consolidando en los siguientes años.

¿CUÁNDO EMPEZAR?

En caso de bebés que reciben lactancia materna, se recomienda mantenerla de forma exclusiva hasta los 6 meses de vida. En bebés que tomen lactancia artificial, no existe consenso sobre cuál es el mejor momento, y se puede empezar entre el cuarto y sexto

Las recomendaciones actuales sugieren iniciar la alimentación complementaria alrededor de los 6 meses

mes. De todos modos, las recomendaciones actuales sugieren iniciar la alimentación complementaria alrededor de los 6 meses, independientemente del tipo de alimentación que reciba el bebé, y siempre y cuando el bebé se muestre preparado para ello. Esto es así porque, para poder comer, es necesario que el bebé tenga madurez suficiente a nivel neurológico, gastrointestinal, renal e inmune.

Para iniciar la alimentación complementaria, el bebé debe cumplir los siguientes requisitos:

➤ Se mantiene sentado con apoyo
➤ Tiene buena coordinación ojos-mano-boca
➤ Muestra interés por la comida
➤ Ha perdido el reflejo de extrusión (reflejo que expulsa los alimentos con la lengua)
➤ Muestra signos de hambre y saciedad

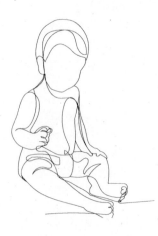

Sin embargo, tampoco se debería retrasar más allá de los 7 meses porque puede aumentar el riesgo de problemas nutricionales como el déficit de hierro y el riesgo de alergias e intolerancias alimentarias.

En niños prematuros (nacidos antes de la 37ª semana de edad gestacional), hay que individualizar según el caso, ya que tienen necesidades nutricionales especiales y un mayor riesgo de déficit de algunas vitaminas y minerales. No hay recomendaciones claras, pero empezar a los 6 meses de edad corregida puede ser una edad apropiada, si bien podría valorarse hacerlo desde el cuarto mes de edad corregida en función del caso.

¿CÓMO EMPEZAR?

Tradicionalmente, se entregaba a las familias una famosa fotocopia con una guía de introducción de los alimentos según el mes de vida del niño. En la actualidad se ha quedado obsoleta, y sabemos que desde los 6 meses se pueden introducir la mayoría de los alimentos, salvo unas excepciones que veremos más adelante. No importa el orden de introducción. Eso sí, se aconseja no retardar la ingesta de

aquellos alimentos ricos en hierro y zinc (por ejemplo, brócoli, calabaza, carnes, pescados, huevos, avena o legumbres).

Puedes empezar con el alimento que quieras. Luego, prosigue
intentando intercalar siempre los distintos grupos de alimentos. Es
decir, si empiezas con verdura puedes ofrecer después algún cereal,
y luego carne, pescado o alguna fruta. De esta forma, enseguida po-
drás preparar platos variados.

La incorporación de otros alimentos debe hacerse de forma progresiva, lenta y en pequeñas cantidades, respetando un intervalo de
1 día entre cada nuevo alimento y de 3 días en caso de los potencialmente alergénicos, para ver cómo los tolera el bebé y detectar posibles alergias. Es preferible introducir los alimentos nuevos por la
mañana o al mediodía para detectar posibles reacciones alérgicas
que puedan ocurrir en las siguientes horas.

No hay evidencia científica de que posponer la introducción de
alimentos potencialmente alergénicos ayude a prevenir la aparición
de alergias alimentarias, incluso en casos de antecedentes familiares. Los alimentos que con más frecuencia pueden producir alergia
son: leche de vaca, huevo, pescado, marisco, cacahuete, soja y frutos secos.

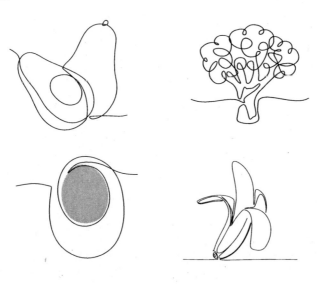

Al inicio no debemos sustituir tomas de leche por los alimentos. Primero ofreceremos la leche (pecho o biberón) y, después, la comida. La mayoría de los niños aceptarán mejor los alimentos nuevos si no tienen hambre. Es importante que recuerdes que la leche sigue siendo el alimento principal hasta el año de vida. El niño con lactancia artificial deberá tomar 500 ml al día aproximadamente. La lactancia materna seguirá siendo a demanda, aunque debemos asegurar al menos 4-5 tomas.

La leche sigue siendo el alimento principal hasta el año de vida

Los **alimentos permitidos desde los 6 meses** son los siguientes:

➤ **Cereales.** Lo ideal es ofrecer cereales «de verdad». Hay cereales sin gluten (arroz y maíz) y cereales con gluten (trigo, cebada, avena y centeno). La recomendación actual es introducir el gluten entre los 4 y 11 meses, idealmente alrededor del sexto mes. Al principio, es conveniente dar los cereales con gluten en pequeñas cantidades e ir aumentándolos paulatinamente. Preferiremos los cereales integrales, por su mayor contenido en nutrientes y fibra. La excepción es el arroz integral, por su mayor contenido en arsénico. La forma de ofrecerlos varía en función de si optamos por una alimentación mediante triturados o sólidos, pero algunas ideas pueden ser: pan integral sin sal, puré con cereales naturales, arroz hervido y chafado, pasta integral, gachas de avena, galletas o tortitas caseras, hamburguesas caseras con cereales integrales...

Otra forma de introducirlos es a través de cereales infantiles o en polvo. Es preferible que no lleven cacao, miel ni azúcares añadidos en su composición. Lo ideal son cereales integrales, no dextrinados ni hidrolizados, que tienen un mayor contenido en azúcar. Para saber si unos cereales infantiles son recomendables, podemos fijarnos si tienen una cantidad de azúcar inferior a 5 g por cada 100 g de cereales. No se recomienda ofrecer los cereales en biberón, ya que aumentan el riesgo de obesidad y favorecen la aparición de caries. Los cereales en el biberón antes de dormir no hacen que el bebé duerma mejor. Evita las galletas indicadas especialmente para bebés, por tener un alto contenido en azúcar.

➤ **Verduras y hortalizas.** Las verduras se suelen introducir en la toma del mediodía. Puedes empezar con zanahoria, calabacín, tomate, puerro, pimiento, judías, patata, cebolla, brócoli, coliflor... Utiliza preferentemente las frescas, aunque también podrán ser congeladas. Si quieres preparar un puré, puedes hervirlas sin sal, pasarlas por la batidora y añadir un chorrito de aceite de oliva. La Agencia Española de Seguridad Alimentaria y Nutrición recomienda no incluir acelgas, espinacas, remolacha, grelos o berzas antes del año de vida por su contenido en nitratos; si se hace, que sea en muy poca cantidad (menos de 35 gramos al día). En caso de verduras cocinadas (enteras o en puré) no se deben mantener a temperatura ambiente, es necesario conservarlas en el frigorífico si se van a consumir en el mismo día o, si no, congelar.

➤ **Frutas.** Se puede utilizar cualquier tipo de fruta, todas son aptas desde el inicio. Es importante diversificarlas para que el bebé vaya adaptándose a distintos sabores. Se puede triturar o chafar una sola o varias clases diferentes, según el gusto del bebé. No se recomienda poner azúcar, miel o leche condensada. Tampoco se recomiendan los zumos de fruta antes de los 12 meses de edad, y menos los zumos comerciales, ya que son muy ricos en azúcares libres. Los zumos de fruta no aportan ningún beneficio nutricional y siempre se preferirá el consumo de fruta entera. Los zumos pueden desplazar el consumo de otros alimentos y ocasionar efectos adversos como la caries dental o el sobrepeso. No dar los zumos en biberón.

➤ **Carne, pescado, legumbres y huevo.** Se debe priorizar la carne blanca y magra por encima de la roja. La carne blanca es la carne de aves y la de conejo. La carne roja incluye buey, ternera, cerdo, cordero, caballo y cabra. Es necesario asegurarse de que la carne esté bien hecha. Evita la carne procesada.

El pescado puede ser fresco o congelado, blanco o azul, y hay que intentar variar las especies. Lo debemos hacer bien cocinado, revisando antes de ofrecer que no tenga espinas. Los productos ultraprocesados (varitas o *nuggets*) no deben formar parte de la dieta infantil.

En cuanto al huevo, aunque antes se recomendaba separar yema y clara, y ofrecer primero la yema en cuartos y, después, la clara siguiendo el mismo proceso, hoy en día sabemos que se puede ofrecer clara y yema a la vez sin problema. La única consideración es que el huevo debe estar bien cocinado.

Respecto a las legumbres, están indicados los guisantes, las alubias o habichuelas, los garbanzos, las habas, las lentejas, la soja... Se recomiendan bien cocidas. Se les puede quitar la piel para favorecer la digestión.

Hay que procurar no exceder el máximo de proteína animal al día. Entre los 6-12 meses la cantidad máxima de carne es de 30-35 g, de pescado 30-35 g y un huevo pequeño o mediano al día. Es decir, si al mediodía hemos dado un puré con 30 g de carne, por la noche no ofreceremos otra proteína animal de nuevo. Sin embargo, no hay límite con la proteína vegetal.

➤ **Lácteos.** Se puede introducir el yogur y el queso a partir de los 9 o 10 meses en pequeñas cantidades. El yogur será natural sin azúcar. Se deben evitar las natillas, los yogures edulcorados, de sabores y los quesos tipo *petit suisse*. No se recomiendan los yogures infantiles elaborados con leche de continuación. Idealmente, el queso tiene que ser fresco o tierno y poco curado, por su menor aporte en sal. Elige los elaborados con leche pasteurizada. A partir de los 6 meses, también pueden tomar «yogur» de soja sin azúcar.

➤ **Agua.** Se recomienda empezar a ofrecer agua una vez que se inicia la alimentación complementaria, y que el bebé beba según su sensación de sed. Es habitual que al principio la rechace porque a través de la leche muchas veces ya obtiene toda el agua que necesita, pero no dudes en seguir ofreciéndosela. Es preferible que beba directamente de un vaso.

➤ **Aceite de oliva virgen extra.** Es mejor que cualquier otro tipo de aceite.

En cuanto a los **alimentos prohibidos antes del año**, se debe tener en cuenta:

- En los alimentos para lactantes no se debe añadir azúcar (ni sus equivalentes como panela, agave, estevia, siropes...) y se deben evitar los edulcorantes al menos hasta los 3 años.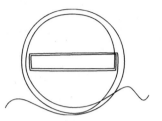
- La miel debe evitarse en menores de 1 año por el riesgo de botulismo.
- Evita añadir sal a las comidas, así como ofrecer alimentos muy salados (determinadas conservas, carnes procesadas, embutidos, aperitivos salados tipo patatas chips, sopas en polvo, dados de caldo...).
- La leche de vaca debe evitarse hasta el año debido a su escasez en hierro y su excesivo aporte de proteínas.
- El pescado de gran tamaño (tiburón, atún rojo, pez espada o emperador, lucio) se debe evitar en menores de 10 años por su alto contenido en mercurio. Tampoco deben consumirlo las madres en periodo de lactancia o embarazadas.
- No se debe ofrecer cabezas de gambas, langostinos y cigalas o el cuerpo de crustáceos como el cangrejo, el centollo o el buey, debido a su alto contenido en cadmio, a niños de cualquier edad.
- Los frutos secos enteros deben retrasarse hasta los 4 o 5 años por riesgo de atragantamiento. No hay problema en ofrecerlos a partir de los 6 meses si están triturados o en crema.
- Ciertas verduras de hoja verde, como las espinacas, las acelgas o la remolacha, no deben introducirse hasta los 12 meses, o bien ofrecerse en pequeñas cantidades, por su alto contenido en nitratos (no más de 35 g/día). A partir del año y hasta los 3, no se debería ofrecer más de 45 g/día. Los nitratos se metabolizan en nuestro organismo en nitritos, que en altas cantidades pueden dar lugar a una enfermedad llamada *metahemoglobinemia*. Si no se consumen en el día, se deben congelar. La borraja no debe introducirse hasta los 3 años.

- Evita la carne, el pescado, el marisco o los alimentos a base de huevo que estén poco hechos y que se hayan preparado con mucha antelación, como también quesos poco curados elaborados con leche sin pasteurizar (cruda), ya que es posible que el proceso térmico o de curación de estos alimentos no haya eliminado el riesgo de presencia de bacterias patógenas como la salmonella, el *Campylobacter*, la listeria o la *Escherichia coli*.
- Las bebidas y tortitas de arroz no deben ofrecerse hasta los 6 años, por su contenido en arsénico.
- No se deben ofrecer bebidas vegetales a menores de 12 meses en sustitución de la leche materna o de fórmula (sí en preparaciones).
- No se recomienda la carne procedente de animales cazados con munición con plomo hasta los 6 años. Tampoco se aconseja en madres en periodo de lactancia, mujeres embarazadas o que planean estarlo.
- No se recomiendan las infusiones en bebés ni en niños pequeños, ni tampoco las específicas para lactantes, ya que suelen tener un alto contenido en azúcares.
- No se debe ofrecer algas por su excesivo contenido en yodo.
- Hay que tener precaución con los sólidos que puedan provocar atragantamiento. Deben evitarse hasta los 4 o 5 años: frutos secos enteros, palomitas, caramelos duros, manzana o zanahoria crudas, alimentos esféricos (uvas, arándanos, aceitunas, cerezas, tomates cherry...), alimentos cortados en forma de moneda (salchichas).

¿CÓMO ORGANIZO EL PLATO?

Entre los 6 y 24 meses, los platos principales deben organizarse de la siguiente manera: un alimento rico en energía, una fruta o un vegetal y un alimento rico en hierro. Son alimentos ricos en energía cualquier cereal o harina integral (pan, pasta, arroz, avena, mijo, avena, cuscús...), patata, legumbres, frutos secos, calabaza, aguacate... Son alimentos ricos en hierro el huevo, la carne, el pescado, el marisco, las legumbres, los frutos secos y los cereales integrales. También podemos guiarnos por el plato de Harvard, que es una orientación válida a cualquier edad, aunque especialmente en niños mayores de 2 años, como veremos más adelante.

Calendario orientativo de incorporación de alimentos

Alimento	0-6 meses	6-12 meses	12-24 meses	>2 años
Leche materna	■	■	■	■
Fórmulas adaptadas (en caso de no estar con lactancia materna)	■	■		
Cereales, frutas, hortalizas, legumbres, huevo, carne, pollo, pescado, aceite de oliva		■	■	■
Leche entera, yogur, queso tierno (pueden ofrecerse en pequeñas cantidades a partir de los 9 a 10 meses)			■	■
Sólidos con riesgo de atragantamiento (frutos secos, manzana o zanahoria cruda, etc.)				Por encima de los 3 años
Alimentos superfluos (azúcares, miel, cacao, bollería, galletas, embutidos y charcutería)	Cuanto más tarde y en menor cantidad mejor (siempre a partir de los 12 meses)			

¿CUÁNTAS COMIDAS AL DÍA?

Las recomendaciones de la Organización Mundial de la Salud son las siguientes: entre los 6-8 meses, 2-3 comidas diarias; entre los 9 y 23 meses, se aumentarán de manera progresiva a 3 o 4 comidas diarias. Además, se podrán añadir 1 o 2 tentempiés en función del apetito. El momento de introducir las cenas es muy variable. Un buen momento es alrededor de los 9 meses, aunque dependerá de cada bebé y lo receptivo que se muestre.

¿QUÉ CANTIDAD?

¡A demanda! No hay ninguna cantidad que el niño «deba comer». El adulto elige qué ofrecer. El bebé elige cuánto comer. Se debe respetar la cantidad de alimento que el niño quiera ingerir, ya que, en general, es capaz de autorregular su ingesta en función de sus necesidades. Inicialmente, deben ofrecerse cantidades pequeñas y aumentar de manera progresiva respetando las señales de hambre y saciedad. No te frustres si al principio come solo unas cucharadas. Al principio, es normal que coman poco. Tampoco compares a tu hijo con otros niños. No todos comen la misma cantidad de alimento, puesto que cada uno tiene unas necesidades diferentes, que además varían a lo largo del tiempo.

CONSEJOS GENERALES

➤ Se recomienda ofrecer alimentos mínimamente procesados, de proximidad y de temporada, evitando los alimentos ultra-procesados (fiambres, bollería, precocinados, chucherías, chocolatinas, lácteos azucarados, etc.).

➤ Deja que el niño también experimente con la comida y fomente su autonomía, dejando, por ejemplo, que coma directamente con las manos algunas comidas, como una fruta blanda. También puede llevarse él mismo la cuchara a la boca con tu ayuda u optar por precucharas para que él se lleve la comida a la boca.

➤ No hagas los purés excesivamente finos. Para estimular la masticación, aumenta progresivamente la consistencia de los alimentos y comienza con grumos, texturas gruesas y sólidos lo antes posible, nunca más tarde de los 9 o 10 meses. Introducir sólidos después de esa edad puede ser más complicado. A partir de los 12 meses, la alimentación del bebé tiene que ser mayoritariamente sólida.

➤ Es recomendable un ambiente relajado y cómodo durante las comidas, y evitar distracciones como la televisión, los teléfonos o los juguetes.

➤ Es conveniente que los niños compartan las comidas con la familia y que disfruten de los mismos alimentos y preparaciones (con pequeñas adaptaciones según su desarrollo psicomotor e interés).

➤ Nunca fuerces ni obligues a comer a un niño. Reconoce sus señales de saciedad: si aparta la cara, empuja la comida o la escupe, cierra la boca, llora, tira la comida al suelo, se distrae..., entonces es que ya ha terminado de comer. Obligar a un niño a abrir la boca, meterle la comida a la fuerza, hacerle el avioncito o incluso ponerle el chupete después de la cucharada para que trague son estrategias erróneas. De esta forma facilitamos la sobrealimentación y generamos aversión por la comida.

➤ No interpretes como permanente un rechazo inicial a un nuevo alimento. Sigue ofreciéndoselo en los siguientes días o semanas sin obligar ni forzar. Pueden ser necesarios hasta 10 o 15 intentos para conseguir su aceptación. La exposición regular y gradual a los alimentos favorece su tolerancia y aceptación, a corto y largo plazo.

➤ Ante las situaciones negativas (no come, no le gusta), mantén una actitud neutra. No te enfades ni muestres enfado. Una conducta muy controladora o exigente impide que el niño aprenda a autorregularse.

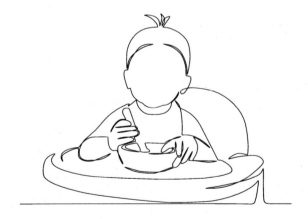

El *baby-led weaning* (BLW) es un método alternativo para la introducción de la alimentación complementaria que ha adquirido mucha fama en los últimos años. El propio bebé toma las riendas de su alimentación, y es él mismo el que come lo que quiere y en la cantidad que necesita. Para ello utiliza sus propias manos, llevándose la comida directamente a la boca sin necesidad de purés o triturados.

Inicialmente, se eligen alimentos de consistencia blanda, que pueda aplastar con las encías y la lengua. La comida se ofrece entera, pero con un tamaño y formato que permite que el bebé lo pueda agarrar con facilidad. Idealmente, y sobre todo al principio, se corta en tiras alargadas para que (al cogerlo el bebé) el alimento sobresalga de su mano (*finger food*). Más adelante, cuando el desarrollo psicomotor del bebé esté más evolucionado, podrá hacer la pinza y tomar trozos más pequeños, hasta finalmente utilizar cubiertos.

Para poder iniciarse en el BLW, deben cumplirse los mismos requisitos de seguridad que vimos previamente, por lo que el momento de iniciar la alimentación será alrededor de los 6 meses y variará en función de cada niño.

¿QUÉ BENEFICIOS TIENE?

- Favorece la autorregulación del bebé, respetando sus señales internas de apetito y saciedad, por lo que se aproxima más a las características de autoalimentación de la lactancia materna. Al no forzar al bebé a comer, se podría establecer de manera precoz una relación sana con la comida, sin agobios ni dramas.
- Fomenta una mayor aceptación de los alimentos, en cuanto a variedad de sabores, olores y texturas.
- Promueve y estimula el desarrollo psicomotor del niño, ya que comer supondrá un verdadero ejercicio para la prensión palmar, la realización de la pinza, la coordinación ojo-mano, la masticación...

- Previene la obesidad, ya que el niño decide qué cantidad y a qué velocidad comer, y en qué momento parar. Así, en el futuro, disminuyen las probabilidades de que coma demasiado.
- Favorece la transición de los alimentos triturados a los sólidos. De este modo se evita que no pueda ver un tropezón en su puré, o que tenga arcadas en cuanto algo sólido roza su boca.
- Aprende a masticar desde el primer momento, lo que favorece el correcto desarrollo musculoesquelético de la cara.
- Favorece una actitud positiva hacia la comida. Si las primeras experiencias con la comida son positivas y saludables, los problemas como el rechazo a la comida o a ciertos alimentos son menos probables.
- Permite que el bebé aprenda, y además le da confianza en sus propias habilidades y conocimientos. Le aporta seguridad en sí mismo, y de este modo aprende a confiar en su propio criterio.
- Le permite participar en las comidas familiares y formar parte del evento social, ya que come lo mismo que el resto. Ello le resulta divertido y le permite empezar a copiar la conducta en la mesa.

¿Y SI SE ATRAGANTA?

Este método de alimentación parece muy atractivo para muchos padres, pero con frecuencia se echan atrás por miedo a que el bebé se atragante. No obstante, el riesgo de atragantamiento es similar con respecto al método tradicional con triturados y si se realiza según unas normas de seguridad básicas, no tendremos ningún problema. Para poder iniciarse en el BLW, es necesario que se cumplan los requisitos que hemos visto y ofrecer los alimentos con la textura, el formato y el corte adecuados. Así, debemos evitar alimentos duros o de tamaño peligroso, como la manzana y la zanahoria crudas, los frutos secos, las uvas, las aceitunas, los frutos secos enteros o las palomitas.

Por cierto, los bebés, a pesar de no tener dientes, pueden comer sin problema porque machacan los alimentos con las encías. No metas comida directamente en su boca; dásela en la mano y que sea el bebé quien se la lleve a la boca.

A veces, y sobre todo al principio, pueden aparecer arcadas. Es normal; no significa que el bebé se vaya a atragantar. ¡Está aprendiendo! Es un reflejo de protección de la vía aérea que devuelve el alimento a la parte anterior de la boca para que sea masticado de nuevo e impide, llegado el caso, que ocurra un verdadero ahogamiento o asfixia. En cualquier caso, es muy importante que un adulto supervise siempre al niño cuando esté comiendo y no lo deje nunca solo.

ENTONCES, ¿TRITURADOS O BLW?

No hay un método mejor que otro; depende del bebé, las preferencias de la familia y sus circunstancias. Elige el método que te genere más seguridad y confianza, con el que te sientas más cómodo o cómoda. Puede que estés convencido o convencida de darle purés, pero que el bebé no los quiera y, sin embargo, tome los trozos solo sin problema. A veces quien decide es el propio niño. Otras veces hay que individualizar en función del bebé y su desarrollo o si existe alguna patología o enfermedad de base.

En cualquier caso, nada en esta vida es blanco o negro, y no son métodos excluyentes, por lo que ambos métodos podrían combinarse. Es lo que se llama BLW mixto.

ALIMENTACIÓN DE LOS 12 MESES A LOS 3 AÑOS

Muchas veces se dice que a partir del año «ya pueden comer de todo», pero debemos tener cuidado con esta afirmación, porque comer de todo no es sinónimo de comer saludablemente. Hay alimentos ultraprocesados ricos en azúcares, grasas refinadas y sal, poco saludables, que debemos seguir evitando en la alimentación de nuestros hijos.

Modelo de alimentación saludable a partir del año

- Consumo mayoritario de alimentos de origen vegetal, como frutas, hortalizas, cereales integrales, legumbres, patatas, frutos secos, legumbres y aceite de oliva virgen extra.
- Acompañamiento con pescado blanco o azul, carnes preferentemente blancas y sin procesar, huevos y lácteos sin azucarar.
- Agua como bebida principal.

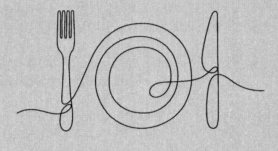

PARTICULARIDADES DE LA ALIMENTACIÓN A PARTIR DEL AÑO

- Cantidades de proteína animal de 1 a 3 años (cantidades máximas): 30-35 g de carne, 30-35 g de pescado o un huevo de talla S/M. Si ofrecemos proteína animal dos veces al día, habrá que repartir la cantidad máxima diaria en dos. De proteína vegetal no hay límite. Tampoco es necesario dar proteína animal todos los días.
- A partir del año y hasta los 3 años, se puede aumentar la cantidad de acelgas y espinacas hasta los 45 g/día. Se debe evitar la borraja hasta los 3 años.
- Aunque ya se puede consumir miel, es un alimento rico en azúcares sin mayores beneficios nutricionales, por lo que sigue siendo recomendable evitarla.

- En cuanto a la sal, puede añadirse a las preparaciones, pero en poca cantidad y siempre yodada. De 1 a 3 años: máximo 2 g/sal al día (equivale a 0,8 g de sodio).
- Seguir evitando los alimentos con riesgo de atragantamiento hasta los 4-5 años: frutos secos enteros (sí se pueden ofrecer en crema, harinas o molidos), alimentos cortados en forma de moneda como las salchichas; alimentos duros como zanahoria o manzana cruda; alimentos redondos como uvas, aceitunas, tomates cherry (adaptar la forma de presentación); y alimentos duros como palomitas, lacasitos o caramelos.
- Seguir evitando la carne de caza hasta los 7 años, las tortitas y las bebidas de arroz hasta los 6 años, el pescado de gran tamaño hasta los 10 años y las cabezas de gambas, langostinos y cigalas o el cuerpo de crustáceos parecidos al cangrejo.
- Seguir evitando alimentos ultraprocesados como bollería industrial, zumos envasados, postres azucarados como natillas o flanes, golosinas, carnes procesadas como salchichas, jamón, chorizo, aperitivos fritos y salados, etc.

LECHE Y LÁCTEOS A PARTIR DEL AÑO

A partir del año la leche deja de ser el alimento principal. Ahora podemos ofrecer leche de vaca entera. Evitaremos productos semidesnatados o desnatados, ya que la grasa de la leche es buena y favorece la absorción de las vitaminas liposolubles.

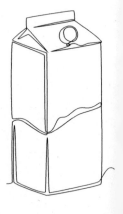

La introducción de leche de vaca puede hacerse de dos formas:

➤ Directamente: sobre todo en niños que ya tomaban leche de fórmula u otros lácteos. Se cambia directamente un biberón de leche de fórmula por la leche de vaca.

➤ De forma progresiva: en caso de niños no expuestos a la leche de vaca, como los que reciben lactancia materna o rechazan la leche de vaca por el sabor. Vamos ofreciendo cantidades progresivamente mayores de leche de vaca (por ejemplo, primero un cuarto de leche de vaca, después la mitad, después tres cuartos...).

Las leches tipo 3 o de crecimiento no son recomendables ni aportan ningún beneficio respecto a la leche convencional, ya que tienen un mayor aporte en azúcares. Los micronutrientes con los que están enriquecidas se pueden conseguir a través de una dieta variada y saludable. Hay que evitar añadir a la leche cacao azucarado, azúcar, miel o edulcorantes.

También podemos ofrecer más cantidades de yogur natural sin azúcar y queso con poca sal. En caso de lactancia materna no son necesarios otros lácteos si el bebé hace 4-5 tomas al día. La leche materna es superior a cualquier otra leche. A partir del año se recomiendan 2-3 raciones de lácteos al día.

> **1 ración** = 1 vaso de 250 ml de leche = 2 yogures de 125 g = 80-125 g de queso fresco = 40-60 g de queso curado

A MI HIJO NO LE GUSTA LA LECHE

El calcio cumple numerosas e importantes funciones en el organismo. Además de su papel fundamental en la formación y mantenimiento de los huesos y los dientes, también es especial en otros muchos procesos metabólicos.

A no todos los niños les gusta la leche y tampoco es un alimento imprescindible a partir del año. Pueden ofrecerse otros lácteos como los yogures o queso en sus distintas variedades. De todas formas, aunque asociamos los lácteos con el calcio, hay otros muchos alimentos que pueden aportarlo y que podemos incluir en su alimentación.

Así pues, si tu hijo no toma lácteos, no te agobies. Puedes incluir en su alimentación de forma habitual estos alimentos, dentro de una dieta equilibrada y saludable, para compensar las necesidades diarias de calcio.

LA CRISIS DEL AÑO

A partir del año se produce una disminución en la velocidad de crecimiento, por lo que se reducen las necesidades energéticas y los niños tienen menos apetito. Se vuelven más selectivos con la comida. Cambian gustos y preferencias. Es habitual que rechacen alimentos que antes les gustaban. Aparece la *neofobia*, que no es más que el rechazo a probar alimentos nuevos.

Los niños con lactancia materna exclusiva pueden volverse más demandantes de pecho (crisis de lactancia de los 12 meses). Muestran un mayor interés por moverse y jugar que por la comida. Más adelante encontrarás consejos sobre cómo manejar esta situación.

DISTRIBUCIÓN DIARIA DE LAS DISTINTAS COMIDAS

Es preferible distribuir la ingesta en cinco comidas al día: desayuno, media mañana, comida principal, merienda y cena. No se debe picar entre horas.

Desayuno

Es recomendable desayunar en casa antes de ir al colegio. En caso de que no se tenga mucha hambre, puede completarse con la comida de media mañana.

El desayuno puede incluir los siguientes alimentos:

- Un lácteo: leche, yogur natural sin azúcar o, más ocasionalmente, queso tierno o fresco (o bebidas vegetales enriquecidas con calcio y sin azúcares añadidos).
- Una fruta fresca entera. La ingesta de zumos, aunque sean naturales, debe ser limitada, por su contenido en azúcares libres.
- Farináceo, preferentemente integral: pan, tostadas, cereales integrales sin azúcar (copos de avena o de maíz, arroz hinchado, muesli, etc.).

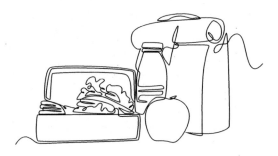

También se pueden incluir otro tipo de alimentos como, por ejemplo, los frutos secos crudos o tostados (nueces, avellanas, almendras, etc., picados o en crema si el niño es menor de 4 o 5 años), alimentos proteicos (tortilla, hummus y otros patés de legumbres), alimentos grasos (preferentemente, aceite de oliva virgen extra, aguacate, cremas de frutos secos).

Conviene limitar a un consumo ocasional y moderado la mantequilla y otras grasas, así como los dulces (azúcar, miel, mermelada, chocolate, cacao en polvo con azúcar), la margarina, los embutidos y otras carnes procesadas, los yogures azucarados y otros postres lácteos azucarados, y los zumos de fruta.

Los productos de bollería y pastelería no deben constituir la alternativa habitual de desayunos y meriendas, y si se consumen, debe ser muy de vez en cuando.

Ejemplos de desayuno y media mañana

1. Desayuno: leche y tostadas con aceite de oliva virgen extra (AOVE)
   Media mañana: mandarinas y un puñado de frutos secos
2. Desayuno: bol de yogur natural sin azúcar con manzana troceada y muesli
   Media mañana: bocadillo (pan integral) de tortilla francesa
3. Desayuno: leche con copos de maíz
   Media mañana: plátano y un puñado de frutos secos
4. Desayuno: macedonia de fruta fresca con yogur natural sin azúcar y muesli
   Media mañana: bocadillo de pan integral con tomate, AOVE y queso
5. Desayuno: pan integral con tomate triturado, AOVE y queso fresco
   Media mañana: una pera y un puñado de fruta desecada (pasas, orejones, ciruelas secas, etc.)

Almuerzo

El almuerzo suele ser la comida más importante del día en cuanto a cantidad y variedad de alimentos. Deben variarse las técnicas culinarias a lo largo de la semana. Las cantidades van a depender de la edad del niño, y tienen que respetar la sensación de hambre.

La estructura de las comidas principales sería:

➤ Verduras (también incluye ensalada)
➤ Farináceos integrales (arroz, pasta, quinoa, cuscús, patatas)
➤ Proteínas (pescado, carne, huevos y legumbres)
➤ Fruta fresca entera
➤ AOVE para cocinar y aliñar
➤ Agua como bebida

La imagen del plato saludable nos puede ayudar a visualizar cómo debe ser el plato en su estructura y proporción de los diferentes grupos de alimentos:

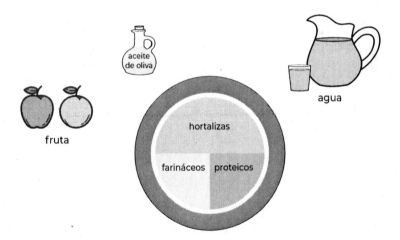

Extraído de *La alimentación saludable en la primera infancia* de la Agencia de Salud Pública de Cataluña.

Merienda

Se pueden ofrecer distintos tipos de alimentos. Los más recomendables son la fruta fresca, los frutos secos, los farináceos integrales y los lácteos sin azúcar. La presencia de agua también es aconsejable en la merienda.

Ejemplos de meriendas

➤ Una o dos piezas de fruta fresca y palitos de pan integral
➤ Un puñado de frutos secos crudos o tostadas (nueces, avellanas, almendras, etc.)
➤ Bocadillo de queso
➤ Un yogur o un vaso de leche con muesli
➤ Macedonia de fruta fresca con yogur natural sin azúcar

Cena

La estructura tipo de la cena es la misma que la del almuerzo, aunque el aporte energético debería ser inferior a la de la comida del mediodía. Lo ideal es no cenar muy tarde para no acostarse inmediatamente tras la cena.

Debe contener:

- Verduras (también incluye ensalada)
- Farináceos integrales (arroz, pasta, quinoa, cuscús, patatas)
- Proteínas (pescado, carne, huevos y legumbres)
- Fruta fresca entera
- AOVE para cocinar y aliñar
- Agua como bebida

Grupo de alimentos	Frecuencia de consumo
Verduras y hortalizas	2 raciones/día como mínimo
Frutas	3 raciones/día como mínimo
Carnes/huevos/pescados/legumbres	No más de 2 raciones/día, alternando:
Carnes	3-4 raciones/semana (máximo 2 veces/semana carne roja)
Pescados	2-3 raciones/semana
Huevos	3-4 raciones/semana
Legumbres	3-4 raciones/semana
Farináceos integrales (pan, pasta, arroz, cuscús, patata...)	En cada comida
Lácteos	1-3 veces/día
Frutos secos	De 3 a 7 puñados a la semana
Agua	En función de la sed
AOVE	Para aliñar y para cocinar
Alimentos malsanos: bebidas azucaradas y zumos, embutidos y carnes procesadas, patatas chips y aperitivos, golosinas, bollería, postres lácteos, galletas...	Cuanto menos mejor

ALIMENTACIÓN Y HIERRO

La *ferropenia* o hierro bajo es el déficit nutricional más frecuente en los niños. La deficiencia de hierro, si se agrava o se mantiene en el tiempo, da lugar a una anemia, que es una disminución de la hemoglobina en sangre por debajo de los niveles considerados normales. Se estima que el déficit de hierro afecta hasta el 11-15% de menores de 3 años. Nacemos con unos depósitos que se acumulan sobre todo durante el tercer trimestre del embarazo y que van disminuyendo poco a poco durante los primeros 6 meses de vida; por eso siempre insistimos en priorizar los alimentos ricos en hierro al iniciar la alimentación complementaria. Además, en este periodo los requerimientos de hierro son máximos debido a su crecimiento.

Tienen mayor riesgo de ferropenia los bebés prematuros o que nacen con bajo peso y los niños «mal comedores» o con una alimentación poco variada. También son factores de riesgo mantener la lactancia materna más allá de los 6 meses de vida sin iniciar la alimentación complementaria, la introducción de leche de vaca antes del año y el exceso de lácteos en la dieta.

La adolescencia es otro periodo de riesgo porque se produce de nuevo un mayor ritmo de crecimiento y, en el caso de las mujeres, se suman las pérdidas de sangre debido a la menstruación.

SÍNTOMAS DE ANEMIA

- Palidez de la piel
- Ausencia de ganancia de peso
- Pérdida de apetito
- Irritabilidad/malestar
- Apetencia por sustancias que no son alimentos: tiza, papel, tierra, hielo... (lo que recibe el nombre de *pica*)
- Uñas con forma de cuchara o quebradizas
- Caída del cabello, cabello seco y dañado
- Enrojecimiento, grietas o fisuras en las comisuras de los labios (boqueras)
- Piel seca y rugosa
- Cansancio
- Alteraciones en el desarrollo psicomotor
- Dificultades de aprendizaje y problemas de atención e hiperactividad
- Dolores de cabeza
- Mareos
- Necesidad urgente de mover las piernas al estar en reposo o por la noche (*síndrome de piernas inquietas*)
- Problemas de sueño como el insomnio

Sin embargo, si la anemia es leve, es muy frecuente que no haya síntomas.

¿CÓMO SE DIAGNOSTICA LA ANEMIA?

No es necesario realizar pruebas para detectar carencia de hierro a todos los niños. Solo las hacemos cuando el niño tiene algún factor de riesgo para tener el hierro bajo o bien porque aparecen síntomas compatibles. En estos casos, se hace una analítica de sangre para ver la cifra de hemoglobina y el estado de los depósitos de hierro.

¿CÓMO SE TRATA LA ANEMIA?

El tratamiento consiste en tomar suplementos de hierro. Para favorecer su absorción se debe tomar preferiblemente en ayunas, con agua o algún alimento rico en vitamina C, idealmente media hora antes del desayuno. Hay que evitar tomarlo con leche.

El tratamiento con hierro puede producir síntomas digestivos como náuseas, diarrea, estreñimiento, heces oscuras y la pigmentación de los dientes o las encías (reversible).

¿CÓMO PREVENIR EL DÉFICIT DE HIERRO?

- Mantener la lactancia materna exclusiva hasta los 6 meses de vida.
- En caso de lactancia artificial, se recomienda utilizar fórmulas con 7 mg/l de hierro.
- Durante el inicio de alimentación complementaria a partir del sexto mes, priorizar los alimentos ricos en hierro.
- Ofrecer una alimentación variada y equilibrada, con alimentos ricos en hierro 2 o 3 veces al día.
- Combinar alimentos ricos en hierro hemo (de origen animal) con otros ricos en hierro no hemo.
- Combinar los alimentos ricos en hierro con aquellos que aumenten su absorción.
- No introducir leche de vaca antes de los 12 meses.

- A partir del año, no exceder de más de 2 o 3 raciones de lácteos al día (500 ml de leche), ya que dificultan la absorción de hierro. El exceso de lácteos reduce la ingesta de otros alimentos al tener menos apetito. Procurar no ofrecer yogures o postres lácteos después de las comidas principales, ya que dificultan la absorción de hierro. De postre, mejor fruta.

ALIMENTOS RICOS EN HIERRO

Hay dos grupos de alimentos en función del tipo de hierro que contienen:

➤ **Hierro hemo.** Se halla mayoritariamente en los alimentos de origen animal. Se absorbe en un 20-30%. Está presente en la carne (pollo, pavo, ternera, cerdo, cordero...), vísceras (hígado), pescados (sardinas, anchoas), moluscos (almejas, berberechos, mejillones, ostras), mariscos (gambas) y la yema de huevo.

➤ **Hierro no hemo.** Es el que está presente en los alimentos de origen vegetal. Se absorbe tan solo en un 5-10%. Se encuentra en los cereales integrales, legumbres (guisantes, lentejas, garbanzos, alubias, soja...), semillas (chía, sésamo...), verduras de hoja verde (espinacas, acelgas) y frutos secos (almendras, pistachos, nueces...).

ALIMENTOS QUE AUMENTAN O DISMINUYEN LA ABSORCIÓN DE HIERRO

Aumentan la absorción de hierro los alimentos ricos en vitamina C (tomate, limón, kiwi, naranja, papaya, fresa, pimiento, col de Bruselas, brócoli...), en ácido cítrico (naranja, limón, mandarina, pomelo), en fructosa (frutas, miel, tomate, cebolla) y en hierro hemo (favorece la absorción del hierro no hemo, por lo que es bueno combinar alimentos con ambos tipos de hierro).

Disminuyen la absorción de hierro el calcio (es preferible evitar ofrecer los lácteos de postre en las comidas principales y optar por fruta), las sales insolubles (salvado, avena, legumbres, arroz) y los taninos fijadores del hierro (té, café, cacao, espinacas).

EL NIÑO MAL COMEDOR

Todos los niños pasan por fases en los que comen menos, y esto puede obedecer a muchas causas. Muchas veces lo que ocurre es que como padres tenemos expectativas poco realistas de lo que tienen que comer nuestros hijos o infravaloramos lo que realmente comen. Creemos que nuestro hijo «debe» comerse el plato entero de lo que le hemos preparado con todo nuestro cariño, pero la realidad es que come unos cuantos bocados y ya nos dice el famoso «no quiero más» o «no tengo más hambre». A veces lo que ocurre es que el niño realmente come justo lo que necesita. La realidad es que los problemas graves de alimentación que provocan un retraso en el crecimiento o deficiencias nutricionales son poco comunes.

¿POR QUÉ OCURRE?

- Lo más frecuente es que pasen por periodos de inapetencia, que son totalmente normales. En especial, después del primer o segundo año de vida, los niños crecen a un ritmo más lento, por lo que sus necesidades energéticas disminuyen y, por ende, también su apetito. Recuerda que los niños no crecen porque comen, comen porque están creciendo.
- También es frecuente que su apetito disminuya cuando existen enfermedades, sobre todo enfermedades agudas como infecciones (catarros, gastroenteritis), aunque a veces un rechazo de la alimentación puede ser un síntoma de enfermedades que deben ser estudiadas por el pediatra (alergia alimentaria, reflujo gastroesofágico, anemia...).
- Debido a una aversión sensorial, es decir, rechazo a comer alimentos concretos con unos sabores, unos olores, una textura o una apariencia específicos.

- Tras un episodio traumático como un atragantamiento o unos vómitos, que desencadena una angustia intensa en el niño a que le vuelva a suceder.
- A veces los niños se vuelven más selectivos en su alimentación; de repente, dejan de comer alimentos que les encantaban. La aversión por alimentos en concreto es propia de la infancia, y es una fase más. Otras veces se niegan a probar alimentos nuevos (*neofobia alimentaria*).
- Tampoco es raro encontrar niños que «no comen» pero que, al revisar su alimentación, comprobamos que llevan una «dieta blanca», es decir, su alimentación se basa en lácteos, toman mucha leche y derivados al día, y esto desplaza el consumo del resto de alimentos; o niños con una alta ingesta de alimentos superfluos (picotean galletas, aperitivos salados...), lo que hace que no lleguen con hambre a las comidas principales del día.
- Por último, la adquisición de malos hábitos alimentarios (ambiente desagradable durante las comidas, el hecho de distraer o forzar para comer...) también puede favorecer el desarrollo de aversiones con la comida.

RECOMENDACIONES

Lo que sí podemos hacer

1. Ofrecer alimentos saludables y variados.
2. Comer con el niño, en familia y en un ambiente relajado. Los niños aprenden por imitación, así que debemos ser modelo de buenos hábitos alimentarios. Lo ideal es que haya un menú familiar, es decir, comer todos lo mismo. No podemos pretender que nuestros hijos coman fruta y verdura si nosotros no la comemos, o que ellos no coman productos azucarados, si nosotros merendamos chocolate. Nosotros elegimos los alimentos que entran en nuestra despensa.
3. Hacer la compra juntos. Integrar al niño a la hora de la preparación de la comida adaptado a su edad. Avisar antes del inicio de

la comida, para terminar juegos o actividades. Realizar tareas «rituales» previas, como poner la mesa o lavarse las manos.

4. Hacer las comidas en el lugar designado (evitar pasar de la mesa al sofá, al suelo, etc.). Es importante que el niño aprenda a permanecer sentado durante toda la comida familiar.

5. Elegir qué y cuándo dar de comer. La cantidad, por norma general, la eligen los niños. Respetar sus gustos y preferencias, además de sus señales de autorregulación innatos, es decir, su sensación de hambre y saciedad.

6. No llenar mucho el plato. Dar porciones pequeñas y presentarlas de forma atractiva. Si al niño le ponemos un plato lleno, se cansará con solo mirarlo.

7. Favorecer la autonomía del niño a través de la comida para que logre comer sin ayuda de forma progresiva. Favorecer el contacto con las comidas a través de las manos de modo que exploren las nuevas texturas y alimentos. ¡Hay que dejarle experimentar!

8. Limitar el número de comidas (lo ideal son 4 o 5 comidas al día). Establecer horarios regulares y evitar picoteos entre horas para favorecer un adecuado reconocimiento de las sensaciones de hambre y saciedad. Evitar prolongar excesivamente las comidas, no más de 20 o 30 minutos, después retirar el plato. Entre comidas ofrecer solo agua.

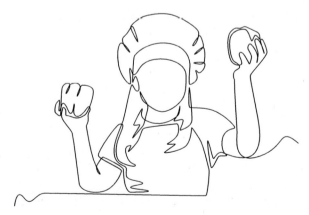

Lo que debemos evitar

1. No utilizar las comidas como premio o castigo. Evitar la amenaza y el chantaje con la comida. («Si no te terminas la verdura, castigado sin ir al parque», «Si te comes la fruta luego te doy un trozo de chocolate»). Presionar a los niños para que acaben el plato puede aumentar su resistencia a comer y promover aversiones y otras conductas alimentarias poco o nada saludables que puede que persistan incluso en la edad adulta.

2. Evitar comparaciones y comentar los problemas de alimentación del niño cuando él esté presente.

3. No forzar u obligar nunca al niño a comer. Evitar conductas de fuerza o lucha; no solo estarías convirtiendo el momento de la comida en un momento estresante, sino que además no aprenderá a reconocer sus señales de hambre/saciedad, y puedes crear problemas con su relación con la comida.

4. Evitar distracciones como canciones o hacer el avión para introducirle la comida en la boca. No ponerle el chupete para que trague. Evitar el uso de aparatos electrónicos, televisión, móvil, tableta.

5. No mostrar enfado o ansiedad delante del niño por la comida. No convertir el momento de la comida en una batalla, ya que si no asociará el momento de comer con una experiencia negativa. Si no come, mostrar una actitud neutra y de tranquilidad. Explicarle que no habrá otra cosa para tomar hasta la siguiente comida y no volver a mencionarla hasta el siguiente turno. Es fundamental que todos los cuidadores mantengan la misma actitud.

SELECTIVIDAD ALIMENTARIA Y NEOFOBIA

La aversión a un alimento en concreto es propia de la infancia. En ocasiones se requieren exposiciones repetidas (hasta 8-15 veces) y muchos intentos frustrados para lograr su aceptación, así que no desesperes si no le gusta la fruta a la primera. La neofobia es el rechazo a probar alimentos nuevos, y un mecanismo de defensa de la especie hacia lo desconocido. Es parte del aprendizaje normal, y es más frecuente entre los 2 y 6 años, aunque en algunos casos se mantiene en años posteriores.

En niños que rechazan selectivamente algunos alimentos, la clave es continuar ofreciéndoselos. Podemos hacerlo de uno en uno, junto con otros alimentos que el niño ya conoce y le gustan. Inicialmente, se evitarán aquellos que el niño haya rechazado de forma muy repetida. Se favorecerá que se interese por los nuevos a través de la comida de los padres (por ejemplo, sentando al niño en nuestro regazo), de modo que sea él quien pida probarlos. Podemos ofrecer los alimentos «problemáticos» de diferentes formas, buscando diferentes recetas, formas de cocción o de presentación; por ejemplo, ofrecer platos divertidos y originales (fruta cortada en formas divertidas...). Si no le gusta un alimento en concreto, se puede sustituir por otro equivalente (carne por pescado, fruta por verdura...) y volver a intentarlo pasado un tiempo. Si al niño no le gustan las verduras, es un error no ponérselas nunca. Nos interesa seguir ofreciendo, mantener el contacto con esos alimentos, que se acostumbre a verlos en el plato para que al final termine comiendo. Cuando el niño acepte algún alimento nuevo, puedes decirle lo bien que lo hace, estimularle positivamente con los logros conseguidos. Utiliza frases que generen conexión y curiosidad por los alimentos como «Para mí está crujiente», «¿Está dulce?», «¿Dónde crecerán las judías?».

> En niños que rechazan selectivamente algunos alimentos, la clave es continuar ofreciéndoselos

Un error muy frecuente es ofrecer alguna alternativa si no come el plato («¿Qué quieres de comer?») o dar lo que más le gusta porque sabemos que lo aceptará, y así al menos «comerá algo», por ejemplo, una galleta, o un lácteo azucarado. Si no ha comido o ha comido poco, y le damos para compensar alimentos superfluos, llenos de calorías, pero sin apenas nutrientes, cuando sea la hora de la siguiente comida puede que no tenga hambre y rechace de nuevo la comida que le hemos preparado. Es un círculo vicioso. ¿Cómo se va a comer la fruta si sabe que, si no se la come, tendrá otra opción «mejor»?

Así, al final tendremos niños selectivos que solo comen lo que quieren, que suelen ser alimentos ultraprocesados como galletas, zumos, patatas fritas o gusanitos. Si no ha comido nada, es mejor que esperemos a la siguiente ocasión y no le ofreceremos ningún picoteo entre comidas, solo agua. Es preferible que un niño coma poco y variado de alimentos saludables que mucho de alimentos ultraprocesados ricos en grasas y azúcar.

¿Y SI LE DOY ALGO PARA QUE LE «ABRA EL APETITO»?

Los estimulantes del apetito no están recomendados en niños sanos, no solo por su escasa utilidad, sino también por la posibilidad de producir efectos secundarios. Los suplementos alimenticios en general tampoco se aconsejan, ya que pueden quitar el apetito y, por tanto, el niño no comerá el resto de alimentos. Además, lo que nos interesa es enseñar al niño a comer y establecer buenos hábitos desde el principio, no alimentarse a base de batidos.

¿Y unas vitaminas? La mejor fuente de vitaminas y oligoelementos es una alimentación sana, variada y equilibrada. Salvo necesidad de suplementación, por ejemplo, tras comprobarlo con una analítica o en caso de dieta vegetariana, no son necesarias ningunas vitaminas.

6

EL NIÑO POR PARTES

APARATO DIGESTIVO

ESTREÑIMIENTO

El estreñimiento es un problema muy habitual, pero ¿cuándo decimos que un niño está estreñido? La realidad es que la frecuencia y las características de las heces varían en función de la edad del niño, y no es lo mismo un lactante que un niño más mayor. En el apartado sobre el bebé tienes información específica sobre el estreñimiento en este rango de edad.

No hay una definición exacta de estreñimiento en niños. De manera general, se considera normal hasta 3 deposiciones por semana en niños mayores. Ahora bien, no solo hay que fijarse en la frecuencia, sino también en las características de las cacas (aumento de tamaño, dureza) y los síntomas asociados (dolor, posturas para retener las heces, manchar la ropa interior...).

¿Por qué se produce?

Muchas veces se origina debido a cambios en los patrones alimentarios (por ejemplo, el inicio de la lactancia artificial, la introducción de la leche de vaca o el inicio de la alimentación complementaria) o en la rutina (muy típico con la retirada del pañal o el inicio de la escolarización), o a situaciones emocionales (nacimiento de un hermano, cambio de domicilio, pérdida de un ser querido, separación de los padres), coincidiendo con infecciones o pequeñas heridas dolorosas alrededor del ano o fisuras que hacen que el niño deje de ir al baño. Otras veces el niño está entretenido y retiene las heces o, simplemente, no quiere hacer deposiciones en lugares nuevos. En cualquier caso, el niño va retrasando el momento de la defecación, de modo que las heces se van acumulando, haciéndose más duras, secas y voluminosas, y aparece dolor al defecar, por lo que se establece un círculo vicioso que perpetúa la situación.

Es importante saber que, cuando se acumulan muchas heces en la ampolla rectal (la última parte del intestino), esta se va dilatando poco a poco y pierde la «sensibilidad» para poder enviar señales al cerebro de que hay que defecar. En muchas ocasiones, es tal la cantidad de caca que se acumula que se produce la defecación por rebosamiento, y el niño mancha la ropa interior, generalmente en los lugares menos apropiados. Estas deposiciones tienden a ser líquidas y con muy mal olor, y a veces esto se confunde con diarrea cuando el problema es el contrario. En este caso, ya estaríamos hablando de incontinencia fecal o *encopresis*. El 90-95% de los casos el estreñimiento es de causa funcional, es decir, no se encuentra una enfermedad que lo justifique. La aparición de ciertos síntomas y signos de alarma nos puede indicar que estamos ante una enfermedad.

Síntomas y signos de alarma del estreñimiento

➤ Emisión del meconio (primera deposición del bebé) pasadas las 48 horas de vida
➤ Inicio del estreñimiento al nacimiento
➤ Aparición de los síntomas tras la introducción de las proteínas de leche de vaca
➤ Sangre en las heces en ausencia de fisura anal
➤ Vómitos biliosos (verdosos)
➤ Estancamiento de peso
➤ Hinchazón importante de la barriga
➤ Ausencia de respuesta al tratamiento para el estreñimiento a pesar de un buen cumplimiento

¿Cómo se trata?

Educación del niño

Es necesario establecer una rutina defecatoria. El niño debe sentarse en el inodoro todos los días, a poder ser, a la misma hora durante unos 5 o 10 minutos, sin exceder en cualquier caso los 10 o 15 minutos, ya que si no el niño se aburrirá y rechazará ese momento del día. Es mejor que este momento sea después de las comidas, para aprovechar el reflejo natural del organismo. No es necesario esperar a que el niño tenga ganas de defecar porque, en los casos más evolucionados, suele existir pérdida de la sensibilidad en el recto. Asegúrate de que el váter es confortable y accesible para tu hijo. La postura debe ser cómoda, y el niño debe tener los pies apoyados en el suelo para favorecer que haga fuerza con el abdomen; podemos colocar un adaptador o unos libros en el suelo para este fin. Si detectas miedos, ayúdale a afrontarlos de manera cariñosa, acompañándole y haciendo que el tiempo en el baño sea un momento agradable y divertido (por ejemplo, habla con él, léele un cuento...).

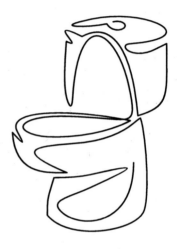

Es necesario mantener una actitud positiva, no culpabilizar al niño y nunca enfadarse ni regañarle si no consigue hacer deposición. Reforzar las conductas positivas y los logros del niño son una buena fuente de motivación. También se puede hacer un calendario o sistema de recompensas en el que el niño apunte cada deposición que realice. El ejercicio físico ayuda a restablecer el ritmo de las deposiciones, ya que estimula el movimiento intestinal.

La dieta

Es necesario que el niño tenga una dieta variada, que incluya frutas, verduras, legumbres y cereales integrales, para mantener un buen aporte de fibra. Es preferible ofrecerle la fruta entera en vez de en zumo para conservar la fibra. La fibra debe estar presente en la dieta infantil de forma habitual, no solo cuando exista estreñimiento. Si cuando el niño tiene un episodio agudo de estreñimiento aumentamos mucho la ingesta de fibra con la buena intención de que «vaya al baño», lo que hacemos es aumentar el volumen y compactación de las heces, y, por tanto, empeoramos el estreñimiento. También es necesaria una ingesta suficiente de agua, para hidratar las heces y ablandarlas. Un exceso de lácteos en la dieta también es un factor que favorece el estreñimiento, y no se recomienda superar los 500 ml de leche al día.

Tratamiento médico

Cuando las medidas educacionales y dietéticas no son suficientes, muchas veces debemos recurrir al tratamiento farmacológico. Uno de los laxantes más empleados en el momento actual es el polietilenglicol (Movicol o Casenlax). La ventaja que tiene con respecto a otros laxantes es que no se absorbe y tampoco se metaboliza. Actúa únicamente en la luz intestinal, de modo que retiene el agua a ese nivel e hidrata las heces. Son medicamentos eficaces y seguros. El uso de enemas o supositorios no es tan efectivo, y preferimos siempre el tratamiento por vía oral que rectal.

El tratamiento del estreñimiento a veces es prolongado. Lo ideal es mantenerlo durante unos meses, aunque exista un buen control, hasta modificar los hábitos dietéticos y defecatorios y lograr que el niño pierda el miedo a hacer caca y que el intestino vuelva a su tono normal. Piensa en el tratamiento como una muleta, que nos ayudará durante todo el proceso y que quitaremos solo cuando el problema esté solucionado. Una vez logrado esto, podemos ir disminuyendo el laxante progresivamente hasta su retirada. En estos momentos los hábitos dietéticos y educacionales del niño adquieren de nuevo mayor relevancia para evitar recaídas (lo que ocurre hasta en la mitad de los niños).

Algunas familias dejan el tratamiento antes de tiempo por miedo a los efectos secundarios, con lo que se perpetúa el problema, pero en realidad este tipo de medicamentos no «genera dependencia». Es necesario pensar que las consecuencias de no tratar el estreñimiento son, sin duda, peores que el tratamiento prolongado con laxantes como el polietilenglicol.

¡No quiere hacer caca en el váter! ¡Tiene miedo a hacer caca!

El control de esfínteres es un proceso complejo. El niño no solo debe estar preparado desde un punto de vista físico, si no también desde un punto de vista psicoafectivo. Quizá ya reconozca todas sus señales corporales que le indican que tiene ganas de evacuar, pero todavía no se sienta seguro para ir al baño o no le vea ninguna ventaja en comparación con hacérselo encima.

Durante este periodo es importante nuestra actitud. Hay que evitar los castigos, una presión excesiva, los comentarios despectivos, las burlas o las comparaciones, ya que podríamos entorpecer el proceso. Lo mejor es respetar el ritmo del niño y no apresurarnos a quitar el pañal si todavía no está preparado.

Explica al niño qué es la caca y por qué se expulsa. Normaliza el proceso de «todos vamos al baño» y no lo veas como algo sucio o asqueroso (evita frases como «qué cochino» si se hace caca encima). Aunque parezca algo escatológico, lleva al niño contigo al baño y enséñale cómo lo haces tú, paso a paso. Que se familiarice con el proceso.

Empatiza y valida sus emociones. Puedes ayudarle con frases como «entiendo que tengas miedo porque alguna vez te dolió» o «entiendo que creas que no sabes, pero eres capaz» o «yo sé que puedes hacerlo y yo estaré aquí contigo». Explícale cuál es la causa del problema y que está en sus manos que no se repita (es decir, se debe romper el círculo vicioso por el que, si retiene la caca, esta se acumula y se endurece, y luego le costará todavía más hacer caca).

Intenta hacer el momento del baño lo más agradable posible, por ejemplo, como un juego: ver si la caca que sale es marrón claro u oscuro, grande o pequeña, si se parece a la caca de los cuentos... Cuando haga la deposición en el pañal o el orinal, échala al váter para que «se vaya con el resto de las caquitas al mar», y que el niño tire de la cadena y se despida de ella («adióóós, caca»). Puedes jugar con una muñeca y ponerla en el orinal a hacer caca (que puede ser plastilina marrón, con la que el niño luego puede jugar para que le ayude a nivel sensorial).

Si solo quiere hacer caca en el pañal, puedes optar por ponérselo solo ese momento y quitárselo el resto del día. Él mismo lo dejará poco a poco cuando se sienta preparado. Otra idea es ponérselo cada vez más abajo, más flojo de la cintura, para que el niño note la caca caer (a veces la sensación de «dejar ir algo suyo» le cuesta), o ponerle el pañal abierto dentro del orinal y hacerlo ahí como transición a hacerlo simplemente en el orinal sin nada. En cualquier caso, es un proceso largo, a veces con pequeños retrocesos, que requiere sobre todo mucha paciencia y acompañamiento en un momento tan importante en su desarrollo.

ALERGIA A LA PROTEÍNA DE LECHE DE VACA

La alergia a la proteína de leche de vaca (APLV) es una reacción errónea del sistema inmunológico (nuestras defensas) frente a las proteínas de este alimento. En la mayoría de los casos aparece en los niños menores de un año. Puede aparecer tanto en niños que toman leche artificial como en bebés lactados al pecho, ya que la proteína de la leche de vaca pasa a la leche materna.

Existen dos tipos de reacciones alérgicas. Si el responsable es un anticuerpo llamado inmunoglobulina E, hablamos de «alergia mediada por IgE», y en los demás casos se habla de «alergia no mediada por IgE»; esta última es lo que antes se llamaba intolerancia a la proteína de leche de vaca. En algunos casos, el mecanismo puede ser mixto, y mezclarse las características de los dos tipos.

¿Cuáles son los síntomas?

Son muy variados, de leves a muy graves. La **alergia mediada por IgE** da lugar a síntomas de aparición inmediata, generalmente antes de las 2 horas tras la ingesta. Los síntomas cutáneos constituyen la manifestación más frecuente de APLV. Suele ser enrojecimiento alrededor de la boca, en las mejillas y la cara, ronchas o habones (urticaria) y, en ocasiones, hinchazón de labios, párpados, cara u otras partes del cuerpo (angioedema). En casos más graves puede aparecer dificultad respiratoria, palidez, mareos, pérdida de conocimiento o incluso shock (anafilaxia). La anafilaxia es la manifestación más grave de una alergia, es de instauración rápida y potencialmente mortal.

La **alergia no mediada por IgE** da síntomas más tardíos, más allá de las 2 horas tras la ingesta o incluso tras varios días, y suele dar más síntomas digestivos, como vómitos y regurgitaciones, diarrea al cabo de varios días, dolor abdominal, sangre en las heces, rechazo del biberón, desnutrición y estancamiento o pérdida de peso. En este caso, es más difícil relacionar los síntomas directamente con el alimento.

Esta división de los síntomas es lo más frecuente, pero cualquier síntoma puede aparecer tanto en la APLV mediada por IgE como en la no mediada.

Hay que diferenciar la APLV de la **intolerancia a la lactosa**. En la APLV se produce una reacción exagerada del sistema inmune frente a las proteínas de la leche. Sin embargo, las personas que son intolerantes a la lactosa presentan una falta de lactasa, una enzima que se encarga de hidrolizar o «cortar» la lactosa, un hidrato de carbono presente en la leche. Esto provoca que no puedan digerir alimentos que contienen leche, lo que da lugar a síntomas como diarrea, heces explosivas, gases o dolor abdominal. Es frecuente que ocurra, por ejemplo, tras una gastroenteritis, pero en este caso suele ser transitoria y se resuelve en unos días o pocas semanas. La intolerancia a la lactosa es muy rara en bebés, pero en niños más mayores y adultos es más frecuente dado que la lactasa del intestino se reduce de forma natural con el paso de los años.

¿Cómo se diagnostica?

Lo más importante será la historia clínica. Eso nos guiará mucho para saber si es una alergia mediada por IgE o no. Entre las pruebas que tenemos a nuestra disposición para aclarar el diagnóstico, se encuentran las pruebas cutáneas o *prick test* y la prueba analítica o RAST, que consiste en determinar los niveles de anticuerpos IgE frente las proteínas de la leche de vaca en la sangre del niño. Otra forma de determinar la posibilidad de APLV es retirando la proteína de leche de vaca y usar en su defecto una leche hidrolizada. Se mantiene entre 2 y 4 semanas. Si existe mejoría de los síntomas, sospecharemos de una APLV, y si no mejora, esta es poco probable. Para confirmar el diagnóstico de APLV no IgE mediada, se debe realizar la «prueba de provocación», es decir, tras esas 2 o 4 semanas hay que reintroducir la PLV progresivamente. Si al reintroducir la PLV reaparecen los síntomas, se confirma el diagnóstico.

¿Cómo se trata?

El tratamiento más eficaz es la eliminación de las proteínas de la leche de la vaca. Si el niño solamente recibe leche materna, se debe animar a la madre a continuar con este tipo de lactancia y eliminar la PLV de su dieta. En ese caso la madre debe suplementarse con calcio y vitamina D. Si el bebé toma leche artificial, se utilizarán fórmulas hidrolizadas, que tienen la proteína de la leche «cortada» en trocitos más pequeños para que disminuya su capacidad de dar alergia. En algunas ocasiones, pueden usarse leches especiales a base de soja o arroz (diferentes a las bebidas vegetales, que no deben usarse como sustituto de la leche durante el primer año de vida) o leches elementales, es decir, a base de aminoácidos, los fragmentos más pequeños de las proteínas. Los niños mayores con APLV no es necesario que tomen ningún tipo de lácteo. Pueden consumir bebidas vegetales como la de soja y llevar una dieta variada buscando alimentos ricos en calcio.

Alimentos prohibidos en la APLV

- Está claro que no pueden tomar leche de vaca natural o manufacturada, leches en polvo, leches desnatadas, condensadas, evaporadas, leches de fórmula convencionales, etc., ni tampoco, por riesgo de reacción cruzada, las leches de oveja, cabra, búfala...

- Tampoco deben tomar productos derivados de la leche como yogures, natillas, flanes, quesos, requesón, quesitos en porciones, quesos tipo *petit suisse*, arroz con leche, mantequilla, helados, cuajada, batidos, etc.

- Es importante buscar alimentos donde la leche puede aparecer en alguna cantidad, y puede que *a priori* no nos demos cuenta. Son ejemplos galletas, magdalenas, pasteles, repostería, bollería, chocolates con leche, caramelos con leche como los sugus, ciertas margarinas y cremas de cacao. Cuidado con las papillas de farmacia de cereales o frutas lacteadas, así como los potitos con leche.

- Es muy importante, sobre todo en los niños más alérgicos, fijarnos bien en el etiquetado de los productos que compramos. La leche puede encontrarse hasta en los alimentos más insospechados. En la página web de la Asociación Española de Personas con Alergia a Alimentos y Látex (*www.aepnaa. org*) encontrarás mucha información sobre alimentos e ingredientes.

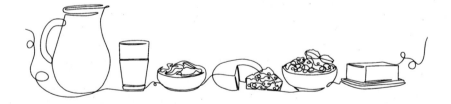

¿La APLV se cura?

Podemos decir que en la mayoría de los casos sí. La APLV suele ser transitoria y dura entre unos pocos meses hasta varios años. En cualquier caso, el tiempo que tarda un niño en hacerse tolerante es variable. Las alergias no medidas por IgE suelen superarse a los 2 años y, en el caso de las alergias mediadas por IgE, a los 6 años el 90% lo habrán superado. En el caso de la alergia mediada por IgE puede optarse por un tratamiento llamado *desensibilización*. Consiste en ir dando al niño cantidades muy pequeñas de proteína de la leche de vaca al principio e ir aumentando progresivamente esa cantidad, hasta que consiga tolerar lo equivalente a una ración normal para la edad, o hasta alcanzar la dosis máxima que pueda tolerar. De esta forma se induce la tolerancia a la proteína de la leche de vaca.

ENFERMEDAD CELÍACA

Es una enfermedad en la que se produce una intolerancia al gluten, una proteína que se encuentra en algunos cereales. Es una enfermedad autoinmune, ya que el sistema inmunitario («nuestras defensas») genera daños en el intestino delgado ante la presencia de gluten. Sin embargo, no solo aparecen síntomas digestivos y pueden aparecer manifestaciones en cualquier parte del organismo. Ocurre solo en personas genéticamente predispuestas, y sabemos que los familiares de primer grado de un celíaco tienen un 20% más de riesgo que la población general. Se puede desarrollar en cualquier momento de la vida, aunque es más frecuente en la infancia.

¿Cuáles son los síntomas?

Los síntomas pueden ser muy variables de unas personas a otras (incluso hay personas asintomáticas) y cambiar según la edad. El cuadro típico más frecuente es un niño pequeño con los síntomas llamados «clásicos»: diarrea prolongada, pérdida de apetito y de peso, abdomen hinchado, cambios de carácter (irritabilidad, apatía, tristeza o bajo ánimo) y déficit de hierro. Sin embargo, y sobre todo en el niño mayor, puede presentarse con síntomas muy variados, como náuseas o vómitos recurrentes, dolor abdominal crónico, diarrea crónica o intermitente y estreñimiento. También pueden aparecer síntomas no digestivos, como talla baja o estancamiento del crecimiento, pubertad retrasada, ausencia de regla, cansancio, aftas de repetición, dolores articulares y óseos, entre otros muchos.

¿Cómo se diagnostica?

Ante la sospecha de una enfermedad celíaca, lo primero que hacemos es una analítica de sangre. En ella se miran unos anticuerpos específicos, entre los que destacan los anticuerpos antitransglutaminasa y los antiendomisio. En determinados casos se realiza el estudio genético, que busca la predisposición genética de la que hablaba anteriormente. Los relacionados con la enfermedad celíaca son los marcadores HLA-DQ2 y HLA-DQ8. Su presencia apoya el diagnóstico, pero no lo confirma, ya que hasta el 30% de la población tiene estos genes, pero solo el 1% desarrollará la enfermedad. En el caso de que los marcadores sean negativos, la probabilidad de que estemos ante un celíaco es extremadamente pequeña. Por último, a veces es necesario realizar una biopsia, es decir, analizar una pequeña muestra del intestino que se obtiene mediante una endoscopia. Si en la muestra se ven lesiones que son compatibles con la enfermedad celíaca, entonces el diagnóstico está confirmado. Antes siempre se hacía el diagnóstico de enfermedad celíaca con una biopsia intestinal, pero hoy en día no siempre es necesaria.

A veces, como padres y madres estamos tentados a retirar el gluten de la dieta del niño ante la sospecha de que le siente mal, pero es muy importante no hacerlo antes de que haya un diagnóstico final, ya que si no puede influir en los resultados de las pruebas. Antes de retirar el gluten de la dieta, consúltalo siempre con tu pediatra.

¿Cómo se trata?

La enfermedad celíaca no tiene cura. El único tratamiento es la dieta estricta sin gluten durante toda la vida. Al retirar el gluten, los síntomas mejoran y disminuye el riesgo de que aparezcan otros problemas a largo plazo, como carencias nutricionales, problemas de crecimiento, falta de desarrollo puberal, infertilidad, otras enfermedades autoinmunes (como la diabetes tipo 1 o la enfermedad tiroidea) y aparición de algunos tipos de cáncer; de ahí la importancia de realizar correctamente la dieta. Ahora bien, la persona celíaca que sigue correctamente el tratamiento vive como una persona sana.

Los cereales que contienen gluten son el trigo, la cebada, el centeno, la espelta, el triticale, el kamut y la avena. Cabe decir que, aunque la mayoría de los celíacos pueden incluir avena en su dieta, en ocasiones se contamina con otros cereales con gluten durante el trasporte, almacenamiento y tratamiento de los cereales, por lo que, en caso de consumirse, conviene utilizar la que garantice que es apta para celíacos. Los cereales sin gluten son: arroz, maíz, mijo, trigo sarraceno, amaranto y quinoa.

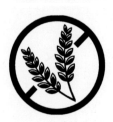

A la hora de hacer la compra, es muy importante leer las etiquetas y recurrir a certificados de tipo «sin gluten» o la marca registrada «espiga barrada». También es importante tener cuidado en casa a la hora de cocinar, y usar recipientes y espacios distintos si hay otros familiares que comen con gluten.

Como padres y madres, al principio puede ser un poco difícil el diagnóstico, ya que habrá que hacer cambios en la alimentación y ciertos ajustes en casa. Sin embargo, los niños suelen adaptarse bien al ver que sus síntomas mejoran, y enseguida empiezan a reconocer lo que pueden comer y lo que no. Explícale al niño su enfermedad. Enséñale a no aceptar comida de cualquier persona a no ser que le asegure que no contiene gluten y avisa al colegio o comedor. Existen muchas asociaciones de celíacos que te pueden ayudar a convivir con la celiaquía.

¿Se puede prevenir?

Se recomienda la introducción del gluten durante la alimentación complementaria entre los 4 y 11 meses de edad, idealmente alrededor del sexto mes. Lo haremos de forma gradual. Se aconseja empezar con pequeñas cantidades y aumentar progresivamente. Retrasar la introducción del gluten parece que solo pospone la aparición de la enfermedad, pero no consigue evitarla.

DOLOR ABDOMINAL

El dolor abdominal es muy frecuente en la infancia, y suele estar relacionado con procesos benignos (estreñimiento, diarrea, infecciones, «nervios»). Generalmente suele ser pasajero, pero cuando aparece a diario o casi a diario, entonces nos preguntamos, ¿y si al niño en realidad le pasa algo?

Una de las causas más frecuentes de dolor abdominal es el *dolor abdominal funcional*, un trastorno digestivo que se caracteriza por dolor abdominal frecuente y continuado en el tiempo que puede ser leve o muy intenso, no suele tener relación con las comidas y no se alivia con la defecación. Decimos que es «funcional» porque no encontramos la causa, es decir, no está producido por ninguna enfermedad digestiva en concreto. Esto no quiere decir que el dolor no sea real. Se cree que se produce por distintos mecanismos: una sensibilidad excesiva al dolor, una alteración de la flora intestinal o ante situaciones de estrés.

El diagnóstico se basa en una correcta historia clínica y exploración física. A veces es necesario hacer pruebas para descartar otras enfermedades que pueden presentarse con síntomas similares, como el reflujo gastroesofágico, el estreñimiento, la enfermedad celíaca, las alergias alimentarias o las infecciones por parásitos.

¿Qué podemos hacer como padres? En primer lugar, podemos dar masajes en la barriga, aplicar calor local o administrar los analgésicos prescritos por el médico. Pero también es importante investigar si hay una posible causa que pueda estar actuando como desencadenante del dolor, por ejemplo, en el ámbito escolar (dificultades en los estudios, acoso escolar) o en el familiar (nacimiento de un hermano, separación de los padres, muerte de un ser querido, maltrato...). Al igual que a un adulto le duele la cabeza en situaciones de tensión, los niños también pueden quejarse de dolor de barriga ante momentos de ansiedad, miedo o estrés.

Consultaremos con nuestro pediatra si se dan estas circunstancias:

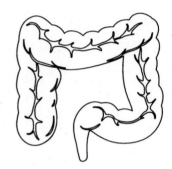

➤ Existencia de antecedentes familiares de enfermedad inflamatoria intestinal, celiaquía o úlcera digestiva
➤ Rechazo de la alimentación, pérdida de peso, estancamiento del crecimiento o del desarrollo puberal
➤ Dolor persistente en el lado derecho del abdomen o en zonas alejadas del ombligo
➤ Vómitos persistentes
➤ Dificultad al tragar
➤ Diarrea por las noches
➤ Lesiones alrededor del ano
➤ Deposiciones blancas, negras o con presencia de sangre
➤ Fiebre sin otra causa que la justifique

En el capítulo 8, se explica qué debes hacer en caso de dolor abdominal agudo, el dolor de barriga de pocas horas o días de evolución.

PIEL

DERMATITIS ATÓPICA

La dermatitis atópica es una enfermedad inflamatoria de la piel que se caracteriza por picor intenso, sequedad cutánea, enrojecimiento y aparición de eccemas. Es una enfermedad crónica, que cursa en brotes. Esto quiere decir que alterna periodos donde aparecen los eccemas con fases en los que la piel está mejor. Se produce por una alteración de la función barrera de la piel, lo que provoca que pierda agua y siempre esté seca, y no sea capaz de defenderse frente a agresiones externas.

Es una enfermedad muy frecuente y afecta hasta un 20% de los niños. Lo más habitual es que comience antes de los 5 años, sobre todo en el primer año de vida, aunque puede aparecer a cualquier edad. La predisposición genética desempeña un papel muy importante, de modo que los niños con antecedentes familiares de enfermedades alérgicas tienen más probabilidades de padecerla. También se asocia a otras enfermedades alérgicas en el propio niño, como la rinitis, el asma o la alergia a alimentos. Sin embargo, esto no quiere decir que la causa de los eccemas sea la alergia.

En función de la edad, las lesiones aparecerán en unas zonas u otras. En los bebés es muy frecuente que salgan en las mejillas, el tronco, las zonas extensoras de los brazos y piernas y el cuero cabelludo. En los niños a partir de los 2 años aparecen en el pliegue de los codos, detrás de las rodillas, alrededor de los ojos y la boca, y en el dorso de las manos.

Es necesario comprender que no hay una cura milagrosa para la dermatitis atópica, ya que se trata de una enfermedad crónica que no tiene tratamiento curativo. En general mejora con la edad, de modo que solo un pequeño porcentaje de los niños seguirán siendo atópicos cuando sean adultos.

¿Cómo cuidar la piel atópica?

➤ HIDRATACIÓN. Un pilar fundamental y básico en el tratamiento es restaurar la barrera cutánea mediante cremas emolientes específicas para la piel atópica. Da igual la marca. Es cuestión de ir probando hasta encontrar la que mejor nos vaya. Lo ideal es aplicarla diariamente, al menos dos veces al día. Si la dermatitis está muy bien controlada, podría reducirse a una vez al día. Es muy importante seguir aplicando la crema hidratante, aunque la piel esté bien; es la forma de prevenir los brotes.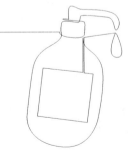

➤ ROPA. Evitar los tejidos irritantes. Es preferible que toda la ropa que esté en contacto con la piel del niño sea de algodón 100% o lino. Se recomienda evitar los tejidos de lana o de fibra sintética. Además es aconsejable lavar la ropa antes de estrenarla, evitar suavizantes, usar detergentes suaves hipoalergénicos y aclarar bien. Hay que evitar la sudoración; para ello, descartar las ropas apretadas (mejor ropa amplia) o demasiado abrigo.

➤ HIGIENE. El momento del baño ha de ser breve; en cualquier caso, no debe superar los 5-10 minutos. El agua idealmente debe estar tibia, ya que el agua caliente puede empeorar la dermatitis. Los baños pueden ser a diario o cada dos días, aunque dependerá del niño, ya que algunos presentan mucho enrojecimiento y picor tras el baño. Se recomienda utilizar productos específicos para piel atópica, como los Syndet (jabón «sin jabón») con un pH ácido y sin perfumes, o aceites de ducha. No frotar, no usar esponjas ni manoplas. Se puede añadir al agua del baño un aceite hidratante. El secado se debe hacer con una toalla de algodón, y con toquecitos suaves, evitando frotar o restregar. Con la piel todavía ligeramente húmeda, aplicar una crema hidratante de inmediato. Un baño sin la posterior aplicación de crema hidratante o aceite genera más sequedad y picor; por eso es el mejor momento para aplicarlos. Se recomienda que los niños con dermatitis atópica tengan siempre las uñas bien cortas y limpias, para evitar que se rasquen y sobreinfecten la piel.

➤ MEDIDAS AMBIENTALES:

• El clima y la humedad ambiental: el frío ayuda a la deshidratación de la piel y aumenta la sensación de picor, por lo que en general el niño atópico empeora durante el invierno y mejora en verano. La baja humedad ambiental, por ambientes secos o por calefacción, empeora el estado de la piel. Los cambios de temperatura bruscos también empeoran el picor y la aparición de lesiones de dermatitis atópica, por lo que debemos evitarlos.

• El verano: el sol, el grado de humedad ambiental y las temperaturas templadas de la costa suelen mejorar la dermatitis. Así pues, se recomienda la playa, pero se debe controlar que la exposición al sol no sea excesiva porque el aumento de la temperatura corporal y la sudoración empeoran los síntomas.

- El agua del mar puede ser beneficiosa para la piel atópica. El cloro de las piscinas, sin embargo, es un irritante. Las piscinas de agua salada serán más convenientes que las de agua clorada. Si este es el caso, es recomendable aplicar una crema barrera antes de meterse en la piscina, duchar al niño en cuanto salga y aplicar después una crema emoliente.

➤ ALIMENTACIÓN. Se recomienda una alimentación sana y normal, como cualquier niño, adaptada a su edad. En el momento actual no existe evidencia científica que avale que eliminando determinados alimentos alergénicos como la leche, el huevo, el gluten o los frutos secos la enfermedad mejore. Solo se excluirá de la dieta algún alimento en caso de demostrarse la alergia.

➤ ESTRÉS. Puede favorecer la aparición de un brote, sobre todo en niños mayores y adolescentes.

¿Qué hacer en caso de brote?

Cuando aparece un brote, no debemos aplicar crema hidratante en las zonas de dermatitis, es demasiado tarde. Además de no aportar ningún beneficio, puede irritar y producir picor. En ese caso utilizaremos un corticoide en crema, que ayuda a disminuir la inflamación y el picor. No retrases el tratamiento esperando a que el brote se cure solo. Iniciar el tratamiento cuanto antes nos permitirá controlar el brote y reducir el número de días de tratamiento. Esperar a que la dermatitis esté muy mal para aplicar la crema hará que el niño aguante las molestias durante más tiempo y después necesitaremos más días de tratamiento y quizá aplicarlo sobre un área de piel más extensa. Los corticoides tópicos son un tratamiento seguro si los usamos de forma adecuada y no debemos tener miedo a usarlos. Para el control del picor se usan antihistamínicos orales. Una vez controlado el brote, continuaremos con la crema emoliente específica como mantenimiento. En los casos más complicados, pueden usarse inmunomoduladores en crema (tacrolimus, pimecrolimus), o incluso tratamiento por boca si el brote es grave o extenso.

MOLUSCO CONTAGIOSO

El molusco contagioso es una infección vírica de la piel, producida por un virus de la familia *Poxvirus*. A veces se confunden con verrugas, pero no lo son. Son una especie de granitos redondeados del color de la piel, blanquecinos o rosados, de aspecto perlado, y a menudo hundidos en el centro, como si tuvieran un ombligo. Pueden aparecer unos pocos o decenas de ellos, y es más frecuente en niños con dermatitis atópica, porque la función barrera de su piel está alterada. Afectan principalmente a niños de 2 a 5 años, aunque también puede afectar incluso a adultos. Aunque pueden salir en cualquier parte del cuerpo, son más frecuentes en el tronco y en las extremidades, con predilección por los pliegues (codo, rodilla o axilas). Las lesiones son asintomáticas o pueden picar un poco.

Se transmite por contacto directo piel con piel o por autoinoculación, es decir, el propio niño extiende la infección al rascarse. También puede contagiarse a través de objetos contaminados, como toallas o esponjas.

No hay un consenso general sobre el tratamiento de los moluscos. ¿Tratar o no tratar? Cada niño tiene que ser valorado de forma individual teniendo en cuenta su edad, el número de lesiones, la localización y la preferencia de los padres. La infección en niños sigue un curso autolimitado, es decir, desaparecen solos en un plazo de unos pocos meses o incluso años. Por este motivo, una de las opciones es no hacer nada y esperar. Entre los posibles tratamientos tenemos la crioterapia (tratamiento con frío), el curetaje, que consiste en retirar el molusco con una cucharilla cortante, previa aplicación de anestesia en crema, y los medicamentos tópicos, como el hidróxido de potasio. Con estos últimos es recomendable aplicar un poco de vaselina alrededor del molusco para evitar irritar también la piel sana. Se aplica todos los días hasta que el molusco se pone rojo, entonces hay que detener el tratamiento. En poco tiempo el molusco se caerá.

En caso de que nuestro hijo tenga moluscos, debemos intentar que el niño no se rasque las zonas lesionadas para evitar que se sobreinfecten y que salgan más. Para ello, puede ser de ayuda mantener su piel bien hidratada. Además, para evitar el contagio a otras personas es recomendable lavarse las manos después de tocar al niño, no compartir material de higiene como toallas ni material deportivo, y tapar las lesiones con un apósito si están en áreas descubiertas y puede haber contacto físico.

SISTEMA NERVIOSO

CEFALEAS

El dolor de cabeza o cefalea es muy habitual en los niños, sobre todo cuando se van haciendo más mayores. Puede producirse por muchas causas, aunque en la mayoría de las ocasiones suele ser por enfermedades benignas. La causa más frecuente de cefalea son los procesos infecciosos como la gripe, el catarro, las faringitis... En estos casos, podemos ofrecer fármacos analgésicos como paracetamol o ibuprofeno para aliviar el malestar del niño.

Cuando las cefaleas se repiten y el niño se queja habitualmente de la cabeza, lo más importante es diferenciar si se trata de una enfermedad benigna o si existe un problema neurológico grave. Existen distintos tipos de cefaleas, y su diagnóstico es fundamentalmente clínico, es decir, el pediatra realizará una historia clínica detallada y una exploración física rigurosa. Las pruebas complementarias son muchas veces innecesarias.

Cefaleas tensionales

Son muy frecuentes, sobre todo en edad escolar y la adolescencia. Ocurren durante un periodo de estrés como los exámenes, por falta de sueño, cansancio, problemas personales en la familia, en el colegio, con los amigos... Del mismo modo que a un adulto le duele la cabeza ante determinadas situaciones de la vida, a los niños les puede ocurrir lo mismo.

¿Cómo es el dolor de cabeza? Suele ser un dolor de carácter opresivo, como si «algo» estuviera apretando la cabeza fuertemente. Afecta a ambos lados de la cabeza, sobre todo en la frente. No se acompaña de náuseas ni de vómitos, y no despierta al niño de noche. No suele estar asociado con molestias por la luz o el ruido. Suele ser un dolor leve a moderado, y responde bien a los medicamentos que damos para el dolor. En general, se presenta por la tarde y no impide al niño hacer sus actividades habituales. Tiene una duración de 30 minutos a varios días.

Migrañas

Consisten en ataques recurrentes de dolor de cabeza, que se caracterizan por ser de tipo pulsátil, como si fueran martillazos o pinchazos. El dolor de las migrañas suele localizarse solo en un lado de la cabeza, aunque en niños más pequeños es más frecuente que sea en ambos lados. Mejora con el sueño y empeora con la actividad física habitual y, en ocasiones, también con la luz y el ruido. Pueden asociar náuseas, vómitos y dolor abdominal. El dolor puede ser más intenso que en el caso de las cefaleas tensionales, de moderado a grave, afecta a su calidad de vida (el niño deja de jugar o deja de hacer lo que estaba haciendo) y puede causar absentismo escolar. Su duración puede oscilar entre 1 hora y 72 horas.

En algunos casos pueden aparecer síntomas que preceden o acompañan el inicio de los dolores de cabeza (*migrañas con aura*) como ver luces, manchas o líneas parpadeantes, perder de forma transitoria la visión, tener sensación de hormigueo o adormecimiento en alguna parte del cuerpo; o presentar dificultad para hablar. Son, en cualquier caso, síntomas reversibles, es decir, desaparecen en menos de una hora.

La migraña tiene un componente hereditario muy importante, y suele haber antecedentes familiares en la gran mayoría de los casos.

Tratamiento de las cefaleas

Ante todo, es necesario llevar una vida sana con una dieta equilibrada, respetando las horas de sueño y evitando el estrés, las bebidas excitantes, el abuso de pantallas y todo aquello que pueda desencadenar una crisis. Es útil el ejercicio físico regular. Durante el episodio de cefalea, lo recomendable es guardar reposo en un lugar tranquilo, oscuro y sin ruidos.

Cuando empieza a doler la cabeza, el tratamiento farmacológico debe ser instaurado rápidamente, sobre todo en el caso de las migrañas. El tratamiento más habitual es el ibuprofeno, el paracetamol o el metamizol. Si los episodios son muy frecuentes puede pautarse un tratamiento preventivo para evitarlos.

Observa si alguna posible causa de estrés o de preocupación que afecte al niño puede ser el desencadenante de los dolores de cabeza (ansiedad, acoso o dificultades escolares...). En algunos casos pueden ser útiles técnicas de relajación o terapia psicológica. Las probabilidades de que detrás de un dolor de cabeza exista una enfermedad potencialmente grave es muy baja. Sin embargo, es necesario conocer cuáles son los datos de alarma para que, en caso de aparecer, consultar con el pediatra.

Cefalea de origen neurológico

Datos de alarma de la cefalea

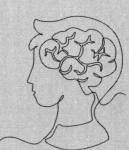

➤ Cefalea aguda, intensa y progresiva, es decir, que va en aumento, especialmente en menores de 5 años.
➤ Dolor que despierta al niño en mitad de la noche.
➤ Cefalea persistente que no responde a la analgesia habitual.
➤ Cefalea asociada a vómitos persistentes, repentinos, sin náuseas, sobre todo por la mañana.
➤ Empeoramiento con el ejercicio, al toser o con cambios de postura.
➤ Visión doble, le cuesta caminar o hablar o no puede mover bien los brazos y las piernas.
➤ Alteraciones en la conducta del niño y cambios de carácter o en el rendimiento escolar.
➤ Adormilamiento y dificultad para despertarle.
➤ Golpe fuerte en la cabeza reciente.

Ante un niño con dolor de cabeza, los pediatras solemos pedir que se haga un calendario de cefaleas durante unas semanas, en donde se anota qué días ha tenido el dolor de cabeza y sus características. Esto nos permite orientar el diagnóstico y la necesidad de realizar pruebas complementarias o derivar al especialista.

TICS

Los tics son movimientos súbitos, rápidos, breves y repetitivos de algunas partes del cuerpo, sin ninguna finalidad aparente. Son involuntarios, aunque el niño tiene cierto control sobre ellos. A veces están precedidos por una sensación desagradable que se nota antes de tener el tic, como quemazón, picor, tensión o pinchazos en los grupos musculares que intervienen, que describen como una «necesidad» de realizar ese movimiento y que ceden al hacerlo. Típicamente el tic puede reproducirse voluntariamente, es decir, si le decimos al niño que repita su tic, puede hacerlo sin problema. Además, tiene cierto autocontrol sobre él, ya que puede suprimirlo o atenuarlo durante un periodo corto de tiempo. Suelen desaparecer durante el sueño. Son más frecuentes cuando el niño está nervioso, cansado o aburrido, y, al contrario, mejoran cuando está relajado o concentrado en una actividad.

Los tics son relativamente frecuentes en los niños, y suelen iniciarse entre los 5 y 7 años. Se pueden englobar dentro de un espectro, desde unos más leves y aislados hasta otros asociados a ciertas patologías, como el síndrome de Tourette, el trastorno por déficit de atención e hiperactividad (TDAH) o el trastorno obsesivo-compulsivo (TOC). En los niños los tics pueden adoptar distintas formas, e incluso dentro del mismo niño pueden variar a lo largo del tiempo. En general, se clasifican en tics motores (realizar algún movimiento) o fonatorios (emitir algún sonido). Algunos ejemplos son parpadear, levantar las cejas, crujir los nudillos, sacar la lengua, abrir la boca, dar sacudidas de cabeza, levantar los hombros, carraspear, toser, repetir alguna palabra, hacer algún ruido...

En casa intenta no reñir al niño ni llamarle la atención cuando los realice, no lo hace a propósito. Trata el tema con naturalidad. Estimula el control voluntario y refuerza positivamente cuando lo consigue. El tratamiento farmacológico no está indicado de entrada. En caso de que la intensidad de los síntomas lo justifique (si los tics crean problemas en el niño, en sus relaciones sociales o en el entorno escolar), podría iniciarse un tratamiento o recibir apoyo con psicoterapia.

La mayoría de los tics suelen desaparecer. Algunos, como los tics transitorios, desaparecen antes del año; otros son más duraderos, como los tics crónicos o los que se enmarcan en el síndrome de Tourette, pero desaparecen también espontáneamente en la mayoría de los casos.

TRASTORNO DEL ESPECTRO AUTISTA

El trastorno del espectro autista (TEA) es un trastorno del neurodesarrollo. Se caracteriza por dificultades en la comunicación y socialización, junto con comportamientos repetitivos e intereses restringidos. Es un trastorno frecuente. Aparece durante los primeros años de vida, y lo que vemos es un niño que muestra dificultades para relacionarse, comportarse y comunicarse como otros niños de su edad. Hay mucha variabilidad en cuanto a sus manifestaciones; por este motivo se utiliza el término *espectro* para describir el autismo, de modo que hay casos más graves y otros muy sutiles que son difíciles de diagnosticar. Hay niños que muestran señales ya desde el primer año de vida, mientras que otros se desarrollan normalmente y luego se estancan, y otros niños manifiestan una franca regresión en sus habilidades tras un desarrollo normal.

No se conoce muy bien por qué se produce el autismo, si bien tiene en gran medida una base genética sobre la que interviene el entorno. No hay nada que podamos hacer para evitar su aparición. Los padres y madres no deben sentirse culpables, ya que no se produce por algo que ellos hicieron mal.

El hecho de que un niño presente un síntoma aislado no quiere decir que exista un problema

Aunque pueden aparecer los primeros signos de este trastorno desde edades muy tempranas, su diagnóstico es muy difícil por debajo del año. Los pediatras solemos estar muy alerta en las revisiones de los 18 y 24 meses, que son unas de las más importantes porque nos fijamos mucho en el desarrollo psicomotor y preguntamos a fondo por el comportamiento de vuestros hijos. La detección temprana es clave para empezar a trabajar cuanto antes con el niño. Así puede recibir apoyo especial y herramientas que favorezcan su desarrollo. La intervención precoz mejora el pronóstico porque mejora su evolución y calidad de vida.

Señales de alerta de TEA

Como padres y madres, es útil conocer cuáles son las señales de alarma que nos pueden indicar que estamos ante un posible TEA. Pero cuidado: el hecho de que un niño presente un síntoma aislado no quiere decir que exista un problema. Siempre hay que valorar al niño en su conjunto.

Señales de alarma antes de los 12 meses:

➤ Ausencia de balbuceo
➤ Poco contacto visual con otras personas
➤ No levanta los brazos cuando va a ser cogido
➤ Falta de interés por su entorno
➤ Falta de sonrisa social (no sonríe cuando otra persona le sonríe)
➤ Falta de interés por juegos como esconderse o el cucú-tras
➤ Falta de ansiedad ante los extraños (típica sobre los 8-9 meses)

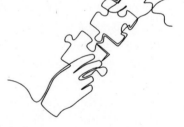

Señales de alarma después de los 12 meses:

➤ Poco contacto ocular (no mira a los ojos cuando se le habla o al jugar con él)
➤ No responde a su nombre
➤ No señala con el dedo para pedir algo o para pedir ayuda
➤ No enseña objetos
➤ No mira hacia donde otra persona señala
➤ Molestia inusual ante ruidos fuertes (por ejemplo, la aspiradora o la música)

➤ No imita, ni dice adiós con la mano, ni saluda

➤ Falta de interés por juegos como esconderse o el cucú-tras

Señales de alarma entre los 18 y 24 meses:

➤ No señala con el dedo para compartir un interés (por ejemplo, ve un juguete que le gusta y no lo señala para enseñarlo a otra persona)

➤ No mira al adulto si algo nuevo pasa (por ejemplo, si oye un ruido extraño o ve un juguete nuevo)

➤ Presenta dificultades para seguir la mirada del adulto (si el adulto se gira a ver algo, el niño no trata de mirar lo que está mirando)

➤ Retraso en el lenguaje (no comprende o no sabe expresarse)

➤ Falta de juego funcional con juguetes o presencia de formas repetitivas de juego con objetos (alinear coches, abrir y cerrar, girar las ruedas de un coche, encender y apagar)

➤ Ausencia de juego simbólico (por ejemplo, hacer como si hablara por teléfono, da de comer a un muñeco...)

➤ Falta de interés por otros niños o hermanos

➤ No responde cuando se le llama

➤ No imita ni repite gestos o acciones que otros hacen

➤ Muestra pocas expresiones para compartir afecto. No echa de menos

➤ Regresión del lenguaje (un niño que antes hablaba y ahora deja de hacerlo)

A partir de los 2 o 3 años, estos signos pueden volverse más evidentes, ya que los niños empiezan a socializar en la escuela infantil o en el colegio y las demandas sociales exceden los límites de sus capacidades. En algunos casos pueden manifestar una ausencia o retraso del lenguaje, y no intentan hacerse entender de otra forma. Pueden repetir palabras o frases dichas por otros (lo que se llama *ecolalia*) o referirse a sí mismos en segunda o tercera persona. Hay niños que tienen un tono inusual de voz que puede sonar como si estuvieran cantando, o un tono monótono similar a un robot. No responden (o lo hacen poco) a su nombre. Cuando hablan, no lo hacen para compartir experiencias o vivencias. No piden las cosas, prefieren conseguir las cosas por sí mismos. Tienen limitaciones a la hora de imitar. No les interesan el resto de los niños, les cuesta hacer amigos y prefieren jugar solos. Están «en su mundo» y tienden a aislarse. Muestran dificultades para entender los sentimientos de los demás, así como las convenciones y normas sociales. Les gustan mucho las rutinas, son poco flexibles y no soportan los cambios.

Los niños con TEA presentan intereses especiales, que no son frecuentes en niños de su edad. Por ejemplo, les fascinan las piezas que giran, partes de objetos, objetos en movimiento..., o ciertos temas, como números, detalles o datos. Son muy sensibles a los ruidos (como, por ejemplo, la aspiradora, los fuegos artificiales), al tacto y a las texturas. A veces, por ese mismo motivo, pueden tener dificultades en la alimentación, por su sensibilidad a texturas, olores y sabores. Tienen patrones posturales extraños, como andar de puntillas. Pueden realizar movimientos repetitivos con las extremidades (lo que se llaman *estereotipias*), como sacudidas o giros con las manos o dedos, giros sobre uno mismo, balanceos, correr en círculo, etc.

No existe ningún tratamiento curativo para el TEA. Es una «forma de ser» del niño que pasará a ser una «forma de ser» del adulto. No obstante, podemos trabajar con el niño mediante educación y apoyo especializado para favorecer su desarrollo y proporcionar herramientas que le permitirán adquirir habilidades sociales y de comunicación, dirigirlo hacia la independencia y mejorar su calidad de vida. Los síntomas pueden disminuir con el tiempo, pero la mayoría necesitará algún tipo de apoyo especializado toda su vida. A veces se pueden emplear medicamentos para tratar posibles problemas de agresividad, irritabilidad, hiperactividad, impulsividad, ansiedad o insomnio.

TRASTORNO POR DÉFICIT DE ATENCIÓN E HIPERACTIVIDAD

El trastorno por déficit de atención e hiperactividad (TDAH) es el trastorno del neurodesarrollo más frecuente en la infancia y se estima que afecta a entre un 3% y un 7% de los niños. Se caracteriza por un patrón persistente de falta de atención, hiperactividad e impulsividad, con una frecuencia e intensidad superior a lo esperable para la edad y desarrollo del niño. El TDAH puede repercutir de forma muy significativa en el ámbito personal, social y familiar, por lo que es importante su diagnóstico y tratamiento precoz para mejorar su evolución. Afecta con más frecuencia a varones y puede aparecer desde la edad preescolar hasta la edad adulta. El diagnóstico suele realizarse entre los 6 y 9 años, cuando las exigencias académicas precisan de mayor nivel atencional. Aunque puede existir sospecha de un TDAH en menores de 6 años, el diagnóstico no se puede hacer hasta que el niño haya cumplido al menos esa edad.

Se caracteriza, en líneas generales, por síntomas de inatención, hiperactividad e impulsividad. Los rasgos de una persona con TDAH pueden aparecer en niños sanos, pero es su intensidad y/o repercusión a nivel académico, social y familiar los que marcan el límite entre la normalidad y el trastorno. Sus síntomas más destacados son los siguientes:

➤ **Inatención**: se distrae cuando realiza tareas o actividades que requieren un esfuerzo mental sostenido, parece que no escuche cuando se le habla, no presta atención a los detalles, comete errores por descuidos, no termina las tareas, es olvidadizo, pierde cosas, se distrae «con una mosca».

➤ **Hiperactividad**: se mueve en exceso en situaciones en que resulta inadecuado hacerlo (casa o escuela), tiene problemas para permanecer sentado, lo toca todo, no para quieto, parece «impulsado por un motor».

➤ **Impulsividad**: se muestra impaciente, se precipita con las respuestas, interrumpe, habla en exceso, tiene dificultad para esperar y respetar turnos, parece que actúa sin pensar y sin evaluar las consecuencias de su comportamiento, no se ajusta a las normas.

➤ **Otros**: son habituales la baja tolerancia a la frustración, la irritabilidad, la tendencia a una baja autoestima, la torpeza motora, dificultades de aprendizaje o dificultades para relacionarse con los iguales o con adultos.

No todo niño «movido» o «despistado» tiene un TDAH

Hay diferentes tipos de TDAH según los síntomas que predominen. Además, también se pueden clasificar en función de la severidad o gravedad de los síntomas en leve, moderado o severo. Cabe decir que los síntomas típicos del TDAH (atención, hiperactividad e impulsividad) no son exclusivos de este trastorno, por lo que habrá que hacer un diagnóstico diferencial con otras enfermedades. No todo niño «movido» o «despistado» tiene un TDAH.

El TDAH no se produce por una causa en concreto, sino que se trata de un trastorno multifactorial. Es decir, existe una base genética sobre la que influyen factores ambientales y del contexto social en el que se encuentra el niño.

El diagnóstico del TDAH es clínico, es decir, no hay ninguna prueba de imagen o de sangre que nos dé el diagnóstico. Es el especialista con entrenamiento y experiencia en TDAH (pediatra, neurólogo, psicólogo, psiquiatra) quien hace el diagnóstico a partir de los

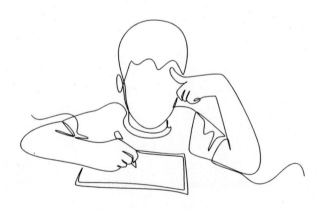

síntomas que presenta el niño y el análisis de la información que se obtiene de la familia y otros profesionales implicados del ámbito escolar (como tutores, orientadores, docentes, etc.). Existen varios instrumentos para la evaluación del TDAH, como distintos cuestionarios y escalas que, aunque son útiles para valorar los síntomas y su intensidad, son solo una herramienta más y no valen por sí solos para el diagnóstico.

El tratamiento del TDAH siempre debe ser individualizado, adaptado a la edad del niño y su entorno; y multidisciplinar, que combine la terapia farmacológica, psicológica y psicopedagógica. El tratamiento tiene como objetivo mejorar los síntomas y reducir la aparición de otros trastornos asociados, ya que no existe una cura para el TDAH en el momento actual.

CONVULSIONES FEBRILES

Es una respuesta del cerebro ante la fiebre que se presenta habitualmente entre los 6 meses y los 5 años, pero sin que exista una infección o una causa intracraneal. Se estima que al menos entre un 2% y un 5% de los niños menores de 5 años sufren al menos una convulsión febril.

La predisposición genética es la causa más determinante de las convulsiones febriles. De esta forma, niños con un hermano o con un padre o madre con convulsión febril tienen un riesgo más alto de padecerlas que la población general.

La convulsión febril se suele presentar habitualmente en los dos primeros días de fiebre, sobre todo en las primeras 24 horas, aunque también puede ocurrir incluso antes de que nos hayamos dado cuenta de que el niño está enfermo.

La elevación de la temperatura necesaria para desencadenar una crisis varía de un niño a otro. La mayoría de las convulsiones ocurrirán con una temperatura entre 38 y 39 °C. Por tanto, no se asocian con fiebres muy elevadas, como muchas veces se cree. La causa de la fiebre es muy diversa; cualquier infección banal (catarro, gastroenteritis, otitis...) que curse con fiebre puede dar lugar a una convulsión febril.

Las convulsiones febriles se manifiestan con pérdida de conciencia, momento en el que el cuerpo puede ponerse rígido, y con movimientos bruscos de brazos y piernas en forma de sacudidas, o bien el niño se queda sin fuerza y flácido. La mirada puede quedar perdida o con los ojos en blanco, los labios se ponen azulados y puede haber dificultad para abrir la boca. Es posible que el niño se orine involuntariamente. En general, duran menos de 15 minutos, normalmente entre 2 y 5 minutos (que como padres se nos hacen eternos). Después de la convulsión, el niño puede quedarse dormido o con tendencia a la somnolencia.

Las familias que observan por primera vez una convulsión febril tienen sensación de muerte inminente del niño y lo pasan realmente mal, pero la realidad es que las convulsiones febriles típicas son inofensivas y tienen buen pronóstico. No causan daño cerebral, no dejan secuelas sobre la inteligencia ni sobre el desarrollo psicomotor. Después de la convulsión, el niño tendrá el mismo estado de salud que antes. En la mayoría de los casos, no será necesario realizar ninguna prueba complementaria especial.

Los niños con convulsiones febriles deben llevar una vida absolutamente normal, pero sí debemos tener en cuenta que pueden repetirse: casi una tercera parte de los niños que padecen convulsiones febriles presentan algún otro episodio.

La posibilidad de que un niño desarrolle una epilepsia es algo mayor en niños que tienen convulsiones febriles, pero en cualquier caso es importante recordarlo: tener una convulsión febril no es sinónimo de epilepsia. Existen unos factores de riesgo que incrementan las posibilidades de que aparezca: edad menor de 12 meses cuando ocurre la primera crisis, presencia de múltiples convulsiones febriles o de duración mayor a los 15 minutos, fiebre baja en el momento del episodio, o existencia de algún problema neurológico previo en el niño.

El riesgo de sufrir una convulsión no aumenta con la temperatura

Es importante recalcar que no hay ninguna manera de prevenirlas. Como padres y madres, suele ser muy agobiante no poder hacer nada; sin embargo, el tratamiento de la fiebre en estos niños debe ser el mismo que los demás. Recuerda que el riesgo de sufrir una convulsión no aumenta con la temperatura. La convulsión febril puede aparecer con febrícula o incluso antes de que nos demos cuenta de que el niño tiene fiebre, por lo que no tiene sentido un tratamiento intensivo de la fiebre en estos casos. En el capítulo 8 te explico cómo debes actuar ante una convulsión y cómo tratar la fiebre.

APARATO GENITOURINARIO

CRIPTORQUIDIA

La criptorquidia es la ausencia de al menos uno de los testículos en el escroto. Puede ser de un lado, generalmente el derecho, o de los dos. Consiste en un fallo en el descenso normal del testículo durante la etapa fetal desde el abdomen (donde se forman inicialmente) hasta la bolsa escrotal. El testículo puede quedarse dentro del abdomen o a lo largo de la región inguinal (lo más frecuente). En este último caso a veces podemos palpar el testículo y bajarlo con la mano al escroto, pero no se queda en él cuando lo soltamos y vuelve a subir.

La criptorquidia es bastante frecuente, pero en muchos casos el testículo termina de descender durante los primeros 6 meses de vida. A partir de los 9 o 12 meses de vida es excepcional que baje a su posición normal por sí solo.

Otra cosa que puede suceder es que el testículo se encuentre en la bolsa escrotal, pero otras veces no. Es lo que se llama *teste retráctil* o «testículo en ascensor». El teste permanece arriba, en el canal inguinal, pero ya sea de manera espontánea, ya sea bajándolo con las manos, el testículo desciende con facilidad a la bolsa escrotal y permanece ahí durante un tiempo; como si fuera un ascensor, el testículo sube y baja. Se produce por un reflejo cremastérico exagerado y lo consideramos una variante de la normalidad. Solo es necesario hacer un seguimiento por parte del pediatra por un mayor riesgo de ascenso, pero en la mayoría de los casos, al llegar a la pubertad, el testículo permanece en su situación normal.

Se sabe que los pacientes con criptorquidia presentan un mayor riesgo de infertilidad y de desarrollo de cáncer testicular en la edad adulta. Por tanto, es importante que este testículo se encuentre abajo, ya que, si hay algún problema, el hombre puede palparlo y consultar rápidamente.

Finalmente, cuando el testículo no baja por sí mismo, el pediatra derivará al niño al cirujano infantil o urólogo. El tratamiento de la criptorquidia en estos casos siempre será quirúrgico, y consiste en descender el testículo y fijarlo en el escroto para que no vuelva a subir (*orquidopexia*). La recomendación actual es que la cirugía se realice entre los 12 y 18 meses de edad.

FIMOSIS

La fimosis es el estrechamiento de la abertura del prepucio, la piel que recubre el glande del pene. La gran mayoría de los bebés nacen con fimosis, lo que es normal. A medida que el niño crece y se desarrolla, va desapareciendo progresivamente, de modo que, sin hacer nada, a los 3 o 4 años el 80% de los niños ya no tendrán fimosis, un porcentaje que aumenta a un 99% al llegar a la adolescencia.

Antes se recomendaban las retracciones del prepucio ya desde bebé, o se hacía una retracción forzada (el famoso «tirón») en la consulta. Sin embargo, esto es algo anticuado y hoy en día está contraindicado. Con ello lo único que conseguimos es crear pequeñas heridas en el prepucio que, al cicatrizar, dan lugar a una piel menos elástica. De hecho, lo que en realidad estamos haciendo es empeorar la situación, ayudando a que aparezca una fimosis cicatricial, cuya única solución es la quirúrgica. Cabe no olvidar lo que duele manipular una zona tan sensible como esa. Lo único que deberemos hacer en el día a día es retraer suavemente la piel del prepucio hacia atrás para limpiar esa zona, sin forzar ni hacer daño.

Si a los 3-4 años la fimosis persiste, se puede aplicar una crema con corticoide, que ayuda a que la piel del prepucio sea más elástica, y a que la fimosis acabe desapareciendo. Hay que ser constantes en el tratamiento, y aplicarlo mañana y noche durante un mes. En algunos casos, puede ser necesario repetir el ciclo de tratamiento. Si lo hacemos bien, se resuelven más del 75% de las fimosis de esta forma. Una vez solucionada la fimosis, no debemos olvidarnos de echar todos los días la piel hacia atrás para que no se vuelva a cerrar.

Indicaciones de cirugía en caso de fimosis

➤ Fracaso del tratamiento con el corticoide tópico
➤ Infecciones de orina de repetición
➤ Infección del glande o prepucio (balanitis o balanopostitis) de repetición
➤ Dificultad para la micción: el prepucio se hincha como un globo al llenarse de orina antes de salir (globo prepucial)

Algo que a veces se confunde con la fimosis son las *adherencias balanoprepuciales*, que no es más que la piel del prepucio todavía pegada al glande, y es algo fisiológico (normal). En este caso, no hay que hacer nada. Se irán despegando poco a poco con el crecimiento del niño, según él se vaya tocando, tenga erecciones, y por el propio influjo hormonal y la propia secreción de la zona (esmegma), que las irá separando lentamente. Se recomienda la higiene habitual, a la hora del baño, limpiando el pene sin realizar tirones forzados.

HIDROCELE

Es la acumulación de líquido en el interior del escroto, alrededor de los testículos. El más frecuente es el *hidrocele congénito*, que aparece desde el nacimiento. Se produce por el paso de líquido desde el interior del abdomen al escroto por un fallo en el cierre de un conducto que los comunica durante el periodo fetal. Es lo que se llama *hidrocele comunicante*. En algunas ocasiones, esa comunicación es de mayor tamaño, y además del líquido puede pasar también algún segmento del intestino (*hernia inguinal*). Otras veces lo que sucede es que el conducto se cierra, pero queda el líquido atrapado en su interior, a esto se le conoce como *hidrocele no comunicante*.

En los niños con hidrocele vemos un aumento del tamaño de la bolsa escrotal, que varía en función de la posición del niño, y es mayor al estar de pie o al final del día.

Por lo general, la mayoría de los casos se resuelven solos antes del año de vida sin necesidad de hacer nada. En caso contrario, el niño será derivado al cirujano pediátrico, que valorará la cirugía que se realiza habitualmente entre los 12 y 24 meses de edad. Sí se opera, además, en los casos en los que asocia una hernia inguinal.

Por otro lado, existe el *hidrocele adquirido o tipo «adulto»*, que suele aparecer en la adolescencia. Se produce por un exceso de producción de líquido por parte de las cubiertas que rodean el testículo, y es raro que se resuelva solo.

SINEQUIAS VULVARES

Las sinequias vulvares son fusiones de los labios menores de los genitales externos femeninos. Suelen aparecer entre los 12 y los 24 meses de edad. Así pues, no se trata de un defecto congénito, es decir, la bebé no nace con las sinequias, sino que aparecen posteriormente.

No se sabe muy bien por qué se producen, aunque se cree que se pueden deber a agentes irritantes locales, como una dermatitis del pañal, una vulvovaginitis, una higiene inadecuada o insuficiente, o el empleo excesivo de toallitas; o bien a causas hormonales, por el déficit de estrógenos propio de esta edad.

En la mayor parte de las niñas, las sinequias son asintomáticas. En otros casos menos frecuentes, pueden dar lugar a irritaciones, dificultad o dolor con la micción o infecciones de orina de repetición.

Entonces, ¿qué hacemos? En el caso de que la niña no tenga síntomas, se recomienda no hacer nada. Lo más probable es que los labios se acaben abriendo solos, bien por la propia actividad física de la niña, o bien por el aumento de estrógenos que ocurre con la pubertad. Ahora bien, si aparecen síntomas sí que estaría indicado un tratamiento. Existen varias opciones: las cremas con estrógenos, las cremas con corticoides, y la separación manual o quirúrgica. El tratamiento tópico con cremas hay que aplicarlo a diario durante 1 o 2 meses, y aunque suele ser efectivo, en ocasiones los labios vuelven a adherirse una vez que ha finalizado. Por otro lado, la separación manual se realiza separando los labios con un objeto romo como un bastoncillo, previa aplicación de una crema anestésica. Tras la separación, es recomendable aplicar vaselina o crema con estrógenos para evitar que vuelvan a fusionarse. Rara vez se necesita intervención quirúrgica.

Se puede prevenir su aparición o reaparición mediante la higiene diaria de la vulva, separando los labios menores, con un jabón con pH neutro y evitando irritantes locales como tejidos sintéticos o ropa ajustada.

VULVOVAGINITIS

Es la inflamación de la vulva y la vagina, y es muy frecuente en niñas de entre 2 y 7 años. Los síntomas son picor y enrojecimiento en la región genital, molestias o ardor al hacer pis y flujo vaginal.

La mayoría de las ocasiones es inespecífica y se produce por contaminación de gérmenes respiratorios o de las heces, ya que es muy habitual que a estas edades las niñas se limpien solas y no lo hagan del todo bien, o se toquen con las manos sucias. Otras veces se produce por irritaciones debido, por ejemplo, al uso de jabones perfumados o de ropa sintética muy apretada. Son factores favorecedores de las vulvovaginitis el bajo nivel de estrógenos propio de estas edades, la menor protección de la abertura de la vagina debido al escaso desarrollo de los labios mayores y menores, la ausencia de vello pubiano y la proximidad del recto y la vulva.

En algunos casos sí se produce por alguna causa en concreto, por ejemplo, por lombrices (oxiuros), lo que da lugar a picor vaginal y anal, sobre todo nocturno; por infecciones por bacterias u hongos como *Candida* (más típico de adolescentes o niñas que aún usan pañal); por la presencia de un cuerpo extraño (al igual que se meten algo por la nariz, a veces pueden hacerlo por la vagina); o por infecciones de transmisión sexual, pero en este último caso siempre debemos descartar la posibilidad de abuso. La mayoría de las vulvovaginitis mejoran si se siguen unas sencillas recomendaciones de higiene.

Recomendaciones para las vulvovaginitis

- Enseñar a la niña cómo limpiarse bien después de orinar o defecar: siempre de delante hacia atrás.
- Evitar ropa muy ajustada (mallas, leotardos) y elegir preferiblemente ropa interior de algodón.
- No utilizar jabones perfumados o irritantes para limpiar la zona genital. Es preferible lavar con suero fisiológico, soluciones antisépticas o productos específicos para la higiene íntima infantil. Se pueden realizar baños de asiento (un baño de agua tibia a intervalos de 15 minutos). Evitar el uso de esponjas en esa zona.
- Secar completamente la zona después del baño.
- Utilizar camisones para dormir en lugar de pijama.
- Evitar el uso de suavizantes en la ropa interior.
- En caso de irritación, se puede aplicar una crema protectora con óxido de zinc.

Si, a pesar de estas indicaciones, los síntomas persisten o empeoran, es necesario consultar con el pediatra. En este caso se debe considerar la posibilidad de una infección específica o un cuerpo extraño vaginal. Si así lo indica tu pediatra, puede ser necesario el uso de antibióticos o un tratamiento antifúngico en función de la causa.

ENURESIS

La enuresis es el escape de orina involuntario durante el sueño más allá de los 5 años. Antes de esta edad, es normal que puedan tener algún escape. Los niños primero aprenden a controlar el pis por el día y, luego, por la noche. Aunque algunos «cogen el truco» enseguida y controlan el pis por el día y por la noche casi al mismo tiempo, pocos niños consiguen controlar la micción nocturna antes de los 3 años. La mayoría de los niños aprenden a hacerlo entre los 3 y 6 años, si bien a algunos les cuesta más conseguir noches secas. Cada niño madura a su ritmo.

Hablamos de *enuresis primaria* cuando el niño nunca ha sido capaz de controlar el pis de noche. La enuresis tiene un profundo componente genético, de modo que si a alguno de los padres también le ha pasado cuando era niño, es más frecuente que les ocurra a sus hijos (hasta un 60% tienen antecedentes familiares). Por otro lado, hablamos de *enuresis secundaria* cuando el niño tuvo un periodo de al menos 6 meses en el que controlaba la orina perfectamente. En estos casos, siempre hay que investigar la causa.

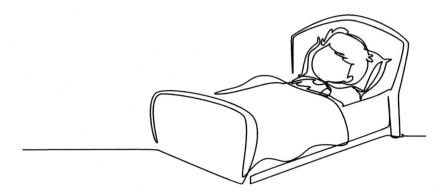

¿Por qué se produce?

Antes se creía que la causa fundamental de la enuresis primaria era la excesiva producción de orina por la noche, por el déficit de la hormona antidiurética. Pero hoy sabemos que realmente la causa más frecuente, con mucha diferencia, es un trastorno en el umbral de despertar, es decir, aparece una dificultad para despertarse con el estímulo de la vejiga llena. Lo típico es un niño que nunca ha controlado el pis de noche, al que cuesta mucho despertarlo mientras duerme, y que tiene escapes todas o casi todas las noches con gran cantidad de orina, ya que vacía la vejiga completamente.

En el caso de las enuresis secundarias, la causa más frecuente son los problemas emocionales. Así, debemos investigar un componente psicológico que haya podido actuar de desencadenante: problemas en casa o en el colegio, separación de los padres, nacimiento de un hermano, muerte o hospitalización de un familiar... La enuresis sería un síntoma regresivo como respuesta al estrés o a traumas diversos. También puede deberse a otras causas, como el síndrome de apnea del sueño, obesidad, hipertrofia amigdalar o amígdalas grandes, diabetes, estreñimiento o hábito retentivo de la orina o de las heces. Si el niño, además de los escapes de orina por la noche, presenta síntomas urinarios por el día (urgencia o necesidad repentina de orinar, realiza menos de 4 o más de 7 micciones al día, tiene escapes, o un chorro urinario débil...), hay que buscar la causa y tratarla. Por otro lado, los niños con trastorno de déficit de atención e hiperactividad tienen mayor riesgo de presentar enuresis.

¿Qué podemos hacer?

La enuresis es muy frecuente, se calcula que afecta a un 16% de los niños de 5 años. En muchos casos el problema de la enuresis se resolverá espontáneamente, pero tiene un potencial impacto negativo en la conducta, el bienestar emocional y la vida social de los niños afectados. En ese sentido, la enuresis se puede considerar un problema importante, por lo que diagnosticar y tratar a estos niños puede ayudarles a mejorar su calidad de vida. El momento de iniciar el tratamiento dependerá mucho de las circunstancias del niño y la familia. En un niño de 5 o 6 años, al que no le preocupa nada hacer pis en el pañal, tiene menos de tres escapes a la semana (enuresis leve) y tiene antecedentes directos (sus padres también lo vivieron), quizá lo más recomendable es esperar. La mayoría de los niños lo llevan bien si sus padres lo ven como algo natural y no le dan mayor importancia.

Ahora bien, cuando la enuresis empieza a ser un problema para el niño, ya que quiere ir a dormir a casa de un amigo o a un campamento, pero siente vergüenza por hacerse pis todavía, entonces es el momento de actuar. También lo es cuando el niño moja a diario, o moja más de una vez por la noche, y en los niños mayores de 9 años, ya que la evolución hacia la curación espontánea en este caso es menor, y, por tanto, no conviene demorar el tratamiento. Si la enuresis va asociada a otros síntomas, hay que consultar independientemente de la edad del niño, evaluarlo y elegir el tratamiento en función de la causa.

Consejos para el manejo de la enuresis

➤ No despertar al niño por la noche para orinar.

➤ No es necesario restringir los líquidos que bebe antes de acostarse o a partir de cierta hora de la tarde.

➤ No es necesario retirar el pañal al empezar a realizar el tratamiento.

➤ No aplicar la técnica de corte del chorro de orina, que hace años se aconsejaba como terapia inicial; actualmente se considera inefectiva y contraproducente.

➤ Establecer un horario regular de micciones por el día, cada 3-4 horas, unas 5 a 6 veces al día, tiene utilidad en caso de enuresis secundaria a una alteración de la función de la vejiga.

➤ Establecer una relación positiva con el niño. No culpabilizarlo, avergonzarlo, reñirlo o castigarlo por ello. El niño no moja la cama porque quiere.

➤ Hacerlo partícipe de todo el proceso: colaborar en recoger sábanas mojadas, cambiarse la ropa...

➤ Cada noche seca que consiga el niño, felicitar al niño y mostrar lo contentos que estamos por ello. El refuerzo positivo será muy importante para motivarlo y reforzar su autoestima.

➤ Hacer un calendario de noches secas y de noches húmedas, con algún símbolo que el niño elija, por ejemplo, pintando un sol o una nube respectivamente, o con pegatinas. De este modo irá apreciando su progreso y se motivará ante las mejoras.

➤ En caso de que exista estreñimiento, apnea obstructiva del sueño o algún otro factor que predisponga a la enuresis, se recomienda tratarlos, ya que interfieren de forma negativa en ella.

¿Cómo se trata?

En líneas generales, tenemos dos opciones. Elegiremos una u otra en función de las características y prioridades del niño y la familia:

➤ **Sistema de alarma.** Es un dispositivo que consta de un sensor de humedad que se pone en la ropa interior del niño y emite una sonido fuerte cuando el niño empieza a hacer pis. «Enseña» al cerebro a despertar cuando la vejiga está llena. Cuando la alarma suena, el niño se levanta para ir al baño y termina la micción. Se cambiará el pijama y las sábanas si se han mojado y volverá a conectar la alarma. Debe usarse cada día, sin interrupciones. Este sistema requiere mucha motivación y esfuerzo por parte del niño y de la familia, pero si se realiza correctamente y con «ganas» el porcentaje de éxito es muy alto y el riesgo de recaídas una vez conseguido el control de esfínteres es bajo. La respuesta suele ser lenta y no se recomienda cuando los escapes son infrecuentes.

➤ **Tratamiento farmacológico.** Se suele utilizar la desmopresina, un medicamento que reduce la producción de orina y, por tanto, disminuye el llenado de la vejiga. Su efecto aparece rápidamente, por eso se suele elegir cuando necesitamos una respuesta rápida, como tratamiento para un periodo puntual (campamentos, etc.) o cuando el niño está poco motivado. Se administra una hora antes de ir a dormir, pero en este caso sí que es muy importante restringir la ingesta de líquidos desde la cena y especialmente desde el momento que se toma el medicamento hasta la mañana siguiente. El inconveniente es que hay más riesgo de recaídas cuando se retira la medicación, sobre todo si se suspende de forma brusca. Por eso se prefiere la retirada progresiva y estructurada para mejorar los resultados.

APARATO RESPIRATORIO

EL NIÑO QUE RONCA

Lo normal es respirar por la nariz. Fíjate en tu hijo. ¿Por dónde respira? ¿Suele tener la boca abierta? ¿Ronca? Aunque podamos respirar por la boca debemos evitarlo, ya que la respiración oral tiene muchos inconvenientes. Cuando tenemos la boca cerrada, la lengua toca el paladar. Si respiramos por la boca la lengua se encuentra en una posición más baja, por lo que el paladar tiende a hacerse estrecho y más alto. El paladar, además, es el suelo de la nariz, por lo que impedirá que esta se desarrolle bien. Todo esto origina alteraciones en la mordida y en los dientes, cambios en la forma del rostro (cara alargada, ojeras, agujeros de la nariz pequeños, pómulos hundidos, nariz estrecha) e incluso cambios en la postura corporal. Y es que a veces solo con ver la cara y el cuerpo de un niño podemos «adivinar» cómo respira. La respiración oral facilita que sangren las encías, aumenta el riesgo de caries, el mal aliento, y además favorece las infecciones respiratorias.

Aunque es algo relativamente frecuente, roncar no es normal

El ronquido es el ruido que se produce cuando el aire pasa a través de una zona estrecha de la vía aérea superior. Aunque es algo relativamente frecuente, ya que hasta un 10% de los niños lo hacen, roncar no es normal. Sí que es cierto que muchos niños roncan en el contexto de infecciones respiratorias; es decir, el niño ronca cuando está acatarrado, pero una vez que el niño está recuperado deja de roncar. Esto sí es normal y no es motivo de preocupación.

Posibles causas del ronquido

➤ Infecciones respiratorias
➤ Vegetaciones grandes (hipertrofia adenoidea)
➤ Amígdalas grandes (hipertrofia amigdalar)
➤ Reflujo gastroesofágico
➤ Rinitis alérgica
➤ Fumadores pasivos
➤ Obesidad

Cuando la obstrucción es muy importante se pueden producir pausas respiratorias o apneas, con un aumento del esfuerzo para respirar que puede llevar a que el niño sude mucho de noche y que se coloque en posturas raras para dormir (cuello muy extendido hacia atrás o incluso la cabeza colgando fuera de la cama). A esto se le conoce como síndrome de apnea-hipopnea del sueño (SAHS). El sueño no es reparador ni de calidad, debido a los múltiples despertares. Esto se traduce en niños que por el día están más somnolientos o cansados, o bien lo contrario —y más habitual—, en niños que no paran quietos, con dificultad para concentrarse, lo que muchas veces se confunde con un trastorno de déficit de atención e hiperactividad. Pueden tener problemas de conducta como irritabilidad, ansiedad o agresividad. También pueden aparecer dificultades de aprendizaje o bajo rendimiento escolar. Pueden tener con más frecuencia parasomnias como pesadillas, terrores nocturnos o sonambulismo. El SAHS también se asocia con cefaleas y migrañas, alteraciones en el crecimiento, enuresis (no control de la orina durante el sueño) e hipertensión arterial.

Aunque la historia clínica y la exploración física del niño nos permite sospechar un SAHS, la polisomnografía o «prueba de sueño» será fundamental para obtener el diagnóstico. Esta prueba nos permitirá distinguir el tipo de apneas o pausas respiratorias que realiza el niño.

El tratamiento depende del origen del problema. Así, sabiendo que la causa más frecuente de SAHS es la hipertrofia adenoamigdalar, la gran mayoría de estos niños serán tratados con una *adenoamigdalectomía*, una sencilla operación que consiste en extraer las amígdalas y vegetaciones para que el aire pueda circular con normalidad.

ASMA

El asma es una enfermedad muy frecuente, afecta al 10% de los menores de 14 años. Se caracteriza por la inflamación crónica de los bronquios que puede acompañarse de la contracción de los músculos que los rodean. Esto provoca que los bronquios se estrechen y se obstruyan, lo que impide que el aire pase correctamente. El resultado son episodios recurrentes de tos, sibilancias («pitos») y dificultad para respirar.

Una característica del asma es que habitualmente se presenta en episodios (también llamados *crisis de asma* o *exacerbaciones*), es decir, que se alternan fases en las que aparecen los síntomas con otras en las que el niño se encuentra totalmente bien. No obstante, también hay algunos niños que pueden presentar síntomas de forma continua.

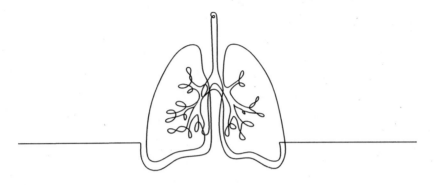

Los episodios en los que los bronquios se estrechan de forma repetida reciben muchos nombres: broncoespasmo, bronquitis, hiperreactividad bronquial, broncoespasmo... Al final, todos estos nombres se refieren a los mismos síntomas y reciben los mismos tratamientos. A veces se cataloga a un niño de asmático cuando los síntomas tienden a permanecer, mientras que el resto de los nombres se usan cuando los síntomas tienden a desaparecer. Sin embargo, no tenemos una bola de cristal para determinar cómo evolucionará el niño. Cuando se padecen tres o más bronquitis, es probable que se trate de un asma, por lo que se recomienda usar ese nombre sin problema. Hay niños que usan inhaladores con frecuencia cuyos padres piensan que sus hijos tienen «bronquitis de repetición» cuando realmente lo que tienen es un asma.

¿Cuáles son las causas?

No hay una causa única. El asma es una enfermedad provocada por la interrelación de factores genéticos y factores ambientales. En efecto, tiene un carácter hereditario; hay una predisposición genética a desarrollar asma. Se sabe que si el padre, la madre o ambos la padecen, la probabilidad de que los hijos estén afectados es mucho mayor.

En el asma, el bronquio está inflamado y esta inflamación aumenta la sensibilidad a estímulos que no causan ningún problema a otras personas. Esa reacción exagerada o «hipersensibilidad» hace que las vías respiratorias se estrechen y aparezcan los síntomas del asma. Son lo que se conocen como *desencadenantes del asma*. Estos desencadenantes son factores ambientales como:

➤ **Infecciones respiratorias virales**: constituyen la causa más frecuente, ya que los virus respiratorios son responsables de hasta el 85% de las crisis de asma en los niños.

➤ **Alérgenos** (sustancias que causan reacciones alérgicas): ácaros del polvo, pólenes, mascotas, hongos...
  • Ácaros del polvo: pueden afectar al niño a lo largo de todo el año. Su concentración es mayor en periodos más templados y húmedos como la primavera o el otoño.
  • Polen: se considera un alérgeno estacional, ya que afecta al niño solo en las épocas del año en las que se produce la polinización de la planta o árbol (en general, en primavera e inicio del verano).

➤ **Contaminación atmosférica**: por vehículos, calefacciones o estufas, emisión de gases por fábricas e industrias, y agentes químicos que actúan como irritantes tales como pinturas, humos, productos de limpieza, perfumes, espráis...

➤ Exposición pasiva al **humo del tabaco** (de ahí la importancia de no fumar en el hogar).

➤ Deporte y **ejercicio físico**, sobre todo si se realiza en ambientes fríos y secos.

El asma no es una enfermedad infecciosa y, por tanto, no es contagiosa. Tampoco un «catarro mal curado» puede hacer que un niño desarrolle asma.

¿Cómo se diagnostica?

El asma se sospecha por los síntomas, aunque en los niños más mayores podemos ayudarnos de pruebas de función pulmonar como la espirometría. En algunos casos, se realizan también análisis de sangre para descartar otras enfermedades similares al asma, y también las pruebas de alergia para descartar que haya alguna que actúe como factor desencadenante del asma. Las pruebas que más se hacen son las pruebas cutáneas o *prick test*. Las pruebas de alergia pueden hacerse a cualquier edad, es un mito creer que un niño es «muy pequeño» para hacérselas.

¿Cómo reconocer los síntomas del asma?

Es importante aprender a reconocer los síntomas del asma:

- **Sibilancias**: es el síntoma más característico. Se manifiestan como sonidos o ruidos en forma de «pitidos» o «silbidos» en el pecho al respirar, producidos por el paso del aire por las vías respiratorias, que están más estrechas u obstruidas. Se suelen detectar durante la exploración realizada por el médico al auscultar con el fonendoscopio, pero algunas veces son audibles sin necesidad de ningún aparato.
- **Tos**: suele ser una tos repetitiva y seca, que típicamente empeora por la noche y que puede despertar al niño, o a primera hora de la mañana. También es típico que aparezca durante o tras el ejercicio, la risa, el llanto o incluso tras emociones intensas.
- **Dificultad para respirar**: al niño le cuesta introducir y expulsar aire de los pulmones. Se manifiesta por una sensación de falta de aire, fatiga o ahogo. Cuando la dificultad es más intensa, se manifiesta por una respiración más rápida y entrecortada, así como por retracciones costales, es decir, se marcan las costillas al respirar.
- **Opresión torácica**: sensación de dolor o «sensación extraña» al respirar.

¿Con qué enfermedades se asocia frecuentemente el asma?

Se asocia fundamentalmente con aquellas que tienen que ver con la alergia, más concretamente, la rinitis, la conjuntivitis, la dermatitis atópica y la alergia alimentaria. Llamamos «marcha alérgica» a la progresión de las manifestaciones de la enfermedad alérgica con el paso de los años. Generalmente, los niños empiezan de bebés con una dermatitis atópica o alergia a alimentos que después progresa hacia la aparición de asma y rinitis alérgica en la edad escolar y en la adolescencia.

La **rinitis alérgica** es quizá la enfermedad más íntimamente relacionada con el asma. Se produce también por una inflamación de la mucosa nasal y se desencadena por múltiples factores como ocurre en el asma, entre los cuales los alérgenos (ácaros, pólenes, etc.) son los más frecuentes. Se caracteriza por: obstrucción o congestión nasal, secreción de moco y líquido nasal, estornudos repetidos y picor en las fosas nasales. Es importante tratar la rinitis y el asma al mismo tiempo, ya que la mejoría de la primera parece que contribuye, en muchos casos, a la mejoría del asma. La rinitis alérgica puede acompañarse también de conjuntivitis, que es una inflamación de la conjuntiva ocular y produce enrojecimiento, hinchazón, lagrimeo y picor en los ojos.

¿Cómo se trata el asma?

El asma es una enfermedad en la que los bronquios se inflaman. Pueden aparecer crisis agudas y, en algunos niños, síntomas persistentes. Para controlar el asma es necesario tratar no solo los episodios agudos, sino también la inflamación bronquial que los favorece y que provoca los síntomas continuos en algunos pacientes.

Piensa en un bronquio normal como un tubo por donde pasa el aire hacia el interior de los pulmones. Piensa en un bronquio normal como un tubo por donde pasa el aire hacia el interior de los pulmones e imagina que es de color «blanco» por dentro. Para entender lo que ocurre en el asma, vamos a pensar en otro tubo, que está inflamado, «rojo». Cuando se produce una crisis de asma (por ejemplo, por el ejercicio o una infección) se estrecha y se inflama con mucha más facilidad.

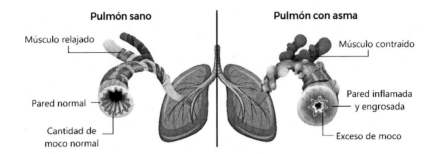

Pulmón sano | Pulmón con asma

Músculo relajado
Pared normal
Cantidad de moco normal

Músculo contraído
Pared inflamada y engrosada
Exceso de moco

El objetivo del tratamiento es que los bronquios del niño pasen de estar «rojos» a «blancos», es decir, normales. Esto se consigue eliminando las cosas que inflaman los bronquios (alérgenos, tabaco, etc.) y, según la gravedad del asma, tomando las medicinas «antiinflamatorias» como los corticoides inhalados o el Montelukast. Desinflamar el bronquio nos lleva tiempo; por esta razón, los tratamientos suelen ser largos (meses) y es importante cumplirlos bien y ser constantes, para que el bronquio no vuelva a inflamarse.

Cuando estamos ante una crisis (tos, dificultad respiratoria, pitidos), es necesario emplear medicinas broncodilatadoras, que lo que hacen es abrir el bronquio, pero no quitaremos la inflamación (el bronquio estará abierto pero seguirá «rojo»). De ahí la importancia del tratamiento de fondo con antiinflamatorios: si conseguimos que los bronquios vuelvan a estar normales, cesarán los síntomas y los bronquios no se estrecharán. Por ejemplo, puede que tu hijo con asma solo tosa de noche; esto se debe a la inflamación y a mínimas obstrucciones nocturnas, sin llegar a que el bronquio se cierre tanto como para que se produzca una crisis. Por eso el tratamiento farmacológico se divide en: tratamiento para las crisis agudas, para prevenirlas y mantener el control de la enfermedad, y para la alergia si es necesario.

¿De qué medicamentos se dispone?

Hay dos grandes tipos de medicamentos, según su función, y es importante saber diferenciarlos:

➤ **Medicamentos de alivio o de rescate**. Se utilizan en las crisis o cuando hay síntomas. Para ello se utilizan los broncodilatadores de acción rápida (salbutamol o Ventolin y terbutalina o Terbasmin), que abren los bronquios. Tienen un efecto inmediato, generalmente al cabo de 5 o 10 minutos, aunque a las pocas horas desaparece, pero no influyen en la inflamación. Los efectos secundarios más frecuentes son el nerviosismo o taquicardia; por eso no es raro que los padres y madres digan que el tratamiento pone a sus hijos «como una moto». A veces no se usa la medicación por miedo a sus efectos secundarios, pero de no hacerlo puede que el niño se ponga peor y precise finalmente mucha más medicación. Sin embargo, hay que estar tranquilos porque son fármacos seguros. Es un error afirmar que este tipo de medicamentos produce adicción o que el cuerpo «se acostumbra». Si es necesario usar este tipo de medicación con frecuencia, significa que el asma no está bien controlado, por lo que será necesario pautar un tratamiento preventivo o modificarlo si ya lo recibe.

➤ **Medicamentos preventivos** (o también llamados *tratamiento de control, de mantenimiento* o *de fondo*). Son los que previenen o controlan el asma para que no aparezcan los síntomas. Los principales son los antiinflamatorios, que actúan eliminando la inflamación de los bronquios y, por tanto, su excesiva sensibilidad. Son fundamentalmente los corticoides inhalados (budesonida, fluticasona) y los antileucotrienos (Montelukast). Se deben tomar de forma continua y prolongada, porque la inflamación tarda en responder. Es muy habitual retirarlos cuando el niño ya se encuentra mejor, pero esto es un error, ya que se trata de un tratamiento preventivo y es frecuente que, al dejarlos, el niño vuelva a recaer. Es importante recalcar que se deben usar incluso en ausencia de síntomas. Pasado un tiempo, cuando el asma esté bajo control, entonces empiezan a retirarse poco a poco, y de acuerdo con el médico. Usados correctamente, no son perjudiciales para la salud de los niños.

Vía de administración de los fármacos

La vía inhalada es la principal forma de administración de los fármacos en el asma, puesto que, de esa forma, van directamente al pulmón, su acción es más rápida, necesitamos menos dosis y producen menos efectos en el organismo. Existen diferentes dispositivos para administrar la medicación, y es muy importante saber utilizarlos correctamente para que sean efectivos. No es raro ver niños cuyo asma no se controla simplemente porque no están realizando bien la técnica de administración.

Los medicamentos que más frecuentemente se usan en la edad pediátrica son los inhaladores presurizados o MDI, que en niños deben usarse siempre con cámara espaciadora. Es un error muy habitual emplear este tipo de dispositivo directamente en la boca, pero no se recomienda porque la medicación se expulsa tan rápido que 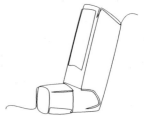 es difícil coordinar el disparo con la inspiración; por tanto, la medicación quedaría en la boca y la garganta. En los menores de 4 años utilizaremos la cámara con mascarilla, y los niños de 4-6 años, siempre que colaboren, usarán directamente la boquilla. Estos son los pasos para administrar la medicación con inhalador y cámara:

1. Quitar la tapa del inhalador.
2. Agitar enérgicamente en posición vertical.
3. Colocar el inhalador en la parte posterior de la cámara en posición vertical (en L).
4. Algunas cámaras de plástico, debido a su efecto electrostático sobre las partículas, deben impregnarse con 5-10 pulsaciones del aerosol antes de usarlas por primera vez y esperar unos minutos antes de su uso.
5. En niños menores de 4 años, colocar la cámara al niño. Situar la mascarilla bien ajustada y apretada (pero sin agobiar), de forma que se adapte perfectamente para cubrir solo la boca y la nariz, haciendo un buen sellado. Dar una pulsación de la medicación, manteniendo la cámara en posición horizontal.

Intentar que el niño respire lenta, profunda y suavemente, llenando bien los pulmones y contando unas 5 respiraciones (unos 10 segundos). Algunas cámaras disponen de una válvula que se mueve con la inspiración del niño y nos permite comprobar si lo estamos haciendo correctamente. Ten en cuenta que la medicación llegará mejor a los pulmones si el niño respira tranquilo que si está llorando; por eso es buena idea entretenerlo durante el proceso o hacer del momento como un juego. Hacerlo mientras el niño duerme puede que sea menos eficaz, ya que la respiración al dormir es más superficial y los padres, por miedo a despertar al niño, no ajustan bien la mascarilla a la cara del niño.

6. En niños mayores de 4 años, poner la boca alrededor de la boquilla haciendo un buen sellado, apretar el pulsador una vez con la cámara en posición horizontal y que respire con normalidad, inspirando y espirando despacio, realizando unas 5 inhalaciones.

7. En niños mayores de 6 años y que controlan bien la respiración, primero exhalar profundamente. Después poner la boca alrededor de la boquilla haciendo un buen sellado. Dar una pulsación con la cámara en posición horizontal y de inmediato hacer una inspiración lenta y mantenida, hasta llenar bien los pulmones. Aguantar la respiración al menos unos 5-10 segundos. De esta forma se facilita el depósito del medicamento en las vías respiratorias. Expulsar el aire lentamente por la boca. Repetir de la misma manera una vez más para vaciar la cámara por completo.

8. Si el niño tiene que hacer más de una inhalación, esperar 30 segundos —1 minuto para la siguiente dosis— y repetir los mismos pasos, agitando antes de cada pulsación. ¡No descargues múltiples pulsaciones a la vez!

9. Retirar el inhalador de la cámara y taparlo.

10. Enjuagar la boca con agua y la zona del contacto con la mascarilla.

11. Limpiar la cámara con agua tibia jabonosa al menos una vez al mes, desmontándola según las instrucciones del fabrican-

te. Dejar secar al aire, sin frotar, sobre una superficie limpia. Las cámaras se deben cambiar al menos cada 12 meses, revisándolas con frecuencia, sobre todo las válvulas. Si en casa hay varios niños que emplean la cámara para tomar la medicación, es mejor que cada uno tenga la suya para evitar contagios.

En mayores de 6 años podemos usar también los inhaladores de polvo seco, que son dispositivos que liberan la medicación cuando el niño realiza una inhalación. Son muy cómodos y fáciles de usar. A la hora de elegir el tipo de inhalador, debemos buscar el que mejor se adapte a las necesidades y preferencias del niño, y comprobar que sea capaz de usarlo correctamente.

¿El asma no tiene cura?

En la actualidad no existe una cura para el asma. No hay ningún medicamento que podamos dar y haga que mágicamente el niño no tenga más crisis. Con la medicación, con los cuidados correctos y evitando los factores desencadenantes, sí podemos ofrecer al niño una vida libre de síntomas. Aunque muchos niños dejan de tener crisis a medida que crecen, otros seguirán siendo asmáticos en la edad adulta. En el caso del asma alérgico, podemos ayudarnos de las «vacunas de la alergia». Se trata de un tratamiento que pretende disminuir el grado de sensibilización al alérgeno que da problemas al niño (por ejemplo, los ácaros o los pólenes).

APARATO CARDIOCIRCULATORIO

SÍNCOPE

Es una pérdida de conciencia brusca y breve. El niño se pone pálido, sudoroso, con sensación de mareo, debilidad y visión borrosa, y finalmente pierde la fuerza y se cae al suelo. Después se recupera rápidamente, en un par de minutos y sin dejar secuelas. A veces, cuando el niño pierde el conocimiento, se pueden producir dos o tres sacudidas de las extremidades. El síncope se produce por una disminución transitoria del flujo cerebral. Es como si fuera un mecanismo de defensa, ya que, como al cerebro no le llega suficiente sangre, «manda la orden» de tumbarse porque al estar acostado le llega más. Los síncopes son frecuentes en adolescentes y en el sexo femenino. En la mayoría de las ocasiones son benignos.

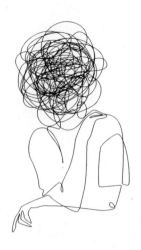

Existen diferentes tipos de síncopes en función de la causa que los provoque. El síncope neuromediado o reflejo es el más frecuente. Dentro de este grupo se encuentra el *síncope vasovagal*. Se puede producir por emociones (ansiedad, miedo, dolor), visión de sangre, calor, estar de pie durante mucho rato, levantarse rápido después de haber estado mucho tiempo sentado o acostado, deshidratación, ayunas... Otros síncopes que se incluyen dentro de este grupo son los que se producen con la micción, la defecación y la tos.

Dentro de los síncopes neuromediados, se incluyen los *espasmos del sollozo*, que ocurren entre los 6 meses y los 5 años. El ejemplo típico es el de un niño que con un enfado, rabieta, susto o golpe llora intensamente, de repente deja de respirar, «se priva», y empieza a ponerse morado. Finalmente, el niño rompe a llorar o pierde el conocimiento (espasmo del sollozo cianótico). Hay otro tipo, menos frecuente, en el que el niño se queda pálido, no morado (espasmo del sollozo pálido). ¿Qué se puede hacer cuando ocurren? Ante todo, no le grites, golpees, zarandees o le hagas el boca a boca. Simplemente intenta mantener la calma y transmite tranquilidad al niño. Se recuperará en unos segundos sin hacer nada especial. En cualquier caso, a pesar de lo angustiante que pueden resultar como padres, son benignos y desaparecen con la edad.

Existen también los síncopes de origen cardíaco. Son poco frecuentes, pero es importante identificarlos porque pueden ser la primera manifestación de una enfermedad del corazón potencialmente mortal. Se producen por alguna alteración cardiológica, como por ejemplo una arritmia.

Si conoces las situaciones que causan los desmayos, debes evitarlas o cambiarlas. Por ejemplo, el niño no debe incorporarse bruscamente cuando está sentado o tumbado, debe evitar estar de pie mucho tiempo y los ambientes calurosos o con aglomeraciones, y debe mantenerse bien hidratado especialmente si el día es caluroso y está realizando ejercicio físico. Si el niño se suele marear cuando le sacan sangre, adviértelo antes a la enfermera para que le tumbe durante la extracción. En el capítulo 8 te explico cómo actuar ante un síncope.

SOPLO CARDÍACO

Aunque el hecho de que nos digan que nuestro hijo tiene un soplo puede parecer algo preocupante, la verdad es que en la mayoría de las ocasiones no reviste mayor importancia. El soplo cardíaco no es más que un ruido producido por turbulencias o vibraciones generadas en el corazón o los grandes vasos sanguíneos y que podemos percibir por la auscultación.

El 50% de los niños presentarán algún soplo cardíaco en algún momento de su desarrollo, sobre todo entre los 2 y 6 años. El hecho de que encontremos un soplo no quiere decir que exista un problema en el corazón. Sin embargo, un recién nacido o un bebé con un soplo sí tiene más riesgo de cardiopatía.

Los *soplos inocentes o funcionales* son muy frecuentes en los niños. Son de bajo grado de intensidad, variables con el tiempo y con los cambios de postura, de modo que pueden aumentar en situaciones de anemia, con la fiebre o después del ejercicio. Además, no existen otros síntomas ni otros hallazgos en la exploración física del niño. No tienen ninguna importancia y lo habitual es que desaparezcan conforme el niño va creciendo. El niño puede hacer vida totalmente normal, sin ninguna limitación en su actividad física.

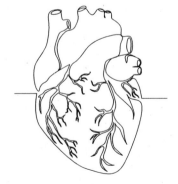

Los síntomas que nos deben alarmar en el caso de un bebé con soplo son estancamiento de peso, episodios de cianosis (coloración azulada de la piel), palidez, sudoración y fatiga con las tomas. Si son niños más mayores podremos valorar si existe dificultad respiratoria, dolor en el pecho con el ejercicio, síncopes, mareos o palpitaciones. Tendremos en cuenta, además, la historia familiar (antecedentes de cardiopatía congénita o muerte súbita en la familia).

DOLOR TORÁCICO

El dolor torácico o de pecho es el dolor localizado en el tórax. Suele generar bastante ansiedad en los padres, sobre todo al relacionarlo con los infartos que suceden en los adultos. Sin embargo, dolor torácico no es sinónimo de dolor cardíaco, y en los niños la mayoría de los casos tiene un origen benigno.

Es más frecuente en la adolescencia. La causa más común es la idiopática, es decir, no se sabe exactamente por qué se produce. Es un dolor tipo «pinchazos», a punta de dedo, que no suele ser muy intenso. En general es autolimitado y dura pocos minutos, pero puede repetirse a lo largo del día hasta 3 o 4 semanas. Mejora con el reposo y analgesia. El siguiente tipo más frecuente es el dolor osteomuscular, originado en ligamentos, músculos y huesos del tórax, por ejemplo, por un traumatismo o por uso excesivo (en relación con la tos, deporte...), o por la inflamación de las zonas de unión entre huesos y cartílagos. También puede estar causado por ansiedad o nerviosismo, por afecciones respiratorias como el asma o la neumonía, o digestivas como el reflujo o las gastritis. El dolor torácico que tiene su origen en una causa cardiológica es muy raro en niños.

Se debe consultar con el pediatra en estos casos:

➤ Dolor desencadenado con el ejercicio
➤ Dolor muy intenso
➤ Dolor asociado a mareo o pérdida de conocimiento
➤ Dolor prolongado en el tiempo (días, semanas) o que limita su actividad diaria
➤ Dolor asociado a palpitaciones o taquicardia

➤ Dolor asociado a fiebre, palidez, sudoración importante o dificultad para respirar
➤ Si el niño padece alguna enfermedad del corazón conocida
➤ Si en la familia hay antecedentes de enfermedades del corazón o muerte súbita

LA VISTA

ESTRABISMO

Se produce porque los ojos no se encuentran bien alineados. Están desviados y cada uno apunta en una dirección. Esto hace que cada ojo presente una imagen distinta al cerebro, y este, para no volverse loco, elimina o suprime las imágenes que provienen de uno de ellos para evitar ver doble; por tanto, uno de los ojos pierde gradualmente la capacidad de visión y se convierte en un «ojo vago». Es lo que se conoce como *ambliopía*. Otra consecuencia del estrabismo es la pérdida de la visión binocular (capacidad de ver en relieve), de la profundidad, del cálculo de distancias y de la visión en tres dimensiones.

El estrabismo puede estar producido por un mal funcionamiento de los músculos que mueven los ojos, defectos de refracción como la hipermetropía o la miopía, o por una mala visión en un ojo, ya que cualquier enfermedad capaz de producir un deterioro de la visión importante puede ser causa de estrabismo. De todos modos, la mayoría de los estrabismos son idiopáticos, es decir, no se encuentra un problema específico.

A veces el estrabismo es bastante evidente, y vemos que habitualmente el niño tiene los ojos torcidos. Puede que desvíe la cabeza hacia un lado para mirar algo fijamente. Otras veces puede ser más sutil. Un truco para saber si tiene los ojos bien alineados es mirar de frente al niño y que nos mire a los ojos. Si usamos una linterna, si todo está bien, veremos que el reflejo queda centrado en los ojos del niño. Lo mismo sucede en las fotos que hacemos con *flash*.

A veces el estrabismo puede ser intermitente y apreciarse solo en determinadas situaciones, como una enfermedad, el cansancio o un estrés importante para el niño. Esto es así porque el control del alineamiento ocular se produce en el cerebro y cualquier estado de «sobrecarga» puede descompensar el estrabismo.

El hecho de que un bebé «meta» un ojo puede ser normal hasta los 3 o 6 meses porque su sistema visual es todavía inmaduro. Si es una desviación fija, o esto ocurre más allá de esta edad, debemos consultar. Algo diferente es el «*pseudoestrabismo*», en el que parece que uno o ambos ojos están desviados, pero en realidad no es así. Ocurre en niños con los ojos achinados debido a la forma de sus párpados, o por un aumento de la distancia entre los ojos a causa de un puente nasal plano y ancho.

Es importante el diagnóstico precoz para que el tratamiento sea eficaz. El objetivo es evitar la pérdida de visión, recuperar la visión de ambos ojos y mejorar el aspecto estético. Esto es importante porque un estrabismo no detectado puede dar lugar a serios daños en la visión.

OJO VAGO

El ojo vago (o ambliopía) es la disminución de la visión de un ojo por falta de uso durante el periodo de desarrollo de la visión. Al nacer, el sistema visual no está formado por completo. A lo largo de los primeros años de vida, la visión se va desarrollando y se consolida alrededor de los 8 años, momento en que se adquiere el desarrollo definitivo. Para que ese desarrollo de la visión sea correcto, no debe existir ninguna alteración que impida su función, ya que, si no, el ojo detendrá su desarrollo e incluso puede perder gran parte de la visión conseguida. Al cerebro le llegan las imágenes de cada uno de los ojos. Si las que llegan de un ojo son «de mala calidad», el cerebro tiende a ignorar las imágenes que vienen de ese ojo. Por tanto, no se desarrolla y queda «vago». Si tardamos en diagnosticar y tratar el problema, ese déficit de visión se prolongará irremediablemente en la edad adulta, ya que solo podemos «enseñar a ver» al cerebro durante la infancia. De ahí la importancia del diagnóstico y el tratamiento precoces, idealmente antes de los 6-7 años.

Las causas más frecuentes son:

➤ El estrabismo.

➤ Los defectos de refracción: miopía, hipermetropía y astigmatismo. En concreto, cuando existe una mucha diferencia de dioptrías entre ambos ojos, de modo que solo se utiliza el ojo con menor defecto.

➤ Otras causas más raras son enfermedades oculares capaces de disminuir la agudeza visual como una catarata o ptosis palpebral (caída del párpado superior).

El tratamiento consiste en corregir la causa (el estrabismo, la miopía, la hipermetropía...) y hacer trabajar al ojo vago. Para ello se debe dificultar la visión del ojo bueno, de modo que el niño se vea obligado a usar el ojo vago y que este recupere la visión. Suelen utilizarse los parches, pero también existen otros métodos como la penalización, que es hacer que el ojo bueno vea borroso de forma intencionada para obligar a «trabajar» al ojo vago. Se pueden usar gotas que dilatan la pupila del ojo sano o bien una gafa con una graduación que no es exactamente la que necesita en ese ojo.

DEFECTOS DE REFRACCIÓN

Para entender los defectos de refracción, primero tenemos que entender qué es la refracción normal.

En un ojo sano o emétrope, sin alteración de refracción, los rayos de luz se enfocan en la retina, lo que da lugar a imágenes nítidas. Los defectos de refracción son la hipermetropía, la miopía y el astigmatismo. Por un mecanismo u otro, la imagen no se enfoca en la retina y las imágenes se perciben borrosas.

En los niños es necesario corregir los defectos ópticos cuanto antes para que desarrollen plenamente sus funciones visuales, ya que pueden ser la causa de dificultades en el colegio y, por tanto, de fracaso escolar, y para evitar el desarrollo de una ambliopía u ojo vago. No debemos esperar a que el niño nos diga «mamá/papá, no veo bien», porque si nunca ha visto adecuadamente no puede reconocerlo, así que debemos estar atentos. Cuanto más tarde se detecte el problema, más difícil será obtener buenos resultados tras el tratamiento.

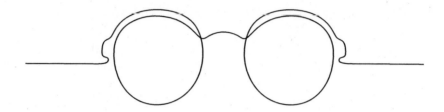

En la **hipermetropía** la imagen del objeto queda enfocada por detrás de la retina por dos motivos: o bien porque la longitud del ojo es menor (ojos pequeños) o bien porque el poder óptico del ojo es menor de lo normal. A nivel de la retina la imagen queda desenfocada y por eso se ve mal. Los niños con hipermetropía tienen peor visión de cerca, por lo que alejan los objetos para verlos mejor. En bebés y niños pequeños suele ser fisiológica (normal) y va desapareciendo con el crecimiento según aumenta la longitud del ojo.

En la **miopía** la imagen del objeto se enfoca por delante de la retina, bien sea porque la longitud del ojo es mayor (ojos grandes) o porque el poder óptico de la córnea y cristalino es excesivo. La miopía suele aparecer en la edad escolar, entre los 8 y 12 años, aunque puede afectar a niños más pequeños. Suele progresar debido a que la longitud del ojo aumenta con el crecimiento y no suele estabilizarse hasta la edad adulta. Tiene un importante componente hereditario, por lo que, si uno o ambos padres son miopes, el niño tendrá más riesgo de serlo. No hay una forma de evitar la progresión de la miopía, aunque se recomienda la actividad al aire libre para favorecer la visión de lejos.

En el **astigmatismo** la imagen del objeto queda desenfocada a nivel de la retina porque el sistema óptico del ojo no es perfectamente esférico. Esto provoca que la imagen llegue distorsionada a la retina, en varios puntos, y puede hacerlo por delante o por detrás. Puede ocurrir de forma aislada, o asociarse a miopía o hipermetropía, y también tiene un componente hereditario. En los niños el astigmatismo puede variar con el crecimiento, aunque estas variaciones son pequeñas, y permanece relativamente estable a lo largo de la vida.

¿CÚANDO SOSPECHAR QUE EL NIÑO NO VE BIEN?

> ➤ Se acerca mucho los objetos o los libros a los ojos para ver mejor
> ➤ Tiene dificultad para ver los objetos a distancia, como las señales de tráfico o la pizarra
> ➤ Tiene dolores de cabeza, que tienden a empeorar durante el día, o tras un esfuerzo visual
> ➤ Muestra cansancio ocular, el niño nota malestar o incomodidad sin saber a qué se debe
> ➤ Rechaza leer, escribir o pintar
> ➤ A veces tiene los ojos rojos o picor ocular
> ➤ Entrecierra los ojos para ver algo lejano
> ➤ Lagrimea o parpadea con frecuencia
> ➤ Le molesta mucho la luz del sol (fotofobia)
> ➤ Guiña un ojo en exceso
> ➤ Inclina la cabeza para ver mejor
> ➤ Parece que tuerce los ojos
> ➤ El rendimiento escolar es bajo
> ➤ Hay antecedentes familiares de miopía, hipermetropía y astigmatismo

En cualquier caso, a veces el niño puede tener algún problema en la visión y no dar síntomas evidentes. Por eso se recomienda una primera valoración por el oftalmólogo hacia los 3 o 4 años.

¿SERÁ CÁNCER?

DOLORES DE CRECIMIENTO

Tu hijo se queja de que le duelen las piernas. ¿Es preocupante? ¿Será que está creciendo? Los llamados «dolores de crecimiento» existen, aunque quizá su nombre no es el más adecuado, ya que no se sabe muy bien por qué se producen y tampoco hay constancia de que el crecimiento sea la causa como tal. Tampoco coinciden con los periodos de crecimiento rápido ni se localizan en las zonas de crecimiento de los huesos. Son totalmente benignos, aunque muchas veces como padres es lógico que nos preocupen. Lo realmente importante de los dolores de crecimiento es diferenciarlos de otras afecciones que sí pueden ser importantes, como tumores, leucemia o enfermedades reumáticas.

Generalmente, es un dolor que ocurre por la noche. El niño empieza a quejarse de repente de dolor, que puede ser ligero o ser tan intenso que le haga llorar o despertarle si estaba durmiendo. Suele ser un dolor profundo y difuso, de forma que el niño no es capaz de localizarlo en una zona concreta. Las zonas que suele señalar son las pantorrillas, la parte delantera de los muslos o detrás de las rodillas, pero no directamente sobre las articulaciones. Se queja de las dos piernas a la vez, aunque no tiene que ser exactamente de la misma zona en ambos lados. Cuando observamos las piernas del niño, no vemos nada aparente. Al día siguiente ya no tiene dolor y puede hacer sus actividades normales. Hay días en que le duele, pero luego puede estar tiempo (días o meses) sin volver a quejarse. Suelen aparecer con mayor frecuencia los días que ha realizado una actividad física intensa, y entre los 3 y 13 años (aunque pueden durar hasta la adolescencia, con periodos libres de síntomas).

Para el diagnóstico generalmente basta con conocer los síntomas que tiene el niño y la exploración física, sin que sea necesaria ninguna prueba. En caso de duda, puede realizarse una analítica de sangre o una radiografía para descartar otras enfermedades.

Debemos preocuparnos cuando:

➤ El dolor se localiza siempre en la misma pierna o en el mismo punto, y el niño lo señala «a punta de dedo».
➤ El dolor es muy intenso, persistente o cada vez va a más.
➤ Le duele al levantarse y persiste durante el día.
➤ Interfiere en la actividad habitual del niño.
➤ No cede con analgesia o necesitamos recurrir a ella con mucha frecuencia.
➤ El niño cojea.

➤ El dolor está localizado en las articulaciones o tiene una articulación enrojecida o inflamada.

➤ Se asocia a otros síntomas como pérdida de peso, sudoración nocturna excesiva, fiebre, cansancio, debilidad...

Cuando aparecen dolores de crecimiento, hay que tranquilizar al niño. Podemos darle un masaje en las piernas o aplicar calor. En casos puntuales, se puede administrar una dosis de ibuprofeno o paracetamol. También puede ser útil estirar los músculos antes y después de hacer deporte y antes de irse a dormir.

ADENOPATÍAS O GANGLIOS

Los ganglios linfáticos son una parte de nuestro sistema inmunológico que se encarga de «fabricar las defensas» y luchar contra las infecciones y otras enfermedades. Se palpan con frecuencia en niños y adolescentes sanos. Cuando existe un aumento del tamaño y/o la consistencia de los ganglios linfáticos, hablamos de adenopatías. Esto quiere decir que nuestras defensas están trabajando de forma activa. Son normales cuando son pequeños, blandos, elásticos, no duelen, son móviles y se desplazan bien cuando los movemos con los dedos. Las localizaciones más frecuentes son el cuello y la ingle. Se consideran aumentados de tamaño cuando los ganglios en la axila y el cuello son mayores de 1 cm, y cuando los de la ingle son mayores de 1,5 cm.

En los niños la mayoría de las adenopatías son benignas, secundarias a infecciones respiratorias, sobre todo debidas a virus (catarros, faringoamigdalitis...). Suelen desaparecer de forma espontánea en el transcurso de unas semanas. También pueden estar causadas por enfermedades como el hipotiroidismo, la enfermedad de Kawasaki, linfomas o leucemias, y por fármacos. En cualquier caso, estas causas son menos probables, aunque posibles. Aunque la presencia de adenopatías suele preocupar a los padres porque lo relacionan con el cáncer, lo normal es que se deban a un proceso vírico o bacteriano.

Debemos consultar en estos casos:

➤ Ganglios de consistencia muy dura, como una piedra, o con dificultad para moverlos.

➤ Aparición de signos inflamatorios en esa zona (calor, tumefacción, enrojecimiento, dolor); en este caso, hablamos de *adenitis cervical*.

➤ Tamaño mayor de 2 cm.

➤ Tiempo de evolución superior a 4 semanas o con un aumento progresivo.

➤ Presencia de ganglios palpables en la zona justo por encima de la clavícula o en la axila.

➤ Asociación con otros síntomas: pérdida de peso, fiebre de más de una semana de duración, dolor de articulaciones, tos, palidez, pérdida de apetito, sudoración nocturna, cansancio, dificultad para respirar, dificultad para tragar...

➤ Aparición de la adenopatía tras la picadura o mordedura de un animal (garrapata, gato...).

CÁNCER INFANTIL

El cáncer infantil es una enfermedad muy infrecuente. Cada año se diagnostican en España unos 1000 casos en menores de 14 años. A pesar de ello, constituye la segunda causa de muerte infantil a partir del año de edad después de los accidentes. Es una enfermedad devastadora para el niño y su familia, que deberá afrontar una etapa de lucha y múltiples retos. Durante los últimos años, debido a las mejoras en el diagnóstico y el tratamiento de cáncer infantil, la supervivencia de estos niños ha aumentdo hasta un 80%. Los tumores malignos más frecuentes son las leucemias, seguidos de los tumores del sistema nervioso central y los linfomas.

A menudo el cáncer infantil se manifiesta con síntomas muy generales e inespecíficos, que a veces se confunden con otras enfermedades banales y frecuentes en los niños. Por ello, conocer cuándo debemos preocuparnos y cuándo consultar con nuestro pediatra es importante, ya que un diagnóstico precoz mejora el pronóstico de la enfermedad. Estos son los signos que nos deben alertar:

- ➤ Palidez, cansancio, malestar
- ➤ Pérdida de apetito y de peso
- ➤ Fiebre prolongada sin causa aparente
- ➤ Sudoración nocturna excesiva
- ➤ Petequias (puntos rojos en la piel que no desaparecen a la presión), sangrados (epistaxis, sangrado de encías) o hematomas no justificados
- ➤ Adenopatías localizadas (persistentes o progresivas, de más de 2 cm, adheridas o duras, no dolorosas, o de localización supraclavicular o axilar) o adenopatías generalizadas
- ➤ Dolor de cabeza de aparición reciente y progresivo, que despierta por la noche, con vómitos de predominio matutino
- ➤ En bebés, fontanela anterior abombada o aumento del perímetro craneal
- ➤ Dolor persistente de huesos o de las articulaciones
- ➤ Reflejo pupilar blanco, estrabismo de nueva aparición o cambios en la agudeza visual
- ➤ Deterioro del rendimiento escolar, cambios de comportamiento y/o de conducta no explicables por otras causas o pérdida de los hitos del desarrollo
- ➤ Distensión abdominal progresiva

Cuando aparece alguno de estos signos de alarma es conveniente consultarlo con el pediatra, aunque sin obsesionarse, ya que en la mayoría de las ocasiones al final no será nada grave.

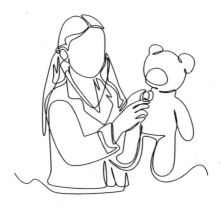

7

INFECCIONES HABITUALES
DE LOS NIÑOS

CATARRO O RESFRIADO COMÚN

La infección respiratoria de vías altas es la enfermedad más frecuente en los niños, ya que ellos son especialmente susceptibles por la falta de desarrollo de inmunidad ante la mayor parte de los virus causantes y por la baja memoria inmunológica en las edades tempranas de la vida. El resfriado común está producido por un amplio número de virus (hasta más de 200). Los rinovirus son la causa más frecuente, aunque también son producidos por coronavirus, el virus respiratorio sincitial, adenovirus, enterovirus, influenza...

Los catarros son más frecuentes en otoño e invierno. Y esto es así porque los virus sobreviven mejor a bajas temperaturas. Además, tendemos a estar más tiempo en sitios cerrados, como las aulas, lo que facilita que los virus circulen y se propaguen con facilidad. ¡Los catarros no ocurren porque los niños «se enfríen»! No aparecen por estar sin chaqueta, por andar con los pies descalzos, por exponerse a una corriente de aire, sudar o por beber bebidas frías. Esto son falsos mitos. Lo que sí es cierto es que el frío puede disminuir la eficacia de los mecanismos inmunitarios de la nariz y facilita la colonización de la mucosa por virus respiratorios, así que el frío probablemente sí ejerza algún papel en el desarrollo de los catarros.

El gran número de virus que causan esta enfermedad, y su capacidad para mutar, imposibilita el desarrollo de una inmunidad «para siempre». Es decir, podemos contagiarnos varias veces por los mismos virus.

Síntomas del catarro

- Mucosidad nasal, que inicialmente puede ser «agüilla» y progresivamente volverse más espesa, sin ser esto significado de sobreinfección bacteriana.
- Obstrucción nasal, especialmente en bebés.
- Tos, inicialmente no productiva y posteriormente acompañada de expectoración.
- Estornudos, lagrimeo y congestión ocular.
- Dolor de garganta, especialmente en los niños mayores.
- Fiebre, más frecuente en niños de entre 3 meses y 3 años. La fiebre puede ser muy elevada y durar hasta 72 horas.
- En los niños más pequeños puede existir también afectación del estado general, rechazo de la ingesta y decaimiento.

La gripe y el catarro muchas veces se confunden porque los síntomas pueden ser muy parecidos. Aunque ambas enfermedades están producidas por virus, la gripe se caracteriza por fiebre alta de inicio súbito que suele durar más días (hasta 5) y por producir más afectación: mucho malestar general, dolores musculares o de articulaciones (el niño dice que «le duele todo»), dolor de cabeza y menor sintomatología respiratoria que incluso puede estar ausente. En los catarros el moco nasal y la tos son los síntomas principales. Además, la fiebre de la gripe suele presentarse antes de los síntomas catarrales, mientras que en el resfriado suele ser al revés.

La duración del catarro oscila entre los 4 y 10 días. Después suele quedar una tos residual, sobre todo nocturna, que puede durar has-

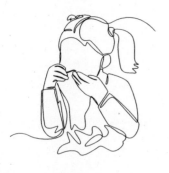

ta tres semanas, sin que signifique que exista sobreinfección. A veces, durante este tiempo de convalecencia, existe una nueva infección, por lo que da la falsa sensación de que hay un empeoramiento, cuando realmente se trata de un proceso diferente.

¿Tu hijo está siempre con mocos? Puede ser normal. Hay que tener en cuenta que los niños, sobre todo en su más tierna infancia, pueden tener hasta 8 o 9 catarros al año. Considerando que la mayor parte de estas infecciones se producen durante los meses fríos y que pueden durar más de dos semanas, tenemos los mocos asegurados todo el año hasta el verano.

¿Qué hacer ante un catarro? El mejor tratamiento del resfriado común es no utilizar fármacos. Para tratar la obstrucción nasal pueden usarse lavados nasales con suero. Tienen una doble función: por una parte, arrastrar la mucosidad nasal que obstruye la vía aérea y, por otra, hidratar el moco, haciendo que sea más fácil expulsarlo al exterior. Se pueden realizar tantas veces como sea necesario, y son especialmente recomendables antes de comer, para que el niño pueda comer mejor, y antes de dormir, para que tenga un mejor descanso.

Para hacer un lavado nasal, usaremos suero fisiológico, con una concentración de sal del 0,9%. Cuando hay mucha congestión puede optarse por suero hipertónico, con mayor contenido en sal, generalmente entre 2,3% y 3%. Aunque no hay consenso sobre cuál es la mejor forma de hacer un lavado nasal, se suele recomendar hacerlo con jeringuilla. De esta forma nosotros podemos regular la presión con la que lo realizamos.

No hay unas cantidades establecidas de suero para cada lavado. Como referencia, en los niños menores de 6 meses podemos usar unos 2 ml y en los mayores, 5 ml, a repartir entre los dos orificios. También dependerá del tipo de lavado que hagamos. Si lo que queremos es hidratar el moco, utilizaremos menos cantidad y lo aplicaremos de forma lenta. En cambio, si lo que queremos es movilizar el moco, entonces usaremos más cantidad y lo haremos con más firmeza (pero nada de hacerlo bruscamente).

La forma de realizar el lavado nasal variará en función de la edad del niño. En bebés pequeños, que todavía no tengan un buen control del cuello, lo haremos acostados boca arriba. Giraremos la cabeza del bebé hacia un lado y le introduciremos el suero por el orificio nasal que quede arriba. Luego colocaremos la cabeza del niño hacia el otro lado y haremos lo mismo por el otro orificio nasal, que de nuevo quedará arriba. En niños más mayores es mejor que esté sentado, y la persona que lo hace debe situarse detrás. Haremos lo mismo: primero el lavado por un orificio y, luego, por el otro, con la cabeza ligeramente inclinada hacia delante y con la boca abierta.

¿Utilizamos después un aspirador nasal o «sacamocos»? Pues, aunque su uso está bastante extendido, no es recomendable porque puede irritar la mucosa nasal, además de que, dependiendo de la presión que efectuemos, podemos facilitar la aparición de otitis.

Las medidas posturales son también importantes. De noche, al estar acostado, el moco cae desde la nariz hacia la garganta, y produce el reflejo de la tos (es la tos por goteo nasal posterior). Para evitarlo, simplemente podemos colocarle para dormir en una posición semiincorporada (30 grados). Para ello, en los niños menores de 2 años podemos poner una toalla o una almohada fina por debajo del colchón. En los niños mayores de 2 años, simplemente usaremos su almohada, colocándola también por debajo de los hombros. Con este simple truquito podemos aliviar la dichosa tos nocturna de los catarros. El uso de humificadores es controvertido y, en general, se prefiere evitar su uso porque requieren un buen mantenimiento para evitar la contaminación por hongos y ácaros.

¿Y los remedios caseros? Un truco «de la abuela» que podría resultar efectivo es la ingesta de miel para la tos. Se propone como cantidad orientativa 2,5 ml para niños de entre 1 y 5 años, 5 ml para los que tienen 6 y 11 años, y 10 ml para los mayores de 12 años. Su administración es a demanda. Debe evitarse en los menores de 1 año por riesgo de botulismo. La cebolla cortada en la habitación donde duerme el niño es un remedio muy extendido en nuestro país, pero la realidad es que no hay estudios que demuestren su efectividad.

Ningún estudio ha demostrado la eficacia de los jarabes para tratar los catarros. Los mucolíticos, anticatarrales, descongestivos, antihistamínicos, antitusígenos y demás fármacos similares no se ha visto que sean de mucha ayuda. Es más, pueden incluso producir efectos secundarios indeseables sin ningún beneficio añadido, sobre todo en los niños más pequeños; por eso no se recomiendan en menores de 6 años, y especialmente en menores de 2.

Ningún estudio ha demostrado la eficacia de los jarabes para tratar los catarros

Los antibióticos no son necesarios de entrada. Como hemos visto, los catarros o resfriados comunes son producidos por virus, y los antibióticos son fármacos que «matan» bacterias, por lo que no nos serán de utilidad.

Usados de forma incorrecta, lo que conseguiremos es crear resistencias bacterianas, de modo que cuando los necesitemos de verdad, no nos resultarán útiles.

Cabe señalar que el moco verde no es indicativo de que el niño necesita antibiótico. Este color se produce porque las «defensas» que se encuentran en el moco, técnicamente llamadas *leucocitos*, producen enzimas, unas sustancias que se encargan de eliminar los «bichos» que le están atacando. Así que, lejos de significar que la infección se ha complicado, es la evolución normal de un cuadro catarral: primero el moco es transparente, pasa por un color blanco o amarillo y, finalmente, adquiere un color verde.

Para evitar los catarros, la medida más eficaz es el lavado de manos frecuente. Los productos que dicen «aumentar las defensas» tampoco han demostrado su eficacia, ni los suplementos de vitaminas. Lo ideal es tomar las vitaminas a través de la dieta, en el contexto de una alimentación sana y equilibrada.

SINUSITIS

La sinusitis aguda es una inflamación y/o infección de la mucosa que recubre los senos paranasales. Generalmente se produce como complicación de un catarro, ya que existe una continuidad entre la mucosa que recubre las fosas nasales y los senos, de modo que se acumula moco en estos últimos. Aproximadamente entre el 6% y el 13% de los episodios de rinosinusitis viral en niños se complica con una sobreinfección bacteriana. En otras ocasiones, el origen de la inflamación es alérgico, es decir, por una rinitis alérgica. La rinosinusitis viral se resuelve habitualmente sin tratamiento en 7-10 días.

El cuadro típico es un catarro que dura más de lo normal, es decir, un catarro de más de 10 días de duración que no mejora. El niño presenta mucho moco, obstrucción nasal, tos seca o productiva persistente que se presenta durante todo el día (que especialmente empeora al acostarse y a primera hora de la mañana) y mal aliento. También puede manifestarse como un empeoramiento del catarro, con aparición de más moco, tos diaria y aparición o reaparición de la fiebre. La cefalea o el dolor en la cara (frente, pómulos o detrás de los ojos) es más frecuente en niños mayores o adolescentes y rara en niños más pequeños.

Generalmente, suelen ser leves y se resuelve de forma espontánea solo con tratamiento de los síntomas:

- Analgesia (paracetamol / ibuprofeno), aunque preferiremos ibuprofeno porque además tiene efecto antiinflamatorio.
- Lavados nasales con suero.
- Vaporterapia, pero solo se ha visto útil si se realizan 3 o 4 sesiones al día de 10-15 minutos.
- Evitar el humo del tabaco y evitar el aire extremadamente frío o aire seco.
- Puede ser necesario el uso de un antibiótico y los espráis nasales con corticoides, sobre todo en caso de niños con rinitis alérgica.
- Otros medicamentos como los descongestivos, los mucolíticos o los antihistamínicos no están indicados para la sinusitis aguda.

BRONQUIOLITIS

Es el primer episodio de infección respiratoria que afecta a los bronquiolos, la vía pequeña del aparato respiratorio, en niños menores de 2 años. Los bronquiolos se inflaman y se llenan de moco, lo que hace que se produzca una obstrucción a la entrada de aire y da lugar a los «pitidos» o sibilancias que los pediatras escuchamos con el fonendoscopio. Incluso los padres los podéis escuchar si acercáis el oído al pecho de vuestros hijos.

Se trata de una infección producida por virus, y el agente causal más frecuente es el virus respiratorio sincitial (VRS), responsable de un 50-80% de los casos, seguido por el rinovirus. Suele cursar como brotes epidémicos todos los años entre los meses de noviembre y abril, con una incidencia máxima entre enero y febrero. Es una enfermedad muy frecuente en los bebés, ya que 1 de cada 3 lactantes la padecen durante su primer año de vida. Es especialmente frecuente entre los 2 y 6 meses de edad y la causa más frecuente de hospitalización en los menores de 1 año.

Inicialmente parece un cuadro catarral: aparece moco nasal, congestión, tos leve y, a veces, fiebre o febrícula. De forma progresiva, y generalmente a partir del segundo o tercer día, la tos empeora y puede aparecer dificultad respiratoria, que podemos diferenciar de la respiración normal porque al niño se le marcan las costillas al respirar, o respira «levantando» el abdomen. Además, la respiración se vuelve más rápida y agitada. Muchas veces también rechaza las tomas debido a la fatiga, sobre todo los bebés más pequeños. El peor momento de la enfermedad suele ocurrir entre el quinto y séptimo día y, a partir de entonces, se va mejorando gradualmente. Las bronquiolitis suelen tener una duración de unas dos semanas, pero la tos puede durar incluso hasta 3 o 4 semanas.

Lamentablemente, hoy en día no hay ningún tratamiento eficaz para combatir esta infección, y el tratamiento estará dirigido a aliviar los síntomas. Por tanto, serán fundamentales medidas de soporte y cuidados generales:

- Hacer lavados nasales con suero salino fisiológico.
- Posición semiincorporada, unos 30 grados, y no tumbada en horizontal.
- Buena hidratación, ofreciendo líquidos de forma frecuente, y alimentar sin forzar. Son preferibles las tomas más pequeñas, pero más frecuentes.
- En caso de fiebre, se pueden dar antitérmicos.
- Evitar el humo del tabaco en casa y mantener un ambiente bien ventilado y tranquilo.

No está recomendado el uso de nebulizaciones con suero, corticoides, antibióticos ni la humidificación ambiental. En algunos casos, se puede valorar el uso de broncodilatadores como el salbutamol, ya que algunos niños sí que mejoran con ellos. Los jarabes mucolíticos, expectorantes, anticatarrales o antitusígenos no están indicados y pueden ser perjudiciales. Los antibióticos son solamente útiles en caso de infección bacteriana, por lo que en este caso no desempeñan ningún papel, ya que son infecciones producidas por virus.

Estos son los signos de alarma que debemos vigilar:

- Dificultad respiratoria: respiración muy agitada o rápida, las costillas se marcan, se hunde el hueco del cuello que hay encima del esternón, se mueve mucho el abdomen... En los bebés más pequeños, esta dificultad respiratoria puede no ser tan evidente, y pueden aparecer apneas (pausas largas en la respiración).
- Color azulado alrededor de los labios.
- Rechazo de la alimentación o vómitos: es normal que el niño coma menos de lo habitual durante el proceso, pero si come menos de la mitad de lo habitual, tiene vómitos o tiene el pañal seco durante más de 12 horas, es aconsejable acudir al pediatra.
- Mal estado general, decaimiento, somnolencia o irritabilidad difícil de calmar.

Consejos para prevenir la bronquiolitis

- Lavarse las manos con frecuencia.
- Limpiar y desinfectar las superficies y objetos expuestos.
- Evitar el contacto con personas con catarro, especialmente en menores de 3 meses. Para un adulto, la infección puede ser un simple resfriado, pero en el bebé, sobre todo en los más pequeños, la enfermedad puede ser mucho peor. Si el contacto es inevitable, además del lavado de manos, valorar el uso de mascarilla.
- Evitar la exposición al humo del tabaco. El humo del tabaco empeora la evolución de las bronquiolitis, así como de otros cuadros de bronquitis de repetición como en caso del asma. Así pues, es preferible no fumar en casa.
- Promover la lactancia materna, ya que es un factor protector contra esta enfermedad.

Los niños que han pasado una bronquiolitis tienen más riesgo de sufrir episodios similares, es decir, tener episodios de tos con pitos en el pecho y/o dificultad respiratoria asociados a catarros o infecciones respiratorias. Aunque en la práctica a veces se llaman «bronquiolitis» a los distintos episodios, técnicamente se denomina de esta manera solo el primer episodio; los siguientes episodios se denominan «asma del lactante», «bronquitis» o «hiperreactividad bronquial». Suelen ocurrir los primeros 3 o 4 años de vida, sin que esto signifique que el niño será asmático. Sí que es cierto que hay un grupo de niños, genéticamente predispuestos, que podrían desarrollar asma posteriormente. Si las crisis son muy repetidas, a veces se puede poner medicación que ayuda a prevenirlas, de modo que, aunque no previene las recaídas al 100%, puede espaciarlas y/o hacerlas menos graves.

GRIPE

La gripe es una enfermedad infecciosa que cursa en forma de epidemias anuales durante los meses más fríos del año. Afecta fundamentalmente a niños, sobre todo de 0 a 4 años.

Los síntomas más frecuentes son fiebre alta, tos, mocos, dolor de garganta, dolor de cabeza, malestar general, dolores musculares generalizados y, a veces, también vómitos y diarrea. En los bebés más pequeños se puede presentar como fiebre sin foco o con síntomas más inespecíficos, como pausas en la respiración (apneas) y rechazo del alimento. Suele durar entre 3 y 5 días y tener una evolución benigna. Las complicaciones de la gripe más frecuentes en niños son otitis, neumonía, bronquitis o bronquiolitis.

El tratamiento de la gripe es sintomático, es decir, su fin es aliviar los síntomas de la enfermedad:

- Mantener hidratado al niño: ofrecer líquidos con frecuencia.
- Administrar antitérmicos y analgésicos como el paracetamol o el ibuprofeno si la fiebre le produce malestar general.
- Hacer reposo. No es conveniente dar al niño un analgésico y mandarlo al colegio ni a lugares concurridos. Es bueno que se

quede en casa para recuperarse, y así también evitamos contagios.

Para saber qué hacer con la tos y el moco, no dudes en consultar el apartado sobre los catarros. Recuerda que los antibióticos no son útiles, a no ser que se produzca una sobreinfección, como una neumonía o una otitis media. La gripe es producida por virus, y los antibióticos solo son útiles en el tratamiento de infecciones causadas por bacterias.

Las señales de alarma por los cuales deberemos acudir al pediatra son:

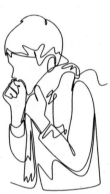

- Fiebre en menores de 3 meses.
- Fiebre alta y mantenida durante más de 3-5 días.
- Mal estado general o decaimiento.
- Aparición de manchas en la piel que no desaparecen al estirarla.
- Dolor de cabeza intenso.
- Signos de dificultad respiratoria: respiración más agitada, se marcan las costillas al respirar, pitos en el pecho...
- La tos no mejora o empeora con el paso de los días.

Para prevenir la gripe y evitar contagios, lo ideal es aislar al niño si está enfermo y no llevarlo al colegio, parques o lugares donde pueda contagiar a otras personas. Es conveniente evitar aglomeraciones. Al toser o estornudar, enséñale al niño a taparse la boca con un pañuelo desechable o con el codo (no con la mano). Si tosemos en la mano y luego se la damos a alguien, le estaremos contagiando. Es útil también limpiar y desinfectar a menudo los juguetes y las superficies de espacios comunes, sobre todo si ha habido algún enfermo en el entorno familiar o en la escuela infantil. Por último, es importante la vacunación. Cada año se escoge una vacuna en función de la previsión del tipo de virus de la gripe que circulará, y a finales de octubre/principios de noviembre se pone en marcha la campaña de vacunación. Debemos recordar que los virus de la gripe mutan de un año a otro, y, por tanto, a pesar de haber padecido la enfermedad no nos volvemos inmunes. Lo mismo ocurre con la vacuna: deberemos vacunarnos todos los años para asegurar la protección.

LARINGITIS AGUDA

Es una inflamación de la laringe, una parte de la vía aérea que se encuentra debajo de la garganta.

Se caracteriza por una tos que recuerda a un perro o una foca. Es una tos metálica o «perruna» que permite a los pediatras diagnosticar al niño nada más entrar en la consulta. El inicio de los síntomas suele ser gradual, comenzando con moco nasal, tos leve y fiebre. Progresa en horas, apareciendo la afonía debido a la inflamación de las cuerdas vocales, o el estridor, un ruido que se produce al coger el aire cuando la vía aérea se estrecha y que se hace más evidente cuando el niño llora o se agita. Es típico que empeore durante la noche.

Es una enfermedad infecciosa producida por virus, por lo que es más habitual durante el otoño e invierno. Puede aparecer en más de una ocasión y no está relacionada con las alergias. Es típica de niños pequeños, de entre 6 meses y 3 años, aunque puede aparecer a cualquier edad.

Además de las laringitis por virus, existe el *crup espasmódico*, que se caracteriza por la aparición de forma súbita durante la noche de tos perruna, asociada a afonía y a veces estridor, y sin que se acompañe de otros síntomas típicos de los catarros como fiebre o moco. Afecta a niños de la misma franja de edad y también algo más mayores, hasta los 6 años. No suele asociarse a virus, tiene una clara predisposición familiar y suele darse en niños con antecedentes de atopia y/o alergia. Es muy característico que los niños presenten estos episodios de forma recurrente, pero suelen ser de curso benigno.

En caso de laringitis, lo ideal es mantener un ambiente tranquilo, calmando al niño y evitando que llore, corra o se agite, porque pueden empeorar sus síntomas. Mantendremos al niño sentado o incorporado. En la cama podemos elevar un poco la cabecera. Aunque existe la experiencia general de que sacar al niño a la ventana para tomar el aire frío, o incluso mantenerlo en el cuarto de baño con los grifos del agua caliente abiertos, es beneficioso, la realidad es que no existe evidencia científica para la recomendación de respirar aire fresco o humedad ambiental.

Los medicamentos que se usan son los corticoides orales, que reducen la inflamación de la laringe. En algunos casos moderados o graves, se opta por los corticoides y la adrenalina nebulizados. En caso de fiebre o malestar utilizaremos ibuprofeno o paracetamol. En caso de moco nasal, optaremos por lavados nasales con suero.

Es normal que el niño tenga menos apetito. No le forzaremos a comer y le ofreceremos líquidos frescos. Se debe evitar fumar en casa. El tabaco puede empeorar la tos del niño.

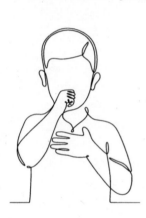

Al ser un proceso vírico, los antibióticos no serán útiles, al igual que los jarabes para la tos. El salbutamol solo será útil cuando exista también una afectación de los bronquios, que es lo que se conoce como *laringotranqueo-bronquitis*.

La mayoría de las laringitis son leves y de buen pronóstico. Lo habitual es que se resuelvan en unos días, si bien la tos puede persistir durante 2 o 3 semanas. Sin embargo, deberemos acudir a urgencias si observamos estos signos de alarma:

- Dificultad respiratoria: el niño respira cada vez más deprisa, se le marcan las costillas al respirar, mueve mucho el abdomen, se le hunde el pecho o estira el cuello
- Si aparece sonido al respirar o estridor, sobre todo si se percibe cuando el niño está tranquilo y no solo cuando está llorando
- Dificultad para tragar o babeo excesivo
- Labios azulados
- Niño decaído, somnoliento, con malestar general o irritable

La otitis media aguda (OMA) es la inflamación y presencia de moco en la parte media del oído, es decir, detrás del tímpano. Suele ocurrir como complicación de un catarro. La secuencia típica es un niño con mucho moco en la nariz, que al cabo de unos días empieza con dolor de oído. La otitis media está causada por bacterias, como el *Streptococus pneumoniae* o el *Haemophilus influenzae*.

El síntoma más común es el dolor de oído, que generalmente aparece de repente por la noche. El niño despierta llorando desconsolado, no consigue dormir bien y por el día está más irritable de lo normal. A veces los niños se tiran de las orejas hacia abajo o se las frotan con las manos. Puede aparecer supuración o salida de líquido del oído, que suele seguirse típicamente de un alivio o desaparición del dolor. Pueden aparecer también otros síntomas más inespecíficos como fiebre, vómitos, diarrea o rechazo de la alimentación. Los niños mayores pueden quejarse de que no oyen bien.

Hay que tener en cuenta que el dolor de oído no implica que necesariamente exista una otitis media, ya que también puede ocurrir en otras enfermedades como la otitis externa, una faringitis o un flemón dentario.

En la otitis media, como vimos, hay una inflamación y presencia de moco en el oído medio. Cuando hay síntomas agudos que se producen por la presencia de ese moco, hablamos de *otitis media aguda*. Cuando no hay

La otitis media es una enfermedad que cura espontáneamente en la mayoría de los casos

síntomas, entonces hablamos de *otitis media secretora* o con derrame (es lo que antes se conocía como otitis serosa). Por último, tenemos las *otitis externas*, en las que se infecta e inflama una parte distinta del oído, el conducto auditivo externo. Aunque el dolor de oído es común para ambos tipos de otitis, en la otitis externa es muy típico el dolor al tirar de la oreja o apretar el oído.

El tratamiento en caso de otitis media es la analgesia pautada cada 6-8 horas, con paracetamol o ibuprofeno. En general, preferimos este último porque también tiene una acción antiinflamatoria. Hay que tener en cuenta que la otitis media es una de las causas más frecuentes de prescripción antibiótica en niños. En realidad, no es necesaria siempre, ya que es una enfermedad que cura espontáneamente en la mayoría de los casos; por eso al principio puede tratarse solo con un analgésico y observar la evolución en las siguientes 24-48 horas. Daremos antibiótico desde el principio a los niños más pequeños, si hay supuración del oído, si no mejora con analgesia pautada en 48 horas, en caso de sintomatología grave (fiebre de más de 39 °C, dolor de oído intenso, afectación del estado general...), cuando es una otitis de ambos oídos o si hay antecedente de otitis recurrentes. Otros tratamientos como los antihistamínicos, los mucolíticos y los descongestivos carecen de eficacia.

Debemos acudir a urgencias en estos casos:

- Mal estado general, somnolencia, decaimiento o irritabilidad
- Dolor de cabeza intenso o vómitos continuos
- Aparición de un área enrojecida, inflamada y dolorosa detrás de la oreja, que empuja el pabellón auricular hacia delante
- No tolerancia oral del antibiótico (lo vomita)
- Persistencia de fiebre o dolor después de 48 horas
- Rechazo total de los alimentos

¿Tu hijo tiene muchas otitis? Hablamos de *otitis media aguda de repetición* cuando se producen 3 o más episodios de otitis en 6 meses o menos, o 4 o más en 12 o menos meses, siempre que el último de los episodios se haya producido en los últimos 6 meses. En estos casos, sería aconsejable una valoración por el especialista en otorrinolaringología, pero en casa puedes seguir los siguientes consejos para prevenirlas.

Consejos para prevenir la otitis media

- Favorecer la lactancia materna, ya que tiene un efecto protector frente a muchas infecciones, como las otitis.
- Evitar la exposición al humo del tabaco.
- Administrar los biberones en posición incorporada.
- Evitar el uso del aspirador nasal.
- Restringir el uso del chupete en niños mayores de 6 meses a los momentos de conciliación del sueño y retirada absoluta a partir de los 10 meses.
- Disminuir el número de infecciones respiratorias mediante el lavado de manos o la exclusión al menos temporal del niño de la escuela infantil.
- Tener el calendario vacunal al día, ya que hay algunas bacterias que causan otitis como el *Streptococcus pneumoniae* y el *Haemophilus influenzae*, o virus como la gripe, para los que tenemos vacunas.

OTITIS EXTERNA

La otitis externa es una inflamación y/o infección del conducto auditivo externo. El principal síntoma es el dolor, que puede ser muy intenso y empeora típicamente al tirar de la oreja o al apretar delante del oído (es lo que se llama *signo del trago*). No suele acompañarse de fiebre. Lo más frecuente es que afecte solo a un oído.

La causa es infecciosa. En la mayoría de las ocasiones, las otitis externas son producidas por bacterias (*Pseudomona aeruginosa* y *Staphylococcus aureus*), aunque ocasionalmente también pueden ser causadas por hongos (*Candida*). Hay factores que favorecen su aparición, sobre todo el exceso de humedad en el conducto auditivo y las temperaturas cálidas. Son más frecuentes en verano, porque al llegar el calor, los niños pasan mucho tiempo «a remojo» en la piscina o en la playa, combinación perfecta para que se produzcan las otitis externas (por eso a este tipo de otitis también se le conoce como «otitis del nadador» o «otitis de las piscinas»). También influyen factores como la exposición a agua contaminada, la limpieza excesiva del oído, el uso de bastoncillos, o tener la piel del conducto muy seca o con eccemas.

Las otitis externas precisan antibiótico en gotas que se aplica directamente en el conducto auditivo durante una semana. Es fundamental el uso de un analgésico como el ibuprofeno o el paracetamol. En algunos casos, sobre todo cuando hay mucho exudado, puede ser necesaria la limpieza del conducto auditivo en la consulta por parte del médico. Es importante que durante esos 7 días no se moje los oídos, ya que la humedad impide que la infección se resuelva adecuadamente.

Para prevenir las otitis externas, seca cuidadosamente el conducto auditivo después del baño, utilizando la punta de la toalla. Evita la limpieza excesiva. Es mejor no usar bastoncillos, ya que con ello lo único que conseguimos es empujar el cerumen hacia dentro del conducto, haciendo que se compacte y se formen tapones. Cuando las otitis externas son muy frecuentes, se pueden aplicar unas gotas de ácido acético al 2% o alcohol boricado al salir de la piscina, dado que al reducir el pH del conducto auditivo se impide la proliferación de las bacterias. Aunque se suelen recomendar los tapones para los oídos, la realidad es que la utilidad de su uso es controvertida. Algunos expertos recomiendan mejor el gorro porque ciertos tapones pueden irritar el conducto auditivo y predisponer a la otitis.

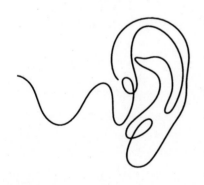

Si a tu hijo le duele el oído, es conveniente acudir al médico para que lo explore mediante un otoscopio. Él determinará qué tipo de otitis tiene y te dará el tratamiento más adecuado. Mientras tanto, y hasta que no lo vea el pediatra, le puedes dar un analgésico para calmar el dolor. Si ya está recibiendo tratamiento y el dolor no mejora en 2 o 3 días, se debe consultar nuevamente.

La gastroenteritis aguda (GEA) es una inflamación de la mucosa del estómago e intestino. La causa más frecuente son las infecciones. Son producidas sobre todo por virus (norovirus, rotavirus y adenovirus son los más habituales), aunque también pueden ser causadas por bacterias (*Salmonella, Campylobacter...*) o parásitos (*Giardia lamblia*).

Hay también otras causas menos frecuentes de diarrea, como son las infecciones no digestivas (una otitis media o una infección de orina, por ejemplo) y causas no infecciosas: alergia a las proteínas de leche de vaca, intolerancia a la lactosa, enfermedad celiaca, enfermedad inflamatoria intestinal, fibrosis quística, empleo de medicamentos (laxantes, antibióticos) o la diarrea crónica inespecífica (trastorno funcional, generalmente transitorio).

El síntoma principal de la gastroenteritis son las heces de menor consistencia (blandas o líquidas) y/o en mayor número. Las características de las deposiciones pueden variar en función de la causa; son acuosas en las diarreas producidas por virus, mientras que presentan sangre y moco en las causadas por bacterias. Otros síntomas son fiebre, náuseas, vómitos y dolor abdominal de tipo cólico (el dolor va y viene). En general, es un proceso que se resuelve solo, habitualmente antes de 7 días, y no suele durar más de 2 semanas.

En cuanto a las complicaciones, la más importante es la deshidratación. Cuando más pequeño es el niño, más riesgo existe. La forma más eficaz y precisa de valorar el grado de deshidratación de un niño es determinando el porcentaje de pérdida de peso. En cualquier caso, hay otros signos en los que nos podemos fijar para valorar si nuestro pequeño está deshidratado: boca seca y pastosa, ojos hundidos, ojeras, ausencia de lágrimas al llorar, extremidades frías, decaimiento, micciones escasas o fontanela hundida (en bebés cuya fontanela permanece abierta).

RECOMENDACIONES PARA TRATAR UNA GASTROENTERITIS

- **Soluciones de rehidratación oral**. Es el pilar más importante en el manejo de la diarrea aguda en la infancia. Se pueden comprar en farmacias, y las hay de multitud de sabores, adaptándose a los distintos gustos de los niños. Una vez que el niño vomita, esperamos unos 20-30 minutos para que el estómago repose. Después debe iniciarse lentamente, con 5 ml cada 2-5 minutos en pequeñas cantidades, por ejemplo, con una jeringa, sin forzar, para ir aumentando progresivamente la cantidad según lo vaya tolerando. Si el niño vuelve a vomitar, hay que dejar reposar el estómago media hora, para volver a intentarlo posteriormente. Los sueros de rehidratación oral tienen unas características que los hacen ventajosos con respecto a otros líquidos: tienen una baja osmolaridad y una concentración de sales adecuada para reemplazar las pérdidas producidas por la diarrea. Estas condiciones no la cumplen las soluciones caseras, las bebidas de cola o las bebidas de uso deportivo como el famoso Aquarius, que se da tantas veces a los niños con gastroenteritis. El Aquarius, de hecho, puede aumentar la diarrea por su elevada osmolaridad y escasez de electrolitos. Por otro lado, los vómitos pueden producir hipoglucemia, que da lugar a un aumento de cuerpos cetónicos en la sangre, lo que estimula todavía más el vómito. El uso de soluciones azucaradas en la gastroenteritis en las que predominen los vómitos y no la diarrea puede ayudar a romper este círculo vicioso.
- **Reintroducción precoz de la alimentación**. En cuanto cesen los vómitos, se recomienda reiniciar la alimentación tan pronto como sea posible (no esperar más de 4-6 horas). Elegiremos una dieta adecuada para la edad, sin restricciones y sin forzar, con ingestas frecuentes y ligeras, especialmente en niños pequeños. No se recomienda una dieta blanda o «astrigente», es una recomendación obsoleta. Se puede tomar una dieta normal, eso sí, evitando alimentos muy grasos o alimentos muy ricos en azúcares simples. Los cereales (como arroz y pan),

patata, verduras, frutas, huevos, carnes magras, pescados y lácteos fermentados se suelen tolerar sin problema en la mayoría de los casos. Se trata de una dieta sin restricciones, pero con sentido común.

- No es necesario retirar los lácteos o la lactosa si el niño los tolera bien. Solo se retira bajo indicación médica ante la sospecha de intolerancia a la lactosa (por ejemplo, ante una diarrea prolongada o bien ante síntomas compatibles, como heces explosivas acuosas, ácidas y con irritación importante del área perianal).
- En caso de alimentación con lactancia materna, esta se puede mantener sin problema. Se ha demostrado en distintos estudios científicos que la leche materna disminuye la intensidad y duración de la gastroenteritis.
- En caso de alimentación con fórmula, se ofrecerá con mayor frecuencia. Nunca se debe diluir ni rebajar la leche ya que puede ser perjudicial para el bebé.
- En general, el uso de antibióticos no está indicado, y solo se recomienda en casos seleccionados de gastroenteritis bacterianas.
- Para cortar los vómitos, hoy en día solo se ha visto efectivo el uso de ondansetrón, pero únicamente se emplea en el ámbito hospitalario. Otro tipo de jarabes que antes se usaban para este fin dejaron de usarse en niños por sus efectos secundarios.
- Algunos estudios sugieren que los probióticos podrían ser un complemento para acortar la duración de las gastroenteritis y disminuir el número de deposiciones, sobre todo si se utilizan lo antes posible en el curso de la enfermedad (idealmente, en los primeros 5 días). Los que tienen mayor evidencia científica son *Lactobacillus rhamnosus GG*, *Saccharomyces boulardii* y *Lactobacillus reuteri*.

Debemos acudir al médico si aparecen los siguientes signos de alarma:

➤ Episodios de diarrea abundante y muy numerosos
➤ Vómitos continuos o rechazo a tomar líquidos

➤ Dolor de abdomen importante
➤ Diarrea con sangre, heces de color blanco o negro intenso
➤ Vómitos de bilis (líquido verdoso), como café molido o con sangre
➤ Signos de deshidratación

FARINGITIS

Es una infección que cursa con fiebre e inflamación de la zona de la faringe y amígdalas. Podemos ver la garganta roja, inflamada, con exudado o «placas», úlceras o vesículas.

Los responsables de este cuadro pueden ser virus o bacterias. De forma general, entre el 75% y 80% de las faringoamigdalitis son víricas, aunque cuanto más pequeño sea el niño con más probabilidad se tratará de una infección viral, de modo que en menores de 2 o 3 años la infección bacteriana es rara. De las bacterias que causan amigdalitis, la más frecuente es el *Streptococcus pyogenes*, y es más típica en niños en edad escolar y adolescentes.

Las faringoamigdalitis víricas suelen tener un inicio progresivo. La presencia de moco nasal, afonía, tos, conjuntivitis, diarrea o aftas/vesículas/úlceras en la garganta es más sugestivo de infección por virus. En cambio, las faringoamigdalitis bacterianas tienen un inicio más brusco. Asocian fiebre más elevada, inflamación de los ganglios del cuello, dolor de garganta intenso, petequias en el paladar y úvula (que reciben el nombre de *enantema*) y, a veces, náuseas, vómitos, dolor abdominal y cefalea.

A simple vista, es difícil saber cuándo la infección es por virus o por bacterias. Por eso podemos coger una muestra de la garganta con un bastoncillo y analizarla. Para ello tenemos dos tipos de pruebas: el test rápido de antígenos, del que tenemos el resultado en 10 minutos, y el cultivo, que tarda unas 48 horas, pero es incluso más fiable, y se puede usar cuando el test rápido es negativo, pero la sospecha de que sea una infección bacteriana es alta.

La **escarlatina** es un tipo de faringoamigdalitis bacteriana asociada a una erupción característica y es debida a una cepa de *Strepto-*

coccus pyogenes que produce una toxina. A pesar de su nombre, es lo mismo que una faringoamigdalitis pero que se acompaña de manchas en la piel. Los síntomas son fiebre de inicio súbito que suele durar entre 3 y 5 días, dolor de garganta y amígdalas rojas con exudado blanquecino o «placas», punteado rojo en el paladar (petequias) y ganglios en el cuello inflamados y dolorosos. Pueden aparecer también vómitos, dolor de barriga, malestar general y cefalea. A las 12-48 horas de iniciarse los síntomas, aparece la erupción en la piel característica: de color rojizo intenso (escarlata), áspero al tacto («piel de gallina» o papel de lija) y más acentuado en los pliegues (axilas, ingles). Suele empezar en el cuello y la cara, y se caracteriza por enrojecimiento de las mejillas, respetando el triángulo nasolabial, es decir, alrededor de la nariz y los labios. Después se extiende al resto del cuerpo, de arriba hacia abajo. La lengua tiene aspecto muy rojo, «aframbuesado».

En el caso de que se trate de una infección viral, el tratamiento es sintomático. Ayudaremos al niño a encontrarse mejor con analgésicos como el paracetamol o el ibuprofeno. Por el contrario, si se trata de una infección bacteriana, sí estaría indicado el tratamiento antibiótico. Los antibióticos actúan únicamente contra las bacterias, no actúan sobre los virus. Recuerda: tener «placas» o infección en la garganta no es sinónimo de necesitar antibiótico. En caso de tratarse de una infección bacteriana, es necesaria la exclusión escolar hasta que el niño haya tomado el antibiótico durante 24 horas y ya esté sin fiebre.

Cuando las faringoamigdalitis bacterianas son muy frecuentes o severas, puede valorarse quitar las amígdalas mediante cirugía (*amigdalectomía*). En las faringoamigdalitis de repetición con test o cultivo siempre negativos, se debe considerar el diagnóstico de *síndrome de PFAPA* (fiebre periódica, adenopatías, faringitis y aftas).

HERPANGINA

La herpangina es una infección de la garganta producida por virus de la familia Coxsackie A. Afecta sobre todo a menores de 4 años, aunque puede presentarse en cualquier grupo de edad.

Los síntomas son fiebre de aparición brusca, malestar general y dolor de garganta importante, por eso muchas veces no quieren comer. En la garganta aparecen unas pequeñas vesículas, que luego se convierten en úlceras. Al ser un proceso vírico, se cura solo en unos 4 o 5 días.

El tratamiento se basa en aliviar los síntomas. En caso de fiebre o dolor, dar paracetamol o ibuprofeno. Hay que asegurar una buena hidratación y ofrecer pequeñas cantidades de líquidos de forma frecuente. Es mejor ofrecer alimentos blandos, que sean fáciles de masticar y tragar, idealmente fresquitos o templados.

ENFERMEDAD MANO BOCA PIE

La enfermedad mano boca pie es una infección causada por enterovirus, dentro de los cuales el más frecuente es el Coxsakie A16. Aunque puede afectar a cualquier edad (incluso a adultos), es más habitual en menores de 5 años.

Suele iniciarse con fiebre durante 1 o 2 días, acompañada de un cuadro catarral leve y malestar general. Lo más característico es la aparición posterior de pequeños granitos o pequeñas ampollas en las manos y en los pies, sobre todo en el dorso, pero que también puede afectar a palmas y plantas. Pueden aparecer también alrededor de la boca y en otras localizaciones, como en nalgas (de hecho, sería mejor llamarla enfermedad mano boca pie «culo»). Dentro de la boca aparecen aftas en las encías, lengua, paladar o en el interior de las mejillas que suelen ser bastante dolorosas. Las lesiones de la piel suelen desaparecen a los 5-10 días sin dejar cicatrices.

Es muy habitual que, tras 5 o 6 semanas de infección, las uñas de las manos y los pies se despeguen y se caigan, sin que el niño tenga dolor. No hay motivo por el que preocuparse; las uñas volverán a crecer con normalidad.

El tratamiento será sintomático, ya que la enfermedad se resuelve por sí sola. Si aparece fiebre acompañada de malestar o dolor, podemos administrar paracetamol o ibuprofeno. Podemos utilizar geles orales para aliviar las molestias relacionadas con las úlceras que aparecen en la boca, las encías y la lengua.

Es muy importante mantener al niño bien hidratado, ofreciéndole líquidos de forma frecuente. Es habitual que el niño rechace el alimento debido a las molestias y el dolor de la boca y al tragar. Elegiremos alimentos blandos (papillas, purés, cremas...) o alimentos o bebidas frías. Evitaremos alimentos salados, picantes, ácidos o muy calientes, ya que pueden empeorar la sintomatología.

El periodo de contagio se produce sobre todo al inicio de la enfermedad, por lo que no hay necesidad de aislamiento y no se considera una causa de exclusión escolar. Los niños pueden propagar el virus incluso antes de empezar a tener síntomas, y puede eliminarse a través de las heces semanas después de que los síntomas desaparezcan. En general, si el niño se encuentra bien, está sin fiebre, no tiene ampollitas abiertas (están ya secas) y come y bebe con normalidad, podría ir al colegio sin problema.

EXANTEMA SÚBITO

El exantema súbito, también llamado roséola o sexta enfermedad, es una infección producida por un virus, el herpes virus 6. Afecta principalmente a los niños entre los 6 meses y los 2 años.

Tiene una forma de evolución muy característica que hace que *a posteriori* sea muy fácil de reconocer por los pediatras. Primero aparece fiebre, sin causa aparente, y se mantiene en valores altos durante 2 o 4 días. A continuación, la fiebre desaparece y en el cuerpo aparecen muchas manchitas rosadas de pequeño tamaño. Al principio salen en el tronco, pero, en poco tiempo, se extienden al cuello y raíz de extremidades. Al cabo de dos o tres días se desvanecen, lo que indica su curación. Como ocurre con otras enfermedades producidas por virus, no existe un tratamiento específico; es decir, tal y como viene, se va. Los únicos fármacos que pueden ser necesarios son los antitérmicos.

MEGALOERITEMA O «ENFERMEDAD DE LA BOFETADA»

También llamado eritema infeccioso o quinta enfermedad, se trata de una afección producida por un virus, el parvovirus B19. La edad de mayor incidencia es entre los 5 y 14 años.

Suele ser leve en la mayoría de los casos. Los síntomas iniciales son febrícula, malestar general, dolores musculares, picor o dolor de garganta y dolor de cabeza. En días posteriores aparece de repente el enrojecimiento de ambas mejillas (como si hubieran abofeteado al niño, de ahí su nombre), con sensación de calor o ardor en la cara. A continuación, aparece una erupción en tronco y extremidades, que puede picar un poco, y se extiende dejando un aspecto reticulado o de «encaje de bolillos». Este exantema puede aparecer y desaparecer en las siguientes 1-4 semanas, sobre todo ante la exposición a la luz solar, el calor o el ejercicio, por lo que se recomienda evitarlos. Los niños se recuperan sin problema, aunque, en algunos casos, puede aparecer inflamación o dolor en las articulaciones durante unos días, como en rodillas, manos, pies, muñecas y tobillos.

No requiere ningún tratamiento específico, por lo que el niño puede llevar vida normal. Se pueden administrar analgésicos o anti-piréticos como el paracetamol o el ibuprofeno para tratar la fiebre o el malestar. En caso de picor se pueden emplear antihistamínicos.

MONONUCLEOSIS INFECCIOSA O «ENFERMEDAD DEL BESO»

La mononucleosis es una enfermedad infecciosa provocada por el virus Epstein-Barr. Se le conoce también como «enfermedad del beso», porque se transmite a través de las gotitas de saliva y es frecuente en adolescentes y adultos jóvenes, aunque puede ocurrir a cualquier edad.

Los síntomas más habituales de la mononucleosis son:

- Fiebre casi siempre alta, que puede prolongarse hasta 1 o 2 semanas, con afectación del estado general.
- Dolor de garganta intenso; amígdalas inflamadas, rojas y con «placas» blanquecinas o grisáceas.
- Aumento del tamaño de los ganglios linfáticos (adenopatías); lo más frecuente es que aparezcan en el cuello, pero también pueden aparecer en otras zonas.
- Erupción en la piel, sobre todo si se administran antibióticos como la amoxicilina.
- Inflamación y aumento de tamaño de hígado y bazo.
- Dolor de barriga, cefalea, párpados hinchados, mucho cansancio y falta de apetito.

No requiere ningún tratamiento específico, únicamente el sintomático (ibuprofeno o paracetamol) y guardar reposo. Es habitual que el cansancio y la pérdida de apetito persistan durante unas semanas.

VARICELA

La varicela es la infección por el virus varicela-zóster, una enfermedad muy contagiosa. Desde la introducción de la vacuna en los calendarios de vacunación, cada vez vemos menos casos.

El periodo de incubación de la varicela es de unos 14 días. Aparece fiebre, malestar general y una erupción de la piel que pica mucho y que es muy característica. Primero aparecen unas granitos rojos, que se convierten en vesículas con líquido transparente en su interior. Después se empiezan a secar y aparecen costras. Durante los primeros días pueden seguir saliendo vesículas, por lo que podemos ver a la vez vesículas y costras (por eso se llama «exantema en cielo estrellado»). Suele resolverse en unos 7 o 10 días. Los niños vacunados, sobre todo con una sola dosis, pueden tenerla también, aunque de forma más leve.

El niño contagia desde el primer o segundo día antes de la aparición de la erupción hasta que todas las lesiones de la piel se han convertido en costra. En ese momento el niño podrá hacer vida normal y

volver al colegio. Es importante evitar el contacto con personas susceptibles como recién nacidos, mujeres embarazadas, adultos que no
hayan pasado la enfermedad e inmunodeprimidos.

Generalmente, es una infección benigna y de curso leve. La complicación más frecuente es la sobreinfección bacteriana de la piel,
aunque pueden aparecer otras como neumonía, encefalitis (inflamación del cerebro) o hepatitis (inflamación del hígado). Tras la infección, el virus queda latente en nuestro organismo y puede reactivarse
años después. Es lo que se conoce como *herpes zóster*, y puede producirse a cualquier edad. Se caracteriza por la aparición de unas vesículas agrupadas en racimos sobre una base rojiza que evolucionan
a costras. Suelen localizarse en el tórax, siguiendo el trayecto de uno
o varios nervios.

El tratamiento es sintomático: antihistamínico por boca para el
picor, buena higiene de la piel y las uñas bien cortas para evitar la
sobreinfección, aporte de líquidos adecuado, y paracetamol en caso
de fiebre o malestar general. En caso de que sea época de sol, no te
olvides de la fotoprotección para evitar que queden marcas en la
piel.

MENINGITIS

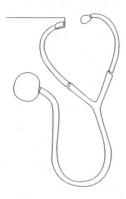

La meningitis es la inflamación de unas capas
que envuelven el cerebro y la médula espinal,
las meninges. En la gran mayoría de los casos
se producen por una infección. Podríamos
decir, simplificando un poco, que existen dos
tipos de meningitis: las «buenas», que son
producidas por virus, y las «malas» o bacterianas.

Las meningitis producidas por virus son
relativamente frecuentes. Los síntomas más
comunes son dolor de cabeza, fiebre y vómi-
tos. En la mayoría de los casos la evolución es buena y se resuelven
solas sin complicaciones ni secuelas. En cambio, las meningitis bac-

terianas son menos frecuentes, pero mucho más graves. Tienen una mortalidad del 10% y las secuelas ocurren en un 40% de los casos (sordera, amputaciones...). El número de estas infecciones ha disminuido de forma importante durante los últimos años gracias a las vacunas. Hoy en día, la bacteria más habitual causante de meningitis en niños es el meningococo, en concreto, el meningococo B. Esta bacteria puede causar una meningitis (inflamación de las meninges) o una sepsis (presencia de la bacteria en la sangre).

Los síntomas de la meningitis pueden variar con la edad:

- **En bebés y niños menores de 2 años**: fiebre, malestar general, palidez, rechazo de las tomas, fontanela abombada, llanto inconsolable, irritabilidad exagerada o, por el contrario, somnolencia y decaimiento.
- **En niños más mayores**: fiebre, dolor de cabeza intenso, vómitos, rigidez de nuca (imposibilidad para doblar completamente el cuello hacia delante), molestias con la luz, somnolencia o irritabilidad.

Puede aparecer una erupción en la piel en forma de manchas rojovioláceas que no desaparecen cuando presionamos o estiramos la piel (petequias).

Al principio, los síntomas de la meningitis pueden ser similares a las de cualquier otra infección, lo que dificulta el diagnóstico. Por ello es importante estar pendiente de los signos de alarma y consultar de forma urgente si aparecen, ya que la progresión de la enfermedad suele ser muy rápida.

El diagnóstico de confirmación de la meningitis se realiza mediante una punción lumbar. Así se obtiene una muestra de líquido cefalorraquídeo para analizar si existe infección y realizar un cultivo para conocer el germen responsable (virus o bacteria).

Las meningitis virales solo precisan tratamiento sintomático con analgésicos y guardar reposo al menos unos días, en posición sentada o tum-

Al principio, los síntomas de la meningitis pueden ser similares a los de cualquier otra infección

bada, y evitar esfuerzos. Por otro lado, las meningitis bacterianas se tratan con antibiótico intravenoso, que debe iniciarse lo antes posible.

INFECCIÓN DE ORINA

Se trata de una infección que afecta a cualquiera estructura desde la uretra hasta los riñones. Hablamos de infección urinaria baja o *cistitis* cuando afecta a la uretra y/o la vejiga, y de infección urinaria alta o *pielonefritis* cuando afecta a los uréteres y al riñón.

La infección de orina suele estar producida por bacterias, especialmente la *Escherichia coli*, la responsable del 70-80% de los casos, una bacteria que se encuentra en las heces y que, por proximidad a la uretra, sube hacia la vejiga. Es más frecuente en las niñas, por tener una uretra más corta (excepto en el primer año de vida, cuando es más frecuente en los varones).

Una infección de orina en un bebé puede dar síntomas de lo más inespecíficos: fiebre, irritabilidad, decaimiento, rechazo de las tomas, vómitos o poca ganancia de peso. A medida que el niño crece, los síntomas se van pareciendo más a los del adulto: escozor o molestias al orinar, sensación de urgencia o micciones más frecuentes, pero de poca cantidad, escapes, dolor en la parte baja del abdomen o en la región lumbar...

El diagnóstico se basa, en primer lugar, en la recogida de una muestra de orina para hacer un análisis rápido con una tira de orina, que podemos hacer en el propio centro de salud. Sin embargo, la prueba definitiva de que existe una infección de orina es un cultivo, un estudio que comprueba si existen bacterias en la orina, pero cuyo resultado tarda entre 48 y 72 horas.

Las infecciones de orina se tratan con antibiótico y lo más frecuente es su administración por vía oral. Sin embargo, puede ser necesario tratamiento intravenoso y, por tanto, ingreso hospitalario, en función de la edad del niño o la existencia de problemas previos en el riñón.

En determinadas situaciones, sobre todo en el caso de los niños más pequeños, puede ser necesario realizar alguna prueba más, como la ecografía o la cistografía, para descartar problemas que favorezcan la aparición de infecciones de orina, como pueden ser las malformaciones renales o urológicas y el reflujo vesicoureteral (reflujo de orina desde la vejiga hasta los uréteres y, a veces, hasta los riñones). Puede ser necesario también realizar una gammagrafía renal, útil para detectar posibles cicatrices en el riñón tras una infección de orina. En cualquier caso, en la mayoría de los casos la evolución es favorable.

8

URGENCIAS HABITUALES.
PRIMEROS AUXILIOS

ATRAGANTAMIENTO. ASFIXIA

El atragantamiento es uno de los grandes miedos de muchas familias, sobre todo durante el inicio de la alimentación complementaria. Independientemente del tipo de alimentación que elijamos para nuestro bebé, BLW o triturados, es conveniente saber reconocer un atragantamiento y saber cómo actuar en esa situación. Puedes salvar una vida.

El atragantamiento es la obstrucción de las vías respiratorias por un cuerpo extraño, de forma que no deja que el aire entre o salga de los pulmones con normalidad. Si la obstrucción es completa o casi completa, hay riesgo de muerte por asfixia.

Es conveniente saber reconocer un atragantamiento y saber cómo actuar en esa situación

Hay que saber diferenciar entre una arcada y un atragantamiento. El reflejo de la arcada es un mecanismo normal de protección de la vía aérea. Gracias a él, la comida vuelve hacia delante, de modo que el niño puede seguir masticando o escupir. Forma parte del aprendizaje del bebé cuando está iniciando la alimentación complementaria. Así pues, ante una arcada, mantén la calma. No des golpes en la espalda del bebé. Suele gestionar él solo las arcadas sin problema.

Un atragantamiento es distinto. El niño está comiendo o se entretiene con algún objeto en la boca, como un juguete. De pronto, se produce un acceso brusco de tos con sensación de ahogo. El niño se lleva las manos al cuello y tose intensamente. A veces se acompaña de dificultad para hablar o respirar, palidez o color morado de los labios, o incluso puede dejar de respirar y perder el conocimiento.

¿QUÉ HACER?

Si el niño está **consciente y tose con fuerza**, puede respirar, hablar y llorar y tiene buen color, colocar en posición incorporada, animar a que siga tosiendo y vigilarlo hasta que se resuelva el atragantamiento. No está recomendado dar golpes en la espalda ni intentar extraer el cuerpo extraño a ciegas (podemos introducirlo más y empeorar la situación). Tampoco hay que zarandear al niño.

En cambio, si el niño está **consciente y la tos es débil** o inefectiva, es incapaz de respirar o hablar o se pone azul, pedir ayuda (llamar al 112 o al número de emergencias). Mirar la boca del niño y extraer el objeto con la mano solo si es visible y accesible, con el dedo en posición de gancho, de atrás hacia delante, sin empujarlo hacia dentro. Después, realizar maniobras para desobstruir la vía aérea, que serán diferentes en función de la edad del niño.

En menores de 1 año, poner al niño en el antebrazo boca abajo y dar 5 golpes en la zona alta de la espalda (entre las dos escápulas) con el talón de la mano. Si con ello no se soluciona, darle la vuelta y hacer 5 compresiones en la zona media del pecho con 2 dedos, por debajo de la línea que une ambos pezones.

En niños mayores de 1 año, dar 5 golpes secos en la espalda. Si con ello no se resuelve, hacer 5 compresiones en el abdomen (maniobra de Heimlich): ponerse detrás del niño, situarse a su altura si él está de pie, rodear al niño con los brazos y apretar el abdomen hacia dentro y ligeramente hacia arriba, como en forma de J. Esto lo haremos 5 veces.

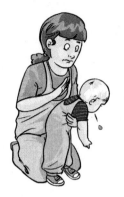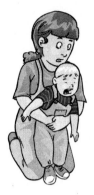

Es necesario repetir las maniobras (observar la boca, 5 golpes en espalda y compresiones torácicas o abdominales en función de la edad) hasta que el niño expulse el objeto y pueda respirar o hasta que se quede inconsciente.

Si el niño se queda **inconsciente**, entonces hay que empezar a hacer maniobras de reanimación cardiopulmonar (RCP).

PARADA CARDIORRESPIRATORIA. REANIMACIÓN CARDIOPULMONAR

Cuando ocurre una parada cardiorrespiratoria, el niño está inconsciente, no respira y no tiene signos de vida (no responde a estímulos, está muy pálido o morado, no se mueve, no hace nada).

¿QUÉ HACER?

➤ Iniciar inmediatamente las maniobras de reanimación cardiopulmonar (RCP). Primero debemos comprobar que estamos en un lugar seguro para el niño y el adulto. Si existe algún peligro, mover a un lugar seguro.

➤ Comprobar si responde. Arrodillarse al lado del niño, hablarle, darle pellizcos y observar si emite algún sonido, mueve alguna parte del cuerpo o respira. Pedir ayuda sin separarse del niño.

➤ Colocar al niño boca arriba sobre una superficie dura y empezar con la secuencia de reanimación:

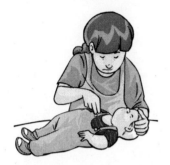 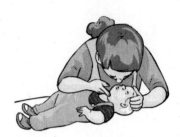

Abrir la vía aérea: Para ello, realizar la maniobra frente-mentón (con una mano en la frente y la otra en la barbilla, inclinar la cabeza un poco hacia atrás). Comprobar si respira (ver si mueve el pecho, sentir el aire). Si no respira, dar 5 insuflaciones boca a boca en niños o boca-boca/nariz en bebés (la boca del reanimador debe abarcar boca y nariz). Comprobar si hay signos de vida y, si no se aprecian, iniciar compresiones torácicas. Presionar fuerte y rápido en el pecho. Para saber qué ritmo seguir, es útil pensar en la canción *Stayin' alive*. Repetir el ciclo de 30 compresiones y 2 insuflaciones hasta que el niño responda o llegue el servicio de urgencias.

➤ En caso de atragantamiento, cada 2 minutos mirar en la boca y sacar el cuerpo extraño con el dedo en forma de gancho si es accesible, y comprobar respiración y signos vitales. Si existen, parar la RCP y poner al niño en posición lateral de seguridad.

FIEBRE

Se trata de un síntoma que consiste en un aumento de la temperatura superior a 38 grados. La fiebre es igual para todos. Da igual que el niño sea de «temperatura baja»: si tiene 37, no es fiebre.

El aumento de la temperatura corporal no es más que una herramienta que tiene nuestro organismo para defenderse, ya que aumenta la eficacia de nuestro sistema inmunitario, dificulta el crecimiento bacteriano y la replicación viral. Así pues, lejos de ser nuestra enemiga, puede resultar incluso nuestra aliada.

La causa más frecuente de fiebre son las infecciones, sobre todo las producidas por virus. Sin embargo, la fiebre no es siempre sinónimo de infección. Por ejemplo, la ropa excesiva, la temperatura ambiental elevada o el ejercicio físico intenso pueden aumentar la temperatura corporal. Asimismo, algunas vacunas pueden también incrementarla tras su administración (en las primeras 24-48 horas en el caso de vacunas inactivadas, o incluso 5-12 días después, en el caso de las atenuadas como triple vírica o varicela).

¿CÓMO TOMAR LA FIEBRE?

La fiebre puede tomarse en muchos sitios, y en función de dónde la tomemos debemos tener en cuenta unas particularidades. La temperatura rectal es la que mejor se relaciona con la temperatura central o interior de nuestro cuerpo. Sin embargo, no es una zona muy cómoda (sobre todo en niños mayores) y podemos hacer daño al niño; por eso no se recomienda habitualmente. Otra zona fiable es la oral, poniendo el termómetro debajo de la lengua. Sin embargo, los niños pequeños no suelen colaborar. Así pues, finalmente la forma más fácil y práctica es tomar la temperatura debajo de la axila, aunque es algo menos fiable.

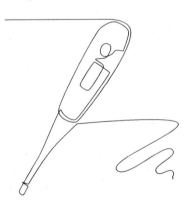

Para saber si un niño tiene fiebre, no utilices la mano, siempre usa el termómetro para comprobarlo. En el mercado hay a la venta muchos tipos de termómetros, por lo que a veces surge la duda de cuál es el más fiable. Los termómetros de oído y los infrarrojos que se toman en la frente no son muy fiables y no se correlacionan del todo bien con la temperatura real. Los más fiables son los de mercurio, pero ya no se comercializan por la posibilidad de toxicidad al romperse. Muy parecidos son los de galistán, que, aunque son muy fiables, el problema es que al ser de vidrio son frágiles y pueden romperse. Además, requieren de unos minutos (entre 2 y 4) para ofrecer la medición. Otros métodos como los termómetros en los chupetes o las apps para móviles no han demostrado buena correlación. Por tanto, al final, lo que solemos recomendar por su practicidad son los termómetros digitales.

SI TIENE FIEBRE ALTA, ¿ES PERJUDICIAL? ¿PUEDE CONVULSIONAR?

La fiebre en sí misma no es mala. No produce secuelas neurológicas, tampoco ceguera, sordera o muerte. La fiebre no produce daños al cerebro hasta que llega a 42 °C o más, lo que es muy raro. Ni la cantidad de fiebre ni la respuesta de esta una vez administrado un antitérmico son sinónimos de mayor gravedad. Una fiebre alta tampoco nos orienta sobre si la infección es causada por un virus o una bacteria y, por consiguiente, tampoco indica la necesidad de iniciar un tratamiento antibiótico. Sí que es cierto que un pequeño porcentaje de niños tiene predisposición a tener convulsiones por fiebre, pero su tratamiento con antitérmicos no las evita.

¿CUÁNDO SE TRATA LA FIEBRE?

En realidad, lo que hay que tratar es el malestar que acompaña a la fiebre o el dolor. No hay que obsesionarse con bajar la fiebre, es más importante vigilar el estado general. El objetivo de su tratamiento es que el niño esté más confortable, más que conseguir bajar la fiebre a la temperatura normal.

Los antitérmicos no curan la infección. Solo constituyen un tratamiento sintomático, para que los niños se sientan mejor. Como he dicho antes, la fiebre en muchos casos es «buena», por lo que no es necesario dar antitérmicos sistemáticamente si el niño tiene fiebre, pero un excelente estado general. Es decir, si el niño tiene 37,5 °C pero se encuentra postrado y decaído, es mayor motivo para tratarle que el niño con 38,5 °C pero que está contento, activo y «dando guerra». Así pues, a la

Lo que hay que tratar es el malestar que acompaña a la fiebre o el dolor

hora de dar antitérmicos, mira a tu hijo, no al termómetro. Es normal que, unas horas después de dar el antitérmico, la fiebre vuelva a subir. El cuerpo tiende a mantener la temperatura alta para combatir la infección. Si el niño está durmiendo plácidamente, tampoco es necesario despertarlo para darle medicación.

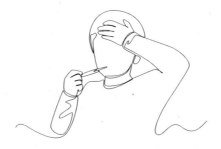

¿SE DEBE UTILIZAR UN ANTITÉRMICO PARA PREVENIR REACCIONES VACUNALES?

La respuesta es no. No es necesario darlo antes de la vacunación, o inmediatamente después. Lo aconsejable es administrarlo solo si después de la vacunación se genera fiebre, malestar o dolor.

¿CÓMO DEBO TRATAR LA FIEBRE?

El tratamiento de la fiebre se basa en medidas físicas y farmacológicas.

Se desaconseja el uso de paños húmedos, friegas de alcohol y las duchas o baños con agua fría. Ante una febrícula (temperatura axilar entre 37 y 38 °C), unas medidas físicas pueden ser suficientes, ya que existe una tendencia exagerada a tratar con fármacos cualquier ligero aumento de la temperatura corporal.

Cuando la fiebre se acompaña de malestar general y/o dolor, además de las medidas físicas descritas, se pueden emplear fármacos antitérmicos. Los más conocidos son el paracetamol y el ibuprofeno. Con ello conseguiremos reducir el malestar del niño. El paracetamol puede darse cada 4-6 horas, y el ibuprofeno, cada 6-8 horas. El primero se puede dar a cualquier edad, y el ibuprofeno, a partir de los 3 meses.

La vía oral es de elección, pero en caso de vómitos se puede optar por supositorios de paracetamol. En caso de no tolerancia del jarabe por el sabor, puede probarse con distintas marcas. No se recomienda la aspirina en menores de 18 años debido a una rara, pero grave, enfermedad llamada síndrome de Reye.

¿Alternar o no alternar antitérmicos?

No se aconseja alternar antitérmicos cada 4 horas para que no suba la fiebre. Elegiremos un solo antitérmico (paracetamol o ibuprofeno, según el caso) y alternaremos con el otro solo si persisten los síntomas o recurren antes de que podamos dar la siguiente dosis. Por ejemplo, si hemos dado paracetamol y, al cabo de unas horas, el niño sigue con malestar, podemos dar ibuprofeno. Lo que no debemos hacer es dar un antitérmico distinto cada 4 horas de forma sistemática. Alternar estos fármacos aumenta la posibilidad de equivocarnos con la dosis entre uno y otro, y aumenta el riesgo de efectos secundarios, por lo que no suele recomendarse. Debemos tener en cuenta que el antitérmico bajará la fiebre entre 1 y 2 °C, por lo que no siempre se llega a normalizar la temperatura corporal. Lo importante es que el niño se encuentre mejor.

¿Cuánto ibuprofeno o paracetamol hay que darle al niño?

La dosis de los antitérmicos se calcula en función del peso y dependerá de la concentración del jarabe. Para saber cuánto jarabe debes dar a tu hijo, te explico unos trucos.

Existen dos presentaciones de ibuprofeno en jarabe en las farmacias. Por un lado, tenemos el ibuprofeno de 20 mg por mililitro (20 mg/ml) y, por el otro, el «concentrado», 40 mg por mililitro (40 mg/ml). Para calcular la dosis de ibuprofeno de 20 mg/ml, dividimos el peso del niño en kilogramos entre tres, y en caso del ibuprofeno de 40 mg/ml, entre seis; es decir, si nuestro niño pesa 9 kg, le corresponderían 3 ml de ibuprofeno al 2% o 1,5 ml del ibuprofeno al 4%.

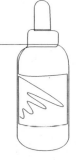

Si nuestro niño ya es mayor y no queremos darle muchos mililitros por comodidad, o porque no queremos que el jarabe nos dure un suspiro, pasaremos al jarabe concentrado. Así, si nuestro niño pesa 30 kg, le daremos 5 ml del ibuprofeno al 4%. Fácil, ¿verdad?

El **paracetamol** suele venir en una concentración de 100 mg/ml. Para calcular la dosis, simplemente multiplicamos el peso del niño por 0,15. Por ejemplo. Si el niño pesa 10 kg, daremos 1,5 ml cada 6-8 horas. Solo si necesitamos dar el paraceta-mol cada 4 horas, entonces multiplicaremos el peso del niño por 0,10, es decir, 1 ml cada 4 horas.

Si el niño vomita el antitérmico, podemos darle la dosis completa si han pasado menos de 15 minutos desde la toma. Si ha pasado entre 15 y 30 minutos, administramos la mitad de la dosis. Si ha pasado entre 30 y 60 minutos, adelantamos la siguiente dosis a la mitad de tiempo. Si ha pasado más de 1 hora, no hay que hacer nada.

¿Y es lo mismo ibuprofeno que paracetamol?

No. El paracetamol es un medicamento analgésico (para el dolor) y antipirético (para la fiebre). Sin embargo, el ibuprofeno, además de ser un fármaco analgésico y antipirético, es también antiinflamato-rio, es decir, reduce la inflamación. En caso de fiebre o malestar úni-camente, el tratamiento de primera elección es el paracetamol, pero en caso de que exista alguna patología o condición con componente inflamatorio (faringitis, celulitis, artritis, otitis etc.), preferiremos el ibuprofeno. También deberemos tener en cuenta las preferencias del niño en cuanto al sabor del jarabe.

Tiene fiebre, ¿habrá que darle antibiótico?

Los antibióticos tampoco curan la fiebre. Hay muchos cuadros que producen fiebre que se resuelven solos, ya que muchos de ellos (la gran mayoría) están causados por virus. Y es que los an-tibióticos son unos fármacos que luchan solamente contra las bac-terias. El empleo injustificado e indiscriminado de los antibióti-cos es la causa de que muchas bacterias se hagan resistentes a los mismos.

¿CUÁNDO DEBEMOS PREOCUPARNOS?

Cuando un niño tiene fiebre, ante todo, debemos conservar la calma. Si nuestro niño está febril, pero tiene buen estado general, se muestra activo, sigue jugando, tiene buen color..., podemos estar tranquilos. Ahora bien, sí debemos conocer cuáles son las señales de alarma que serán motivo de consulta urgente.

Señales de alarma

- Mal estado general: irritabilidad, somnolencia, decaimiento, llanto excesivo o difícil de calmar, ausencia de respuesta a estímulos físicos o verbales, mal color...
- Dificultad para respirar: marca las costillas y hunde el esternón, mueve mucho la barriga al respirar, tiene la respiración muy rápida o agitada, produce silbidos al respirar...
- Presencia de manchitas en la piel, de color rojo oscuro o moradas que no desaparecen al presionar o estirar la piel, sobre todo las que aparecen de la línea intermamilar hacia abajo. Las manchitas puntiformes que aparecen por encima de esta línea imaginaria pueden deberse simplemente al esfuerzo que implican los vómitos o la tos repetida. Asimismo, una infección vírica también puede producir petequias.
- Dolor de cabeza muy intenso o rigidez de nuca: solo puede explorarse en niños mayores de 1 o 2 años. Puedes comprobar si hay rigidez de nuca cuando el niño no es capaz de sujetar un papel entre su mentón con la boca cerrada sobre su pecho. En cualquier caso, la fiebre puede producir cierta rigidez nucal, por lo que habría que valorarlo de nuevo tras bajar la temperatura.
- Convulsiones, sobre todo si es la primera vez que ocurre, o pérdida de conciencia.
- Vómitos y/o diarrea persistentes.
- Signos de deshidratación (lengua seca, ausencia de saliva, ojos hundidos, micciones escasas...).
- Fiebre en niños menores de 3 meses.

Si no hay ningún dato de alarma, vigilaremos y observaremos al niño en casa. Lo ideal es no acudir al pediatra con el primer pico de fiebre porque probablemente todavía no encontraremos el foco. Por eso os solemos decir que, si no hay signos de alarma, es mejor esperar un poco antes de acudir a la consulta; de esta forma, tendremos más seguridad a la hora de saber cuál es la causa de la fiebre.

VÓMITOS

Los vómitos consisten en la expulsión con fuerza a través de la boca de contenido del aparato digestivo. En los niños más pequeños (recién nacidos y bebés), es importante diferenciar el vómito de la regurgitación. En la regurgitación no hay náuseas ni esfuerzo por parte del niño y suele ser de menor cuantía. En los bebés puede ser algo normal para la edad, debido a la inmadurez de su aparato digestivo.

¿CUÁLES SON LAS CAUSAS?

Los vómitos son un síntoma muy inespecífico, ya que aparecen en múltiples enfermedades distintas. Lo más frecuente es que aparezcan asociados a infecciones, como otitis, amigdalitis, catarros, meningitis, infecciones de orina..., aunque lo más común es que se asocien a diarrea en contexto de una gastroenteritis. También pueden ocurrir en relación con intoxicaciones tras comer algún alimento en mal estado o debido a alergias alimentarias.

Por otro lado, hay niños que tienen más facilidad para vomitar que otros, sobre todo cuando son más pequeños, y por cualquier circunstancia, como por ejemplo, el llanto o una rabieta. Algunos niños cada cierto tiempo tienen episodios de vómitos que no ceden con las medidas habituales (*vómitos cíclicos*).

¿QUÉ SE PUEDE HACER EN CASA?

El peligro de los vómitos radica en la posibilidad de deshidratación del niño. Esto es más probable cuanto más pequeño sea. Por ello es importante ofrecer líquidos, utilizando preferentemente suero de rehidratación oral hiposódico, de venta en farmacias.

Tras el vómito, hay que realizar reposo digestivo. No ofrecer nada de comer ni de beber durante 20 o 30 minutos. Posteriormente, iniciaremos la tolerancia con suero. Se darán pequeñas cantidades y frecuentes. Se puede dar con una cuchara o con una jeringa (1 o 2 cucharadas de 5-10 ml) cada 5 minutos, y se aumentará la frecuencia y la cantidad progresivamente. Si el niño sigue vomitando, se puede esperar una hora (en niños mayores, incluso más tiempo) sin tomar nada y después iniciar tolerancia. Cuando el niño ya tolere el líquido, se le puede ofrecer comida, primero tomas pequeñas y frecuentes, y después vamos aumentando la cantidad. Nunca se le forzará a comer.

Los vómitos repetidos producen un aumento de los cuerpos cetónicos (cetosis) en sangre y orina, lo que produce un olor como a manzana en el aliento (acetona). Además, estos cuerpos cetónicos favorecen los vómitos. Por ello hay que administrar líquidos con glucosa para tratar la cetosis y así evitar que siga vomitando. El suero de rehidratación ya tiene glucosa en su composición.

Los bebés pueden tomar pecho o la leche que tomen habitualmente, y es útil fraccionar las tomas, es decir, ofrecer tomas más pequeñas, pero de forma más frecuente.

Si los vómitos vienen acompañados de diarrea, es mejor no dar zumos de frutas o bebidas tipo Aquarius, ya que pueden empeorar la diarrea. Tampoco administres medicamentos para cortar los vómitos sin prescripción médica.

¿CUÁNDO SE DEBE IR A URGENCIAS?

- Si el niño es menor de 3 meses y ha vomitado 2 o 3 tomas.
- Si los vómitos son bruscos y violentos y se asocian con decaimiento inmediato al vómito.

- Si el niño continúa vomitando a pesar de ofrecer líquidos en pequeñas cantidades.
- Cuando presente alguno de estos síntomas: fiebre > 38,5 °C, dificultad para mover el cuello, dolor abdominal importante y constante, dolor de cabeza intenso.
- Cuando presente síntomas que pueden indicar deshidratación: decaimiento, adormecimiento, boca seca o saliva escasa, llanto sin lágrimas, ojos hundidos, fontanela anterior hundida en lactantes, menos micciones, confusión, debilidad.
- Cuando el vómito contenga sangre o sea de color negruzco (como posos de café).

DOLOR ABDOMINAL AGUDO

El dolor abdominal es muy frecuente en la infancia y suele estar relacionado con procesos benignos (estreñimiento, gastroenteritis, infecciones como neumonías, amigdalitis...), aunque a veces puede deberse a procesos potencialmente graves, como una apendicitis o una invaginación intestinal.

Hablamos de dolor abdominal agudo cuando es intenso, constante y de poco tiempo de evolución. El dolor abdominal crónico o recurrente, es decir, aquel que ocurre durante semanas o meses, ya lo tratamos en el capítulo 6. La causa del dolor abdominal agudo puede estar en la propia barriga o fuera de ella.

Para llegar al diagnóstico el pediatra se basa en los síntomas y en la exploración física del niño. Por ejemplo, si el dolor se acompaña de diarrea y fiebre puede que estemos ante una gastroenteritis; si el dolor se asocia a dolor al hacer pis puede tratarse de una infección de orina; o si resulta que lleva varios días sin hacer una deposición puede que estemos ante un estreñimiento. A veces, a pesar de todo, puede que no quede claro el diagnóstico y necesitemos hacer pruebas complementarias, como una analítica de sangre o de orina, o una prueba de imagen, como una radiografía o una ecografía.

Qué hacer en caso de dolor abdominal

➤ Valorar la intensidad, localización y duración del dolor. Observar su estado general: si sigue jugando, si el dolor le impide seguir con la actividad normal y le obliga a parar, si le cede con el sueño o le despierta el dolor de noche.

➤ Fijarse en cuándo ha hecho la última deposición y en cómo era.

➤ Observar si hay otros síntomas como náuseas o vómitos, fiebre, molestias al orinar, tos, mocos, dolor de cabeza, alteraciones del color de la orina o de las heces.

➤ Mantener la dieta habitual del niño sin forzarle a comer.

➤ Realizar un masaje y aplicar calor local.

➤ Administrar un analgésico como el paracetamol.

Deberemos consultar de forma urgente en estos casos:

➤ El dolor abdominal se hace continuo, cada vez más intenso, y dificulta la actividad normal del niño.

➤ El dolor es muy localizado o se sitúa en la parte derecha del abdomen.

➤ Se acompaña de vómitos continuos, verdosos o con sangre.

➤ El abdomen se pone duro, tenso o hinchado.

➤ Las deposiciones son negras o con sangre.

➤ Hay mal estado general, decaimiento o palidez.

➤ En caso de traumatismo o si se ha operado recientemente.

TRAUMATISMO CRANEOENCEFÁLICO

En caso de traumatismo aplicar frío en el lugar del golpe. Otros remedios como la famosa barrita a base de árnica no han demostrado eficacia. Observar al niño en las siguientes 24 horas y mantenerlo en un ambiente tranquilo. Si el niño tiene sueño, se puede dejar dormir, pero hay que despertarlo cada 4 horas aproximadamente para ver cómo reacciona. Levantar un poco la cabecera de la cama. Si tiene dolor de cabeza, se le puede administrar algún analgésico como paracetamol o ibuprofeno.

Deberemos acudir a urgencias en caso de niños menores de 12 meses, si la caída es superior a 1 metro de altura, hay una herida abierta que precisa puntos de sutura, ha perdido la conciencia, tiene vómitos repetidos o un dolor de cabeza intenso o que cada vez va a más, el llanto es inconsolable, está muy somnoliento, confuso o muestra un comportamiento distinto al habitual, hace movimientos raros, presenta debilidad u hormigueo de extremidades, tiene dificultades para caminar o hablar, ve mal o tiene las pupilas de diferente tamaño, le sale sangre o un líquido claro por la nariz o los oídos, o tiene un hematoma importante. La mayoría de los traumatismos en la cabeza son leves, no producen daños y no es necesario realizar ninguna radiografía.

INTOXICACIONES

En caso de intoxicación, separar la sustancia tóxica del niño. Si tiene algo sólido en la boca, quitárselo. Si se ha producido contacto de productos químicos con la piel u ojos, hay que ponerse unos guantes de fregar y, con ellos, retirar la ropa contaminada y lavar con agua templada a chorro durante 20 minutos. Si es un producto inhalado, trasladar al niño a un lugar bien ventilado o abrir las ventanas. Llamar a Toxicología (91 562 04 20) o a los servicios sanitarios (112) o ante la duda, acudir a Urgencias. Llevar el producto original con el que ha estado en contacto el niño, intentar calcular la cantidad que falta y avisar de cuánto tiempo ha transcurrido desde el accidente. Es importante no demorarse en ir al hospital si así te lo indican, ya que algunos tratamientos pierden eficacia 1 hora después de la ingestión.

No hay que intentar provocar el vómito. Si una sustancia es corrosiva, provocaríamos una doble quemadura: al ser ingerida y al vomitar. Tampoco se debe administrar ningún alimento o bebida, ni agua. No intentar neutralizar el tóxico con leche ni aceite ni ninguna otra sustancia. Si el niño se traga una pila de botón se puede dar miel (en los mayores de 1 año) mientas acudimos al hospital.

DIFICULTAD RESPIRATORIA

La dificultad respiratoria puede aparecer en contexto de muchas enfermedades en los niños. Lo más frecuente es que aparezca en las bronquiolitis o bronquitis, aunque también puede aparecer en caso de crisis asmáticas, neumonías o laringitis. Esto es debido a que, por un mecanismo u otro, hay una dificultad para el paso del aire, de modo que nuestro cuerpo pone en marcha mecanismos compensatorios para poder respirar mejor.

¿CÓMO PODEMOS IDENTIFICARLA?

➤ Se le hunden las costillas al respirar (tiraje intercostal o subcostal).
➤ Se le hunde el hueco que queda por encima del esternón (tiraje supraesternal).
➤ Se le marca mucho el abdomen (bamboleo abdominal).
➤ Abre mucho los agujeros de la nariz para coger aire (aleteo nasal).
➤ Respira de forma más rápida y agitada.
➤ Tiene quejido al respirar.
➤ Le notamos pitido en el pecho o un sonido agudo al coger aire (estridor).

¿QUÉ PODEMOS HACER EN CASA?

➤ Mantener al niño tranquilo y en reposo.
➤ Lavados nasales con suero en caso de obstrucción nasal, sobre todo antes de comer y antes de dormir.
➤ Mantener al niño en una postura semiincorporada, por ejemplo, elevando un poco el cabecero de la cuna o la cama.

➤ Ofrecer los alimentos en tomas más pequeñas, pero más frecuentes.
➤ Evitar el humo del tabaco en casa.
➤ Administrar tratamiento inhalado si ya lo tiene prescrito por su pediatra (por ejemplo, salbutamol).
➤ Vigilar signos de alarma.

¿CUÁNDO CONSULTAR?

➤ Aparición de los signos de dificultad respiratoria indicados previamente.
➤ Mal estado general, decaimiento, somnolencia.
➤ Color azulado alrededor de los labios.
➤ Fatiga con las tomas y rechazo completo de la alimentación.
➤ Tos muy persistente.

HERIDAS

En caso de herida, hay que seguir estas recomendaciones:

➤ Lavar las manos con agua y jabón antes de tocar las heridas.
➤ Limpiar la herida con jabón y aclarar con agua a chorro para arrastrar los cuerpos extraños (tierra, piedras...).
➤ Secar la herida con compresas o gasas estériles «a toquecitos» y de dentro hacia fuera. Si la herida sangra, presionar con gasas estériles o un paño limpio. Si la herida no deja de sangrar, o la gasa está empapada, no retirarla; añadir más gasas encima y presionar con fuerza. Si es una extremidad, mantenerla en alto.
➤ Aplicar un antiséptico, idealmente la clorhexidina (la povidona yodada o Betadine no se recomienda especialmente en los niños más pequeños y bebés por su contenido en yodo). No utilizar algodón, alcohol o pomadas sobre las heridas, ni tampoco pomadas antibióticas. Estas tienen que ser recetadas por un médico, y se usan para tratar las heridas sobreinfectadas y no de rutina para desinfectar.

➤ No extraer los objetos clavados, ya que pueden estar taponando la herida y evitar el sangrado.

➤ Una vez que la herida se haya cerrado, para que no quede marca, debemos proteger la cicatriz del sol, bien con crema solar o mediante un apósito. Los masajes con aceite de rosa mosqueta o el uso de parches de silicona también son útiles.

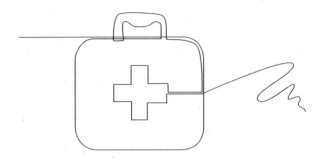

Hay que acudir al médico si la herida no deja de sangrar, es muy larga o profunda, los bordes están muy separados, es una mordedura de animal o se ha hecho con un objeto sucio.

QUEMADURAS

En caso de quemadura, apartar al niño de la fuente de calor para evitar que continúe quemándose. Retirar inmediatamente la ropa caliente (excepto la que esté pegada a la piel), anillos, relojes y pulseras. Enfriar con agua corriente durante 15 o 20 minutos, excepto si la quemadura está producida por gasolina. No romper las ampollas si existieran, solo limpiar con un antiséptico. Si la ampolla está rota, lavar con agua y jabón, aplicar antiséptico y tapar con un apósito estéril. No aplicar cremas, pomadas o pasta de dientes. Administrar un analgésico para aliviar el dolor.

Acudir al médico si la quemadura afecta a la cara, las manos, los orificios naturales (boca, nariz, ojos), la planta del pie, los genitales, los pliegues de codo y rodillas, o si es profunda.

PICADURAS

Las picaduras suelen dar lugar a reacciones locales leves, como una pequeña roncha o habón, y pueden producir molestias como picor. Suelen desaparecer en 2 o 4 días sin precisar ningún tratamiento específico. Los insectos en España en raras ocasiones transmiten enfermedades. No suelen dar lugar a mayores complicaciones, aunque en función de la persona puede tener reacciones más o menos intensas.

En caso de picadura primero lavar con agua y jabón la zona afectada, sin romper las ampollas o vesículas si existen y desinfectar la piel. Aplicar frío local. Se podría usar una solución de amoníaco (mayores de 2 años) o calamina para disminuir el picor y la irritación de la piel. Mantener las uñas cortas y limpias para evitar que se sobreinfecten por el rascado. Si hay mucho picor, se puede recurrir a antihistamínicos orales. Cuando la reacción es extensa, pueden emplearse cremas con corticoides, con efecto antiinflamatorio.

En caso de **picadura de avispa o abeja**, lo primero que hay que hacer es extraer el aguijón mediante raspado con una tarjeta u objeto de borde recto, pero no utilizando las manos ni pinzas. Después seguir los pasos anteriormente descritos.

En caso de **picadura de garrapata**, se recomienda extraerla con una pinza, sujetándola lo más cerca posible de la superficie de la piel. Tirar de forma lenta y uniforme, en perpendicular a la piel. No se debe tirar de las patas o retorcer la garrapata, ya que facilita que queden restos de insecto dentro de la piel. No se recomienda aplicar aceites ni vaselina. Una vez retirada lavar la zona con agua y jabón y aplicar un antiséptico. La importancia de las picaduras de las garrapatas se debe a su papel como transmisor de determinadas enfermedades, como la *fiebre botonosa* o la *enfermedad de Lyme*, pero el desarrollo de estas enfermedades es infrecuente. Por eso, tras la picadura se recomienda observar al niño en los siguientes 30 días desde la picadura sin necesidad de ningún tipo de tratamiento antibiótico. Hay que acudir al médico si durante ese periodo de tiempo aparece algún sarpullido por el cuerpo, una mancha negra o una erupción rojiza en el lugar de la picadura, dolores articulares o fiebre.

La complicación más frecuente es la sobreinfección por rascado. Por eso, cuando la lesión persiste o empeora (calor, enrojecimiento intenso de la piel, dolor, supuración, costras amarillentas...), es necesario consultar por si fuera necesario tratamiento con antibiótico. Aunque es raro, en caso de alergia al veneno del insecto (como, por ejemplo, avispas/abejas), pueden aparecer reacciones generalizadas, como ronchas en todo el cuerpo (urticaria), hinchazón de párpados, labios o lengua, dificultad para respirar, vómitos, malestar general o mareo. Este cuadro se conoce como *anafilaxia* y es la reacción alérgica más grave. En ese caso, hay que consultar de forma urgente.

TRAUMATISMO DENTAL

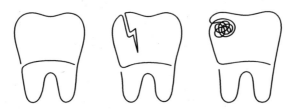

Después de un traumatismo dental debemos limpiar la zona con una gasa, ya que es muy frecuente el sangrado, y valorar la herida. Si sangra el frenillo, comprimir el labio superior de 6 a 8 minutos. Hay que asegurarse de que el niño tiene todos los dientes en la boca y comprobar si se mueven o si falta algún fragmento. Aunque no veamos nada, lo ideal es consultar siempre con el odontopediatra, ya que muchos golpes «tontos» acaban comprometiendo la vitalidad del diente. De hecho, es frecuente encontrarnos con piezas dentales que cambian de color a gris, amarillo o rosáceo, y ello es debido a un golpe pasado.

En el caso de los **dientes de leche**, ante un traumatismo, es más frecuente que se luxen (se muevan) en vez de romperse. El problema es que se vea afectada la dentición permanente, que se encuentra justo por debajo. Si el diente se ha salido de la boca, no reimplantar. Los dientes de leche nunca se recolocan en la boca tras un golpe, así que llamaremos al ratoncito Pérez.

En el caso de los **dientes permanentes**, si ha habido una fractura dental o se ha perdido un diente en su totalidad, debemos buscar ese trocito o diente perdido, porque en este caso sí puede salvarse y re-implantarse. Habrá que acudir al odontopediatra lo antes posible, idealmente en la primera hora. Lo cogeremos por la corona, sin tocar la raíz. Si el diente no está limpio, lavarlo con agua o suero (no con jabón), cuidando de no frotar la raíz. Intentar volver a colocar el diente en su sitio y apretar con una gasa. Si no os atrevéis, otra op-ción es llevarlo al dentista en un vaso con leche entera o suero fisio-lógico, o en la boca junto a la mejilla, pero nunca en seco o en agua.

AHOGAMIENTOS

El ahogamiento es la segunda causa de muerte accidental (después de los accidentes de tráfico) en niños y adolescentes. La mayor parte de los ahogamientos tienen lugar en los meses de verano. Los princi-pales lugares donde se producen son las piscinas (sobre todo en las particulares), los ríos, los lagos y el mar. Sin embargo, debemos te-ner en cuenta que los niños pequeños pueden ahogarse incluso en menos de 2 cm de profundidad de agua. Así pues, cuidado también con la bañera, un cubo o una piscina inflable. La falta de supervisión en los más pequeños y las caídas o actividades de riesgo en los ma-yores son las dos causas fundamentales. Ante una inmersión prolon-gada, se puede producir la asfixia por falta de oxigenación del orga-nismo, lo que puede tener secuelas importantes e incluso provocar la muerte del niño.

¿QUÉ HACER?

Intentar sacar al niño del agua lo más rápido posible, idealmente en posición horizontal. Tras el rescate colocarlo fuera de peligro, con la cabeza y los pies al mismo nivel (en el mar, de forma paralela a la lí-nea de la costa). Si está consciente y respira, quitarle la ropa mojada, acostarlo de lado y secarlo y taparlo para evitar que se enfríe. Si el niño está inconsciente y no respira, iniciar inmediatamente las maniobras de RCP. Si tras dos minutos de reanimación, nadie ha podido llamar al teléfono de emergencias (112), hay que hacerlo ahora. Continuar con las maniobras hasta que el niño responda o llegue el personal sanitario. No intentar dar golpes en el estómago ni en el pecho para sacar el agua.

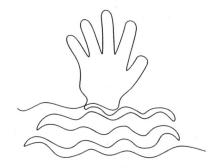

SANGRADO NASAL O EPISTAXIS

Llamamos *epistaxis* al sangrado que proviene de las fosas nasales. Se puede producir por muchas causas como la sequedad ambiental, un catarro, una rinitis, un golpe o la introducción del dedo en la nariz. Tan solo un 3% de los casos se deben a una alteración en la coagulación.

¿QUÉ HACER?

- Mantener la calma. Los sangrados pueden ser escandalosos, pero en general son benignos y autolimitados.
- Colocar al niño en posición sentada, ligeramente inclinado hacia delante.
- Comprimir con fuerza el orificio nasal sangrante, o a modo de pinza con el índice y el pulgar durante unos 10 minutos.
- No tumbar al niño ni inclinarle la cabeza hacia atrás.
- Acudir al médico si después de 10 minutos persiste el sangrado. También si los sangrados son muy abundantes, frecuentes y repetidos, o existen antecedentes familiares de enfermedades de la coagulación.

Es habitual que el niño tenga sangrados con cierta frecuencia, pero si el sangrado fuera muy abundante, prolongado o muy habitual, es mejor consultarlo con el pediatra. En algunos casos concretos, es necesario realizar una analítica con un estudio de coagulación y/o derivar al niño al otorrinolaringólogo.

DESMAYOS

Es la pérdida de conocimiento habitualmente precedida de sensación previa de mareo, palidez cutánea, sudoración fría, debilidad, visión borrosa, pitidos en los oídos o náuseas o vómitos (ver «síncope» en el capítulo 6).

Se debe proceder de la siguiente manera;

- Cuando el niño se comience a sentir mal, debe acostarse y elevar un poco las piernas, y si esto no es posible, debe sentarse colocando la cabeza entre las piernas.
- También pueden realizarse las llamas «maniobras de contrapresión»: estando de pie cruzar las piernas haciendo la máxima fuerza posible una contra la otra; contraer las manos, apretando con la mayor fuerza posible una pelota o un objeto blando, de forma intensa y mantenida; o tensar los brazos, entrelazando las manos delante del pecho y tirando de los codos hacia afuera.
- Si el niño pierde la conciencia, es preferible tumbarle con las piernas elevadas y la cabeza de lado para que respire mejor.
- Intentar mantener el lugar ventilado y fresco, y aflojarle la ropa para que no le apriete.
- Cuando el malestar y la sensación de debilidad física hayan desaparecido, se puede incorporar despacio. Si está tumbado, primero debe sentarse y, unos minutos después, levantarse.

Hay que consultar si la pérdida de conocimiento se asocia a dolor en el pecho o palpitaciones, si sucede durante la práctica de ejercicio físico o tras un golpe fuerte en la cabeza, si se presenta con convulsiones, si el niño tiene dificultad para respirar o si ha durado más de 1 minuto o no se recupera rápidamente.

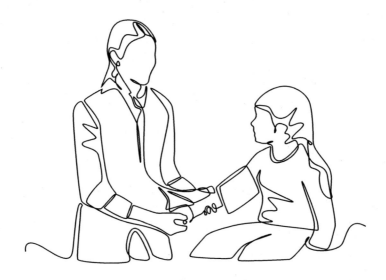

MANCHAS EN LA PIEL

Las manchas en la piel o sarpullidos son muy habituales en los niños. Lo más frecuente es que se produzcan por infecciones leves, sobre todo por virus, o en contexto de alergias. Cuando a tu hijo le aparecen manchas en la piel, lo más importante es saber distinguir las que están relacionadas con enfermedades potencialmente graves. Para ello, podemos estirar la piel o hacer la prueba del vaso: colocar un vaso transparente sobre la piel y comprobar si con la presión las manchas desaparecen.

Los sarpullidos o exantemas son manchas rojizas que desaparecen al estirar la piel, son un tipo de manchas «buenas». Las petequias son puntos o manchas rojizas o de color vino que no desaparecen a la presión y en este caso sí nos preocupan. Ante la aparición de petequias, y sobre todo si se asocian a fiebre o mal estado general, hay que acudir a urgencias inmediatamente, ya que pueden relacionarse con infecciones graves o problemas de la coagulación.

Las reacciones alérgicas pueden estar desencadenadas por alimentos (los más frecuentes, leche, huevo, frutos secos, pescado y marisco), medicinas, picaduras de abeja/avispa y otras sustancias. La mayoría de las reacciones alérgicas son leves, pero las graves pueden poner en riesgo la vida del niño; por eso es importante reconocerlas y actuar cuanto antes.

¿Cómo reconocer una alergia?

- Síntomas en la piel: ronchas o habones, hinchazón de labios, párpados u otras partes del cuerpo, picor en la piel...
- Síntomas digestivos: picor de boca, dolor abdominal, náuseas, vómitos, diarrea...
- Síntomas respiratorios: tos, dificultad para respirar, afonía, congestión nasal, pitos en el pecho (sibilancias...).
- Síntomas generales: mareos, palidez, hipotensión, taquicardia, pérdida de conocimiento...

Los síntomas aparecen en las dos primeras horas después de la exposición, y generalmente los síntomas relacionados con la piel son los primeros en aparecer y los más frecuentes. La anafilaxia es la manifestación alérgica más grave que existe. Se suele producir con rapidez y puede llegar a causar la muerte.

¿QUÉ HACER?

Si la reacción alérgica es leve, el tratamiento es la administración de un antihistamínico por boca. Posteriormente, hay que vigilar la progresión de los síntomas. Si la reacción alérgica es grave (anafilaxia), entonces debemos:

- Pedir ayuda.
- Retirar la sustancia que ha provocado la alergia (restos de comida de la boca, aguijón, medicinas). No provocar el vómito en ningún caso.
- Administrar el autoinyector de adrenalina inmediatamente si nos lo ha recetado el médico.
- Avisar al 112 o acudir al centro médico más cercano.

CONVULSIÓN

Son movimientos musculares repetidos, como sacudidas, que se acompañan habitualmente de pérdida de conciencia (el niño no responde a estímulos o cuando se le llama). Suelen tener un inicio y final brusco, y después el niño se queda somnoliento. En los niños en la mayoría de las ocasiones están desencadenadas por fiebre, aunque pueden producirse por muchas causas, como por ejemplo infecciones del sistema nervioso central, traumatismos craneales o enfermedades neurológicas. En algunas ocasiones, no se encuentra la causa. Cuando las crisis convulsivas se repiten en el tiempo hablamos de epilepsia.

¿QUÉ HACER?

- Lo más importante es mantener la calma, aunque sea difícil. La mayoría de las convulsiones ceden solas en unos minutos.
- Colocar al niño en posición de seguridad: tumbado de lado, sobre un costado y lejos de objetos con los que pueda golpearse.
- No intentar introducir nada en la boca.
- No sujetar al niño intentando impedir el ataque.
- Esperar a que ceda espontáneamente. Si no ha cedido en 2 minutos y se dispone de algún tratamiento para «parar» las crisis recetado por el médico, administrarlo. Si la convulsión continúa, avisar al 112.
- Es necesario que el niño sea valorado por un pediatra que confirme el diagnóstico, por lo que se deberá acudir al centro de salud u hospital más cercano.

El dolor testicular es un síntoma relativamente frecuente en niños. Aunque en la mayoría de las ocasiones las causas son leves, siempre hay que estar alerta por si pudiera ser una verdadera emergencia; por ejemplo, la torsión testicular, que si no se trata a tiempo puede dar lugar a la pérdida del testículo.

TORSIÓN TESTICULAR

Se produce porque el testículo gira sobre sí mismo, lo que provoca un estrangulamiento de los vasos sanguíneos. El testículo se queda sin riego y si esta situación se prolonga, se puede perder.

El dolor es brusco y muy intenso. A veces puede asociarse a malestar general, sudoración, vómitos y dolor abdominal. La bolsa escrotal está hinchada y enrojecida. El testículo se encuentra más arriba y horizontal dentro del escroto. El tratamiento es quirúrgico con carácter urgente, y su éxito depende de las horas de evolución. Por eso es importante consultar en las primeras horas del dolor, ya que, cuantas más horas pasen, disminuye la posibilidad de que ese testículo se recupere y pueda conservarse.

ORQUIEPIDIDIMITIS AGUDA

La epididimitis es una inflamación o infección del epidídimo (una estructura que se encuentra encima del testículo). A veces puede afectar también al testículo; entonces se habla de orquiepididimitis. Su origen suele ser infeccioso, bien causado por virus o por bacterias.

El dolor suele iniciarse poco a poco, y suele ser leve o moderado. Puede haber síntomas miccionales, como dolor al orinar, escozor, ganas de orinar y hacer poca cantidad... El escroto puede estar algo enrojecido, y con la palpación notamos la cabeza del epidídimo más gruesa y duele al tocarla. El tratamiento se basa en reposo y antiinflamatorios. Si se sospecha de una causa bacteriana, se pautan antibióticos orales.

TORSIÓN DE HIDÁTIDE

La hidátide es un pequeño apéndice que se encuentra en la parte superior del testículo. Al torcerse, también puede doler. El dolor también es leve, progresivo, y se localiza justamente donde se encuentra la hidátide, en la parte superior del testículo. Cuando se inflama, adquiere una coloración azulada que se ve a través de la piel. Puede haber un enrojecimiento de la piel del escroto o un aumento de tamaño del lado afectado. Se trata con antiinflamatorios y reposo.

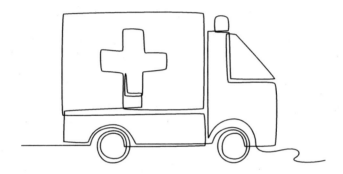

9

EL SUEÑO INFANTIL

El sueño de los niños está lleno de mitos, quizá el más extendido es el de «dormir tan bien como un bebé». En efecto, cuando nos convertimos en padres nos encontramos con que los despertares son la norma y no la excepción, y que el bebé no se duerme rápido y en la cuna, si no que demanda brazos y contacto. El sueño del niño puede ser todo un reto y origen de múltiples dolores de cabeza para las familias.

El sueño es muy importante. Dormir las horas necesarias es imprescindible para la maduración del cerebro y fundamental para el desarrollo físico y mental del niño, ya que le permite descansar y recuperarse. El sueño interviene en los procesos de aprendizaje, crecimiento y memoria. Cuando un niño no tiene una buena calidad de sueño, puede sentirse cansado y mostrarse irritable, de mal humor. A veces se manifiesta en forma de despistes, disminución de la atención o comportamiento hiperactivo. Detrás de un bajo rendimiento escolar o alteraciones en la conducta, si indagamos, a veces encontramos un niño que no duerme lo suficiente o que no tiene un descanso reparador.

La arquitectura del sueño se compone de dos fases diferenciadas: el sueño REM y el sueño no REM, que se siguen el uno al otro en intervalos de entre 90 y 120 minutos en ciclos de 4 o 5 por noche en el adulto, separados por pequeños periodos de despertar. El sueño REM, o también llamado *sueño activo*, tiene como objetivo principal el descanso psicológico y se caracteriza por una atonía muscular característica salvo por los movimientos rápidos de los ojos. El sueño no REM o sueño tranquilo requiere de mayor madurez cerebral y tiene como principal objetivo el descanso físico y la consolidación de la memoria. El sueño y su estructura es diferente en función de la edad del niño. En los bebés pequeños encontramos una mayor proporción de sueño REM, con ciclos de sueño más cortos que en etapas posteriores de la vida. Es a partir del tercer o cuarto mes de vida cuando el sueño se organiza y aparecen los cuatro estadios del sueño no REM del adulto.

¿CUÁNTO DEBE DORMIR?

La cantidad de horas que debe dormir un niño depende de la edad y del propio niño. Cada persona es única y tiene unas necesidades de sueño determinadas. El tiempo ideal de sueño es aquel que le permite realizar las actividades diarias con normalidad, estar alegre, contento y de buen humor.

El gráfico siguiente nos muestra los percentiles por edad. Orienta sobre el número de horas de sueño necesarias en función de la edad del niño. Es muy variable entre un individuo y otro, y es menor a medida que el niño va creciendo.

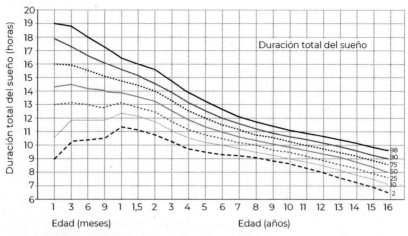

Fuente: Modificado de Iglowstein I., *et al*. Pediatrics, 2003.

El recién nacido duerme unas 16-17 horas al día. ¡Se pasa el día durmiendo! No distingue entre la noche y el día, su sueño es muy errático y está condicionado básicamente por la alimentación. A los 5-6 meses se va estableciendo el ritmo circadiano y aparece el ritmo de vigilia-sueño nocturno. A los 2 años se establece un promedio de unas 13 horas al día, que se reduce hasta las 10-12 horas a los 3-5 años, y a los 5 años el niño duerme unas 11 horas al día. Entre los 6-10 años el promedio de horas de sueño es de 10 horas al día. Los adolescentes necesitan dormir entre 8 y 10 horas diarias.

VENTANAS DE SUEÑO

Las ventanas de sueño son el promedio de tiempo máximo que se recomienda entre periodos de sueño en el día, es decir, el tiempo máximo que nuestro bebé puede pasar despierto entre sueños. Son una buena referencia para saber cuándo poner al bebé a dormir, pero si notas señales de sueño antes de este horario, debes acostarlo. Si no cumplimos las ventanas de sueño o lo acostamos muy tarde, puede que llegue muy cansado a la hora de dormir. Por tanto, secretará cortisol, la hormona del estrés, y llegará «pasado de vuelta», se peleará con el sueño y le costará mucho dormir, a veces incluso llorará antes de caer dormido.

SEÑALES DE SUEÑO

Debemos observar a nuestro hijo, ya que hay gestos o comportamientos que indican cuándo es el mejor momento para ponerlo a dormir. ¿Sabes cuáles son esas señales de sueño o cansancio? El niño tiene las cejas rojas o los ojos rojos o llorosos, cierra los ojos o tiene la mirada perdida, mueve la cabeza de un lado a otro, hace movimientos más lentos... Son señales tempranas de sueño; por tanto, es el momento ideal para comenzar la rutina de sueño y ponerlo a dormir.

Cuando el niño bosteza, se toca o se tira de las orejas, se frota los ojos o comienza a estar irritable, quiere decir que el niño necesita dormir ya. Si esperamos más, puede que nos cueste dormirlo. Cuando ya se «ha pasado de rosca», el niño llora mucho, se pone rígido, arquea la espalda, hace movimientos bruscos... El niño ha empezado a producir cortisol, la «hormona del estrés» y ahora le costará mucho más dormir.

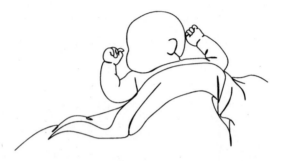

De ahí la importancia de reconocer las señales de sueño. Si reconocemos las señales más tempranas, orientándonos, además, con las ventanas de sueño, conseguiremos que el niño duerma más fácilmente.

LAS SIESTAS

Las siestas son muy importantes en el sueño infantil. Dormir las horas necesarias durante el día evita que el niño llegue sobrecansado a la hora de dormir por la noche y permite que duerma mucho mejor.

En los niños hay que adaptar las siestas a su edad y sus necesidades de desarrollo. Las siestas son normales hasta los 3 o 4 años. La supresión precoz de las siestas conlleva con frecuencia somnolencia diurna en los niños. De la misma manera, un mal descanso por el día puede implicar un mal descanso por la noche. Es importante evitar el sobrecansancio para que nuestros hijos puedan dormir y descansar bien y desterrar el mito de «aguantarlos mucho tiempo despiertos para que duerman mejor por la noche» .

Las siestas deben estar distribuidas en función de las ventanas de sueño. Además, se deben repartir las horas totales de sueño diurno a lo largo del número total de siestas. Durante los primeros meses de vida, como decíamos, el sueño es muy caótico. No podemos esperar regularidad ni un patrón definido de siestas, y los bebés duermen sin grandes diferencias por el día y por la noche. Generalmente a partir de los 4-6 meses, empezamos a ver una regularidad y duermen unas 3 o 4 siestas al día. Alrededor de los 6 meses duermen entre 2-3 siestas. Entre los 9-12 meses duermen 2 siestas. Entre los 12 y los 18 meses entre 1 y 2 siestas. A partir de los 18 meses, una siesta, hasta que las dejan alrededor de los 3-4 años, aunque algunos las siguen necesitando durante más tiempo y puede ser normal.

Es aconsejable establecer una rutina antes de cada siesta. No tiene por qué ser tan larga como la rutina de la noche, pero ayuda a crear un ambiente relajante para que haya una transición entre las horas de juego y la hora de dormir. Por ejemplo, puedes cambiarle el pañal, leer un cuento corto, ponerle en una habitación oscura y acostarlo en su cuna. En los bebés a partir de las 10 semanas se recomienda hacer las siestas en oscuridad para que descansen mejor y no se distraigan con cualquier cosa. En los bebés más pequeños dormir con las persianas abiertas les permite ir ajustando su reloj biológico y diferenciar el día de la noche.

Las transiciones a la hora de abandonar una siesta pueden ser un poco caóticas. Debemos observar al niño y estar atentos a sus señales de sueño. Es momento de plantearse eliminar una siesta ante las siguientes situaciones:

- Se resiste a conciliar el sueño cuando antes no lo hacía.
- Las siestas empiezan a ser cada vez más cortas.
- Si duerme una siesta, después no logra dormir la siguiente.
- Acaba durmiendo tarde la siesta e interfiere con la hora de acostarse por la noche.
- Aparecen despertares o desvelos nocturnos sin explicación.
- Empieza a madrugar mucho.

En la tabla de la página siguiente tienes un resumen de todo lo que hemos visto hasta ahora. Recuerda que cada bebé es distinto. Si tu bebé no cumple exactamente lo que dice la teoría, pero duerme y descansa bien, no hay que preocuparse por nada.

Edad	Sueño total	Sueño nocturno	Sueño diurno	Siestas	Ventanas de sueño
0-2 meses	15-18 h	8-9 h	7-9 h	Frecuentes	45-60 min
2-4 meses	14-16 h	9-10 h	4-5 h	4 a 3	1-1:45 h
4-6 meses	14-15 h	10-12 h	3-4 h	3	1:30-2:30 h
6-8 meses	14-15 h	11-12 h	3 h	3 a 2	2:30-3 h
9-12 meses	13-15 h	11-12 h	2-3 h	2	3-4 h
12-18 meses	13-14 h	11-12 h	2-3 h	2 a 1	4-5 h
18-24 meses	13-14 h	11-12 h	2 h	1	5-6 h
2-3 años	12-14 h	11-13 h	1-2 h	1	5:30-7 h
3-5 años	11-13 h	11-13 h	0-1 h	1 a 0	6-8 h
6-12 años	9 a 12 h	9 a 12 h	0	0	
13-18 años	8 a 12 h	8 a 12 h	0	0	

¿PUEDO ENSEÑAR A MI HIJO A DORMIR? HIGIENE DEL SUEÑO

Enseñar a los niños a dormir empieza por adquirir una serie de hábitos y rutinas diarias, lo que le dará una señal clara de que es hora de dormir y le aportará seguridad y confianza. Esto también se aplica a las siestas, aunque en este caso las rutinas serán más cortas. Estas son las pautas que debes seguir:

> ➤ Regularidad de horarios: mantener un horario regular y despertarse e ir a dormir todos los días a la misma hora. Se permite una ligera variación de no más de 1 hora entre los días lectivos y no lectivos. Dependiendo de la edad del niño, una buena hora puede ser entre las 20:30 y las 21:00. Recordad que hasta los 4-6 meses no vamos a poder tener un horario fijo, ya que el sueño a estas edades todavía es muy irregular.

➤ Rutinas del sueño antes de la hora de dormir: empezar con una rutina relajante, crear un ambiente tranquilo, siempre igual. Que el niño note que se acerca la hora de ir a dormir. Utilizad siempre la misma rutina en el mismo orden para aportar predictibilidad. Esta rutina irá evolucionando en función de la edad de tu hijo. Un ejemplo: primero cena, luego baño (o viceversa), cepillarse los dientes, despedirse de todos, un cuento y a dormir. Evitar juegos o actividades que lo puedan «espabilar».

➤ Evitar siestas tardías, pero respetar siestas según la edad (puedes guiarte por las ventanas de sueño).

➤ Fuera pantallas: ni televisión, móvil o tabletas. La luz azul que emiten estos dispositivos impide que se produzca la melatonina, la «hormona del sueño», por lo que se aconseja evitar su uso al menos 1 hora antes de ir a dormir.

➤ Ser activo durante el día: es aconsejable que el niño tenga actividades interesantes y variadas a lo largo del día, incluyendo actividad física y al aire libre.

➤ Evitar actividades de alta energía en las 2 horas previas.

➤ No usar la cama para actividades que no sea dormir, como ver la televisión, comer, jugar, etc. El niño debe aprender que la cama es su lugar de descanso.

➤ Evitar comidas copiosas antes de acostarse, y lo contrario, dormir con sensación de hambre. Evitar el consumo de bebidas estimulantes como las que contengan cafeína.

➤ Oscuridad en siestas y noche. En caso de que el niño muestre miedo a la oscuridad, puedes usar una luz lo más tenue posible.

➤ Las tomas nocturnas deben ser aburridas, sin luz y sin otros estímulos.

➤ La forma en cómo se quede dormido es cómo va a necesitar dormirse durante los despertares por la noche. De esta forma, si se duerme al pecho, cuando vuelva a despertarse demandará pecho; o si duerme en brazos, es lo que necesitará. Si no tenemos ningún problema en dormirlos así y a nosotros nos funciona, genial. Pero si supone un problema, debemos buscar una forma para que el niño se duerma solito y enlace ciclos sin necesidad de ayuda externa.

EL AMBIENTE

Es muy importante el papel de la luz-oscuridad. Por eso debemos favorecer el ambiente oscuro por la noche y luminoso al despertar. La habitación donde duerme el niño debe estar en total oscuridad a partir de los 4 meses, ya que la luz inhibe la producción de melatonina, y, por tanto, dificulta el sueño. Esto es recomendable tanto en las siestas como durante la noche. En las habitaciones, es mejor usar luces cálidas (naranjas), ya que la luz artificial blanca altera la producción de melatonina.

La temperatura debe ser agradable, entre 19 y 21 grados. Debemos evitar también el sobreabrigo. La habitación debe estar bien ventilada. Evitaremos que haya muchos objetos o juguetes que puedan estimular al niño, como por ejemplo, los móviles de cuna o las pegatinas en el techo.

LOS DESPERTARES NOCTURNOS

Hay que entender el sueño infantil como un proceso evolutivo, de tal forma que dormir toda la noche «del tirón» es un logro en el desarrollo psicomotor determinado por factores madurativos, constitucionales y genéticos. Así pues, los despertares nocturnos son normales a ciertas edades. Aparecen en un 20-40% de los niños menores de 3 años, en un 15% a los 3 años y en un 2% de los niños mayores de 5 años.

Dormir toda la noche «del tirón» es un logro en el desarrollo psicomotor

Los niños tienen diferentes fases de sueño que se van repitiendo a lo largo de la noche, unas fases de sueño ligero y otras de sueño más profundo, que forman un ciclo de sueño. Cuando los niños son muy pequeños, estos ciclos son más cortos en comparación con los de los adultos. A lo largo de la noche se completan varios ciclos, y cada vez que esto ocurre casi se produce un despertar; es lo que se llama *microdespertar* o *despertar superficial*. Cuando acaba un ciclo de sueño, puede que no sean capaces de reiniciar el siguiente de forma autónoma, por lo que se despertarán e intentarán dormirse de la forma en la que lo han hecho al inicio de la noche. Puede ser en el pecho, en brazos...

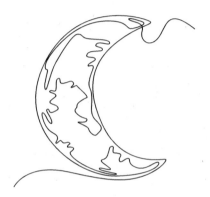

Además, el sueño de los bebés es más ligero que el nuestro y no son capaces de volver a dormirse tan fácilmente como los adultos. Esto es así por supervivencia, para poder despertarse ante necesidades como el hambre o, simplemente, para comprobar que estamos cerca. Atención: durante los primeros 3 meses de vida, durante el sueño activo del bebé, es frecuente la presencia de movimientos espontáneos y balbuceos, y ello no quiere decir que esté despierto. Los despertares también se pueden producir por hambre, ya que los bebés pueden tener la necesidad de alimentarse durante la noche hasta el año o más, o también por incomodidad: pañal sucio, frío, calor, ruidos... Todo ello condiciona los temidos despertares nocturnos. En cualquier caso, suelen ir desapareciendo con la edad.

Para tratar que el bebé se duerma solo, debemos intentar que se duerma en su espacio (su cuna, su moisés o vuestra cama) acompañándole mediante caricias, alguna canción, palmadas intermitentes en la espalda o el culete, ruido blanco... De esta forma, si se ha dormido sin necesidad de otros apoyos como el pecho o los brazos, si se despierta de nuevo podrá volver a dormir sin necesitarlos. ¿Un biberón con cereales le hará dormir mejor? No se ha demostrado que aumentar la ingesta calórica de noche ayude a que disminuyan los despertares nocturnos. Además, introducir cereales en el biberón no está recomendado, ya que favorece el sobrepeso, la apetencia por sabores dulces y el desarrollo de caries. ¿Y la melatonina? La melatonina es una hormona que produce nuestro cuerpo de forma natural en ausencia de luz y que nos prepara para ir a dormir. Si un niño tiene un problema de sueño, hay que determinar cuál es el origen del problema: analizar rutinas, hábitos de sueño, sueño nocturno y diurno... Es decir, primero debemos mejorar la higiene de sueño. La melatonina puede ser útil en algunos casos como complemento, pero no como primer paso ni como única intervención, y debe ser un tratamiento prescrito y supervisado por el pediatra.

EL COLECHO

El colecho es la práctica de compartir la cama padres e hijos para dormir. A pesar de ser una práctica muy extendida (y todavía más en otras culturas), sigue siendo un tema tabú, y muchas veces se oculta por el miedo al «qué dirán». Y es que, a diferencia de lo que argumentan los detractores del colecho, no genera problemas conductuales ni de personalidad en el niño, ni tampoco afecta a su autonomía. El colecho tiene múltiples beneficios, tanto para la madre como para el niño. Produce una mayor estabilidad cardiorrespiratoria, una mayor oxigenación y una mejor termorregulación en el bebé al sincronizarse con la madre, favorece el vínculo y el desarrollo de una relación de apego seguro, reduce los episodios de llanto, estimula la lactancia materna y mejora el sueño nocturno de los padres.

Si ya habéis decidido que el colecho es lo vuestro, debes tener en cuenta una serie de requisitos que se deben cumplir para que sea seguro para tu bebé, ya que hay ciertas circunstancias en las que aumenta de riesgo de muerte súbita del lactante y, por tanto, el colecho no se recomienda.

Otra opción para hacer colecho son las cunas tipo sidecar, que, al carecer de uno de los lados, se pueden acoplar al lado de la cama. Esto permite que el bebé se encuentre muy próximo a la madre, pero manteniendo su propio espacio.

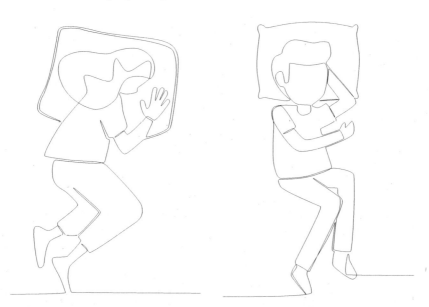

Como ves, los beneficios del colecho son múltiples. Así que si, como familia, es lo que queréis y con lo que estáis a gusto, haced oídos sordos a las palabras de los opinólogos de turno y haced caso a vuestro instinto. Simplemente, ten en cuenta las recomendaciones para hacerlo de la forma más segura.

LAS PARASOMNIAS

Se llaman así a los fenómenos no deseados que ocurren durante el sueño, como son las pesadillas, los terrores nocturnos y el sonambulismo. Son muy frecuentes, aparecen en la infancia y adolescencia, disminuyen en intensidad con el tiempo e incluso desaparecen espontáneamente. Tienen una base genética, y son muy frecuentes los antecedentes familiares.

SONAMBULISMO Y TERRORES NOCTURNOS

El **sonambulismo** ocurre durante el sueño no REM, en la primera parte de la noche, generalmente una o dos horas después de que el niño se haya dormido. El comportamiento de los niños en esta situación es muy variable, desde conductas simples hasta otras más complejas: pueden levantarse de la cama y deambular por la casa, vestirse o desvestirse, ir al baño, encender la televisión, abrir una ventana o incluso salir de casa... Suelen estar calmados y sin expresión de miedo. Es importante saber que sus comportamientos son reflejo de conductas que realizan cuando están despiertos, lo que es importante a la hora de prevenir accidentes, es decir, si el niño no sabe abrir una ventana, no será capaz de abrirla durante el episodio. El sonámbulo, al estar dormido, no es consciente del entorno y no reacciona si le decimos algo. La duración oscila entre 10 y 30 minutos y cede espontáneamente. Al día siguiente no recuerdan nada de lo sucedido. Si se les despierta durante el episodio, suelen mostrarse confusos durante unos minutos.

Los **terrores nocturnos** son episodios de llanto brusco e inesperado que se producen durante la fase no REM del sueño, generalmente en el primer tercio de la noche, al poco tiempo de haberse dormido tranquilamente. El niño, estando dormido, se incorpora con brusquedad de la cama y comienza a gritar y llorar, con aspecto de estar muy asustado o con un miedo intenso. Puede acompañarse de sudoración, reparación agitada, enrojecimiento facial, pupilas dilatadas o taquicardia. Aunque mantiene los ojos abiertos, no responde ni reconoce a los padres, ya que el niño en realidad se encuentra dormido. De hecho, si se le despierta, es incapaz de explicar qué es lo que ocurría. Al cabo de unos minutos, se calma y vuelve a dormir tranquilamente. Al día siguiente no recuerda nada de lo sucedido.

En más de la mitad de los casos de terrores nocturnos crónicos, hay una asociación entre ellos y los problemas respiratorios durante el sueño. Si un niño con estos episodios, además, ronca, respira por la boca o tiene pausas en la respiración, es conveniente consultar.

¿Por qué se producen el sonambulismo y los terrores nocturnos?

No se conoce con exactitud la causa, aunque sí se sabe que hay factores que pueden desencadenarlos:

- ➤ Sueño insuficiente
- ➤ Horarios de sueño irregulares
- ➤ Otros trastornos del sueño, como el síndrome de apnea/hipopnea
- ➤ Fiebre u otra enfermedad
- ➤ Algunos medicamentos
- ➤ Dormir con la vejiga llena
- ➤ Estrés

¿Qué podemos hacer?

- Ante todo, hay que mantener la calma. Este tipo de parasomnias son frecuentes en la niñez y la mayoría de las veces desaparecen cuando el niño crece.
- No despertarlo, ni interactuar, hablar con él o intentar consolarle. Aunque sea un momento muy angustioso para nosotros,

lo ideal es mantener la calma y no hacer nada, ya que podemos provocar que el niño se agite aún más o prolongar el episodio.

- En caso de sonambulismo, llevarlo de vuelta a la cama usando un tono calmado y relajado. Si el niño se enfada o molesta al intentar que vuelva a la cama, dejar que el episodio transcurra, evitando únicamente que el niño se haga daño.

- Es importante garantizar la seguridad del niño y prevenir posibles accidentes, sobre todo en el caso del sonambulismo (caída por escaleras, precipitación desde ventanas, accidentes con electrodomésticos...). Cerrar las puertas y ventanas con mecanismos que no sepa abrir. Mantener los objetos peligrosos o punzantes fuera de su alcance. Evitar dejar objetos por el suelo con los que pueda tropezarse. Se pueden colocar alarmas o campanillas en la puerta de la habitación del niño que alerten a los padres si sale de la habitación.

- Durante los episodios de terrores del sueño, no intentar razonar con el niño ni interferir. Nuestra primera intención es intentar confortar al niño, pero a veces lo que conseguimos es que el niño se muestre todavía más agitado. Así que simplemente debemos quedarnos a su lado y evitar que se haga daño.

- A la mañana siguiente no comentar el episodio. Él no lo recuerda y la preocupación por su conducta puede incrementar el número de episodios o provocar que se resista a acostarse.

¿Cómo prevenirlos?

➤ Cuando los episodios ocurren a una hora determinada de forma previsible, se puede intentar despertar al niño, sin hacerlo del todo (microdespertar), de modo programado unos 15-30 minutos antes de la hora en la que ocurriría la parasomnia para evitar el episodio.

➤ Es primordial mantener una buena higiene de sueño, ya que esto disminuye la aparición de los episodios. Asegurarnos de que el niño está durmiendo las horas necesarias para su edad. No quitar las siestas si el niño las pide y necesita. Establecer horarios regulares de sueño. Evitar la TV en la habitación y otras pantallas como ordenadores, consolas o tabletas.

➤ No beber demasiado durante la noche. Vaciar la vejiga antes de ir a dormir.

Si los episodios son muy llamativos o violentos, o no mejoran con las medidas de higiene y rutinas de sueño, es necesario consultar con el pediatra. Grabar un vídeo y enseñárselo.

PESADILLAS

Son episodios de despertares nocturnos en el que el niño recuerda el contenido de sueños desagradables en los que aparecen sentimientos de miedo, ansiedad, tristeza, rabia o disgusto. Las pesadillas provocan el despertar inmediato del niño, asociado a un recuerdo de sufrimiento durante el sueño, lo que puede hacer que luego tenga dificultades para reiniciarlo.

Las pesadillas ocurren en la segunda mitad de la noche, cuando el niño lleva varias horas durmiendo, durante la fase de sueño REM. El niño se despierta asustado, y a diferencia de lo que sucede con los terrores nocturnos, el niño sí recuerda lo que le ha pasado y puede narrar sin dificultad el contenido de su pesadilla. Además, como la pesadilla se produce durante la fase de sueño REM, no vemos movimientos corporales y el cuadro físico acompañante es menor (menos sudoración, agitación...).

¿Por qué se producen?

Suelen estar desencadenadas por algún trauma o experiencia negativa que ha vivido el niño. Aumentan con el estrés, la falta de sueño o el cansancio. Si son muy frecuentes, es necesario descartar situaciones de ansiedad o estrés (relaciones con los amigos, acoso escolar, programas de TV, videojuegos...).

¿Qué podemos hacer?

Tranquilizar al niño tras el episodio, recalcando que solo ha sido una pesadilla, no una situación real. Permanecer calmados, acompañarlos. Ofrecer cariño y consuelo. Ayudar al niño a volver a dormirse. Ofrecer objetos que simbolicen seguridad como su peluche favorito, una manta o un atrapasueños. Los comentarios sobre las pesadillas es mejor dejarlos para el día siguiente. Animarlo a que dibuje o escriba sobre su pesadilla y pedirle que dibuje o cree un final alternativo de modo que ya no le produzca miedo. Se debe trabajar en ello durante el día hasta que desaparezcan los episodios.

¿Cómo evitarlas?

Mantener una buena higiene de sueño puede ayudar a disminuir los episodios, así como tener unos horarios de sueño regulares. Se debe procurar seguir una rutina a la hora de irse a la cama que ayude al niño a estar más tranquilo, como por ejemplo darse un baño y luego irse a la cama para leer o hablar sobre situaciones o cosas agradables, recibir mimos... No debe beber demasiado durante la noche y debe orinar antes de acostarse. Asimismo, se debe identificar aquello que pueda ser estresante para el niño e intentar eliminarlo o reducirlo. Si las pesadillas ocurren de forma ocasional no es preocupante, pero si se producen con mucha frecuencia y afectan de manera importante al niño, es conveniente averiguar su origen y valorar si tienen relación con ansiedades vividas durante el día.

10

PREVENCIÓN

PROTECCIÓN SOLAR

Los niños constituyen una población especialmente sensible a los daños solares, ya que los mecanismos de defensa de la piel están en desarrollo y son menos eficaces. A corto plazo, el sol puede producir quemaduras, y, a largo plazo, hiperpigmentación, fotoenvejecimiento y cáncer de piel.

Debemos tener en cuenta que entre el 50% y el 80% de la exposición solar de nuestras vidas ocurre en los primeros 20 años. Nuestra piel tiene memoria: los efectos de la radiación ultravioleta (UV) son acumulativos e irreversibles, de modo que cada quemadura solar que padecemos a lo largo de nuestra vida va sumando y aumenta el riesgo de padecer cáncer de piel. Esto nos tiene que servir para entender la importancia que reviste la fotoprotección en nuestros hijos.

MEDIDAS DE PROTECCIÓN SOLAR

- Evitar la exposición solar en las horas centrales del día, sobre todo entre las 11 y las 16 horas.
- Evitar exposiciones solares prolongadas.
- Buscar sombras o utilizar sombrillas.
- Usar ropa de manga larga, gorros de ala ancha y gafas de sol.

- Utilizar cremas con filtros solares.
- Protegerse también en días nublados, porque la radiación UV puede atravesar las nubes.
- Protegerse del sol, aunque la piel esté bronceada, porque aun así puede quemarse.
- Usar ropa con protección solar (idealmente FPU 50+).
- Usar gafas de sol, idealmente con filtro de categoría 3-4 y con la marca CE (indica que se ajusta a la normativa de la Comunidad Europea).

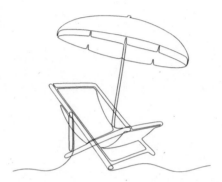

FOTOPROTECCIÓN

Los fotoprotectores son una medida fundamental de protección frente a las radiaciones UV. Existen diferentes tipos de protectores solares: filtros físicos o minerales, filtros químicos u orgánicos y filtros mixtos (combinación de filtros físicos y químicos).

Los **filtros físicos o minerales** actúan como una barrera física, ya que absorben y dispersan la radiación UV, y de este modo impiden que penetre en ella. Son fundamentalmente el óxido de zinc y el dióxido de titanio. El inconveniente de este tipo de protectores es que su cosmética no es tan buena como los protectores solares a base de filtros químicos, por lo que algunos son como una pasta densa que puede ser difícil de extender y pueden dejar un halo blanquecino. Como no son irritantes, se usan como primera elección en los bebés mayores de 6 meses y en aquellos con piel sensible, como en caso de dermatitis atópica o dermatitis de contacto.

Los **filtros químicos** actúan absorbiendo la radiación solar y transformándola en otro tipo de energía que no provoca daño en la piel. Tienen como ventaja que cosméticamente son más tolerables, tienen una textura más ligera y se extienden mejor. Además, son incoloros, por lo que no dejan esa capa blanquecina cuando se aplican. Aunque en general son seguros, en niños pequeños o atópicos, por la especial sensibilidad de su piel, puede dar lugar a irritaciones o alergias. Es mejor elegir opciones hipoalergénicas, sin octocrileno, benzofenonas o PABA.

¿Qué fotoprotector elegir?

A los bebés menores de 6 meses no se les debe poner ninguna crema solar. Es más, debe evitarse la exposición solar directa. Así lo dice la Academia Americana de Pediatría, la Asociación Española de Pediatría y otros organismos oficiales. La piel de los bebés es muy sensible, más permeable y delgada, por lo que es más probable que absorba los productos químicos que contienen las cremas solares, y con ello también más probabilidades de reacciones cutáneas y alergias. Si queremos protegerlos, debemos hacerlo mediante la propia ropa, manga larga, un buen gorrito y mucha sombra. En casos concretos en el que el bebé tenga algún área pequeña expuesta al sol (como el dorso de las manos o la cara), podría utilizarse una pequeña cantidad de un fotoprotector físico. En el mercado hay algunos que indican que pueden administrarse desde los 0 meses.

A partir de los 6 meses y hasta los 3 años, optaremos por los filtros físicos, aunque por debajo de los 3 años también se recomienda limitar las exposiciones solares. A partir de los 3 años, ya se podrían usar también los filtros químicos o mixtos. En niños con piel atópica o sensible elegiremos preferiblemente fotoprotectores con filtros físicos o aquellos específicos para pieles atópicas, que suelen ser hipoalergénicos, y con textura más hidratante.

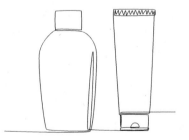

Recuerda que siempre debemos buscar un protector solar específico para niños con un SPF alto, al menos de 30 y preferiblemente 50, de amplio espectro, es decir, que filtre tanto los rayos UVA como los UVB (en el envase encontrarás el símbolo UVB + UVA) y resistente al agua.

¿Cómo usar bien un fotoprotector?

El uso correcto del fotoprotector es fundamental para que sea efectivo. Debe aplicarse con la piel bien seca, en todas las zonas expuestas, sin olvidarnos de zonas como la orejas, la nuca, las manos, los pies o los labios. La mayor efectividad se consigue aplicándolo generosamente de 5 a 10 minutos antes de la exposición solar (es un mito que haya que esperar 20 o 30 minutos), aunque los filtros físicos actúan desde el primer momento. Hay que reaplicar en zonas fotoexpuestas cada 2 horas o tras actividades físicas intensas que puedan eliminarlo de la piel, como nadar, sudar excesivamente o limpiarse con la toalla. Es necesario volverlo a aplicar tras la inmersión en agua, aunque el filtro sea impermeable o resistente al agua.

Para que la fotoprotección sea efectiva, hay que aplicar la cantidad suficiente de crema. La mayoría de nosotros echamos poca respecto a la que se considera necesaria para lograr la protección que indica el bote. De forma práctica, aplicaríamos una cucharadita de café o la cantidad de crema equiparable a dos dedos de la mano por

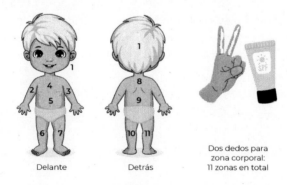

Delante   Detrás

Dos dedos para zona corporal: 11 zonas en total

cada zona corporal: 1 para cara y cuello, 2 para pecho y abdomen, 2 para toda la espalda, 1 para cada brazo y 2 para cada pierna.

PREVENCIÓN DE PICADURAS DE INSECTO

Con el verano y el calor llegan los insectos y sus picaduras. Si bien son molestas, la mayoría de las veces no producen mayores complicaciones, aunque hay niños que pueden reaccionar de forma más intensa e incluso algunos padecer reacciones alérgicas potencialmente graves. ¿Podemos hacer algo para evitarlas?

Medidas físicas para evitar picaduras

➤ Evitar paseos al amanecer o atardecer cerca de ríos, lagos o aguas estancadas.

➤ Usar ropa de manga larga para tener menos zonas expuestas a las picaduras.

➤ Utilizar ropa de colores claros y neutros, no llamativos. Los insectos identifican fácilmente los colores fuertes y vivos como los de las flores.

➤ Utilizar zapatos cerrados y con calcetín.

➤ Un sombrero de ala ancha puede ayudar a alejar los insectos de la cara.

➤ No utilizar perfumes ni productos corporales perfumados para que los insectos no se sientan atraídos por ellos.

➤ Poner mosquiteras en las ventanas, puertas, o sobre la cama/cuna o en el carro del bebé.

➤ Las avispas y las abejas, en general, solo pican cuando se sienten amenazadas; por eso cuando se posan encima de nosotros no hay que intentar espantarlas, sino mantenernos quietos o hacer movimientos muy lentos hasta que se vayan. Las avispas, además, pueden liberar feromonas al picar, que pueden atraer a otros miembros de la colonia, por lo que ante una picadura es aconsejable alejarse del lugar del accidente.

REPELENTES DE INSECTOS

Los repelentes son sustancias químicas que se extienden sobre la piel para impedir que se produzca la picadura de insectos como mosquitos, garrapatas, pulgas y moscas. No son útiles en insectos con aguijón como abejas y avispas, que pican para defenderse. Hay muchos tipos de productos a la venta, con muchas presentaciones diferentes (espray, loción, barra, crema...), pero no todos son eficaces. Los que no han demostrado ninguna utilidad son: los parches para la ropa, las pulseras y brazaletes impregnados con repelentes, los dispositivos electrónicos que emiten ultrasonidos y los dispositivos para el jardín que «electrocutan» insectos.

¿Qué repelentes elegir?

- En los bebés menores de 2 meses no se recomienda el uso de repelentes, o sea que mejor utilizar las medidas físicas. Sí podemos usar repelentes con DEET alrededor del carro, cuna o mosquitera, pero no en zonas en contacto con él.
- En los mayores de 2 meses, podremos disponer de aceites de origen vegetal como la citronella, aunque su eficacia está menos avalada por los estudios científicos que otros productos. Su duración es corta, menor de 2 horas, y hay que repetir su aplicación frecuentemente.
- La icaridina o picaridina es otro repelente de amplio uso y eficaz. La duración de la protección depende de la concentración, que varía entre 2 y 8 horas. Se usa a partir de los 6 meses de edad.
- A partir del año disponemos de IR-3535. Para que sea eficaz, debe tener una concentración mayor al 20%. Su acción dura unas 2-6 horas.
- En los mayores de 2 años podemos usar el DEET, que es el repelente de insectos más eficaz y de los más recomendados. La concentración que suele usarse es entre el 10 y el 30%. Cuanto más cantidad de DEET tenga el producto, más duradera será la protección, de 2 a 8 horas. Sin embargo, no se acon-

sejan concentraciones superiores al 30% en niños, ya que tampoco ofrecen ninguna protección adicional.

- El citriodiol o PMD, de origen vegetal, dura unas 4 o 5 horas. No se recomienda en menores de 3 años.

¿Cómo se aplican?

- Los repelentes se aplican solo en la piel expuesta y sobre la ropa, no debajo de ella. Los repelentes aplicados sobre la ropa son eficaces durante más tiempo que sobre la piel.
- Evitar aplicarlos en zona de piel dañada, quemada por el sol o con heridas.
- Evitar aplicarlo en las manos (el niño se las puede llevar a la boca) y alrededor de la boca y ojos, así como sobre pliegues profundos de la piel. Aplicar con moderación cerca de los oídos.
- No dejar que se lo apliquen los niños. Deben hacerlo los adultos.
- Usar los repelentes en atomizador al aire libre para evitar inhalarlos.
- Seguir las instrucciones del fabricante, sin sobrepasar la dosificación, especialmente en niños pequeños.
- En caso de aplicar fotoprotector, primero aplicar este y, entre 20 y 30 minutos después, el repelente de insectos. No se recomiendan los productos que asocian fotoprotector y repelente.
- Una vez que volvamos a casa, lavar al niño con agua y con jabón. Si se pone sobre la ropa, lavarla antes de usarla otra vez.

PREVENCIÓN DE LA CARIES

La caries es un proceso de desmineralización del diente, causada por los ácidos que producen las bacterias de la placa dental situada en la superficie de los dientes. En estadios iniciales la caries solo afecta al esmalte y no duele, pero si la dejamos progresar y continúa creciendo llegará a la dentina, que es el tejido interior del diente, y entonces sí puede doler. A medida que sigue avanzando y llega hasta la pulpa (nervio), puede infectarse y aparecer un flemón. Es también una causa de pérdida dentaria. La caries es una enfermedad azúcar-dependiente, de modo que el principal factor causal de la caries, unido a la ausencia de una correcta higiene, es el consumo de alimentos ricos en azúcar. Sin azúcar, no hay caries.

Es un error pensar que la caries en los dientes de leche no importa, porque estos acabarán cayendo. Sin embargo, siempre deben ser tratados, ya que, de lo contrario, la lesión puede avanzar e incluso afectar a la dentición definitiva. Así pues, si tu dentista te recomienda no hacer nada, mejor sal corriendo.

Es un error pensar que la caries en los dientes de leche no importa

¿QUÉ PODEMOS HACER PARA LA PREVENCIÓN DE LA CARIES?

- Empezar a lavar los dientes con flúor (1000-1500 ppm) desde la salida del primer diente y de forma diaria y efectiva (ver capítulo 3).
- Evitar el azúcar libre o añadido hasta los 2 años y, después, reducir su consumo al máximo. A partir de esa edad, no debería superar el 10% de la ingesta calórica total, y lo ideal sería reducirlo hasta el 5% según recomendaciones de la OMS. El azúcar no solo está en las chuches o los caramelos, sino que muchas veces está oculto en alimentos como el tomate frito, el pan de molde, los cereales de desayuno y muchos otros ultraprocesados.
- No añadir cereales, miel, zumos o leche chocolateada en el biberón debido a su alto contenido en azúcares libres. En el biberón solo leche. Evitar también endulzar el chupete.
- Evitar el consumo de zumos comerciales y caseros, batidos, bolsitas de fruta que se chupan... Mejor beber agua y consumir fruta entera.
- No picotear entre horas alimentos muy azucarados. Es decir, mejor comer estos alimentos después de las comidas principales, ya que después nos lavaremos los dientes. La presencia continuada y frecuente de azúcares en la boca favorece la aparición de caries.

- La lactancia materna tiene un efecto protector sobre la aparición de caries porque potencia la protección y el refuerzo inmunológico del bebé debido a la presencia de inmunoglobulinas y otros componentes. Aunque existe la falsa creencia de que la leche materna produce caries, incluso entre profesionales sanitarios, la evidencia científica nos dice que esto no es así, y nunca debería ser motivo para destetar.
- Acudir al odontopediatra desde el primer año de vida y hacer revisiones periódicas.

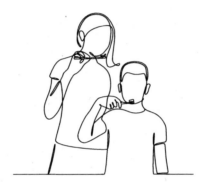

PREVENCIÓN DE ACCIDENTES INFANTILES

Los accidentes infantiles son hoy en día la causa más frecuente de mortalidad en los menores de 15 años. Representan, por tanto, un importante problema de salud pública. La mayoría de los accidentes son evitables, y no debemos pensar que se deben al azar o por la imprudencia del propio niño. Está en nuestras manos favorecer un ambiente lo más seguro posible para nuestros hijos; la prevención es fundamental y la forma más eficaz de disminuir los accidentes.

CAÍDAS

Las caídas son las lesiones más frecuentes en los niños. Aunque ocurren en todas las edades, es más frecuente en los niños muy pequeños y en varones adolescentes. Son muy frecuentes las caídas del cambiador o de la cama. Nunca se debe dejar a un bebe sin vigilancia, ni siquiera unos segundos. Si necesitamos alcanzar algo, es mejor desplazarse con el niño consigo. Por muy pequeño que te parezca el bebé, nunca sabes cuándo será la primera vez que se voltee. Las cunas deben estar homologadas; de esta forma nos aseguraremos de que cumplen todos los requisitos de seguridad.

La trona es una silla alta que se utiliza para que los niños más pequeños coman. No se debe dejar al niño solo en la trona porque podría levantarse y caer. Es mejor comprar una trona pesada y con base ancha para dar mejor estabilidad. Cuando no esté comiendo, hay que ponerle los arneses de seguridad. Mientras come, es mejor que esté desabrochado por si necesitamos realizar maniobras de desobstrucción de la vía aérea por atragantamiento.

Evitar colocar cerca de las ventanas, muebles, sillas, cunas u objetos que pueda usar para subirse. Utilizar cierres de seguridad en las ventanas; por ejemplo, hay elementos de seguridad que impiden abrirla totalmente, permitiendo solo una apertura parcial. Los muebles que puedan ser volcados deben asegurarse a las paredes. No dejar juguetes u objetos que el niño suela usar en lugares altos para evitar que tenga que trepar para alcanzarlos. Colocar barreras protectoras abajo y arriba de cada tramo de escaleras y mantenerlas siempre cerradas. Colocar sistemas de protección en los laterales de la cama y evitar literas o camas altas. En caso de utilizar litera, se debe comprobar que cumpla las normas de homologación europea. La cama superior debe tener barandilla protectora y la escalera debe estar bien sujeta.

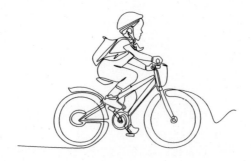

En la calle, el niño debe usar casco para montar en bicicleta, patines y monopatín, ya que reducen un 40-75% los traumatismos craneales.

Los **andadores o tacatás** están desaconsejados, a pesar de seguir vendiéndose y utilizándose ampliamente. Se ha demostrado que su uso puede ser perjudicial por riesgo de accidentes domésticos. Con estos artilugios los niños se mueven con mayor rapidez de la que están preparados, por lo que tienen mayor riesgo de caídas y traumatismos, sobre todo craneoencefálicos, pero también contusiones, heridas o incluso fracturas. También aumentan el riesgo de quemaduras o intoxicaciones porque, al estar elevados, el niño tiene a su alcance objetos que en otras condiciones no tendría. Pero es que, además, el andador no enseña a caminar, sino todo lo contrario.

Características perjudiciales de los andadores

- No favorece el correcto desarrollo de otras habilidades previas como los volteos, el arrastre, el gateo o estar de pie sin apoyo.
- Impide explorar correctamente el entorno y moverse en libertad.
- Impide una correcta alineación de miembros inferiores y altera el patrón natural de la marcha. Piensa que estamos colocando al niño en una postura para la que todavía no está preparado, por lo que provoca posturas y movimientos forzados.
- Favorece la marcha en puntillas.
- Dificulta la coordinación de los movimientos y el control del cuerpo.
- Causa una limitación visual de todo el campo inferior y se obstaculiza la incorporación de las primeras nociones sobre el espacio.

Tal como dice la Asociación Española de Pediatría, el mejor andador es el que no se usa.

QUEMADURAS

El 90% de esos accidentes ocurren en el hogar, especialmente en la cocina, pero también en el baño. Las quemaduras se suelen producir por líquidos u objetos calientes o por electricidad. Hay que tener cuidado con la temperatura del agua durante el aseo y comprobarla antes de meter al niño en el agua.

Debemos evitar la presencia del niño en la cocina mientras se está cocinando; no debemos dejar los mangos de las sartenes, cazuelas u otros utensilios que sobresalgan del borde de la cocina. Hay que impedir que se acerquen a la plancha, estufas o radiadores, y proteger las chimeneas y estufas de leña. Por último, mantén fuera del alcance de los niños las cerillas, los mecheros, los cigarrillos, las velas y los líquidos inflamables.

Las quemaduras por electricidad, menos frecuentes, se suelen producir por contacto con enchufes, cables pelados, electrodomésticos en mal estado... Por tanto, debemos instalar dispositivos de seguridad en todos los enchufes y evitar manipularlos cuando ellos nos vean para que no nos imiten. No se deben tocar enchufes ni electrodomésticos con las manos húmedas y hay que alejar los objetos eléctricos de la bañera. No se debe dejar nunca al niño solo en el baño.

ATRAGANTAMIENTOS

Para evitarlos, debemos seguir estas recomendaciones:

➤ Tener precaución con los objetos pequeños que se puedan llevar a la boca y sean susceptibles de producir atragantamientos o aquellos que sean especialmente peligrosos, como los juguetes con piezas pequeñas, monedas, pilas, imperdibles, botones, fichas...

➤ Adaptar la forma de presentación y textura de los alimentos en función de la edad del bebé. Supervisar siempre al niño mientras come. Enseñar a los niños a masticar suficientemente la comida.

➤ No ofrecer comida de consistencia dura hasta los 4 o 5 años: frutos secos enteros o en trozos, pipas, maíz tostado, zanahoria o manzana cruda, alimentos esféricos o con hueso como las aceitunas, cerezas, uvas o tomates cherry (cortarlos en cuartos), así como chicles y caramelos.

➤ No darles de comer mientras corren, saltan y juegan, ya que así es más fácil atragantarse.

➤ Hay que tener especial precaución con los globos vacíos o inflados, ya que pueden obstruir la vía respiratoria.

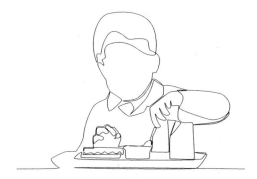

Hay que tener especial cuidado con las pilas, sobre todo las de botón, que son las más peligrosas. Contienen materiales tóxicos, de modo que, una vez ingeridas, pueden producir graves heridas y quemaduras con secuelas muy importantes, incluso la muerte en algunos casos. Para evitarlo, debemos tener precaución con las pilas de los juguetes, los mandos, los relojes..., y asegurarnos de que los niños no son capaces de abrir las tapas de las pilas por sí mismos.

Los adornos (cadenas, collares como los de ámbar, cintas, cordones, imperdibles) son muy peligrosos y pueden producir daños en el bebé, especialmente los que se llevan en el cuello. Esto es especialmente importante si a su vez tienen piezas pequeñas que se pueden soltar y se pueden llevar a la boca.

INTOXICACIONES

Las intoxicaciones son muy frecuentes entre el primer y el tercer año de vida, y la causa más frecuente son los medicamentos. Deben estar guardados en armarios altos y en sus envases originales. Debemos tener precaución con las dosis de medicamentos y seguir las indicaciones del pediatra. Es mejor evitar tomar nuestros medicamentos delante del niño.

La segunda causa de intoxicación son los productos de uso doméstico. Además de ser tóxicos, algunos pueden ser cáusticos, es decir, que al ser ingeridos producen quemaduras en la boca, esófago y estómago, con riesgo de secuelas muy graves. Los productos de limpieza y otros químicos como insecticidas se deben mantener lejos del alcance de los niños (evitar ponerlos de-

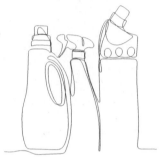

bajo del fregadero, mejor guardarlos en un lugar alto) y en sus envases originales (no rellenar una botella de agua o de refresco).

Asimismo, evitar dormir con dispositivos como estufas o braseros encendidos.

AHOGAMIENTOS

Los ahogamientos suponen una causa frecuente de muerte accidental en niños. Se estima que el 80% de los ahogamientos infantiles son prevenibles. Por eso es importante conocer todas las medidas que podemos tomar para evitarlos:

- Enseñar a los niños técnicas básicas de seguridad, como aprender a flotar. Cuando el niño esté preparado, sobre todo a partir de los 4 años, enseñarles a nadar. Parece que iniciar las clases entre los 1 y 4 años disminuye el riesgo de ahogamiento.
- La supervisión y vigilancia continua por parte de un adulto mientras el niño se encuentra en el agua es fundamental y es la medida de prevención más importante para evitar los ahoga-

mientos. La distancia a un menor que no sabe nadar debe ser inferior a la longitud del brazo del cuidador, por lo que debe estar siempre a su alcance. Si ya sabe nadar, hay que seguir la norma 10/20, mirar cada 10 segundos y poder llegar en menos de 20. No asumir que, solo porque el niño ya sabe nadar, no tiene riesgo de ahogamiento.

- El sistema de flotación más seguro es el chaleco. Los flotadores redondos y los manguitos hinchables, que se colocan en los brazos, no son una protección eficaz contra el ahogamiento y generan una falsa sensación de seguridad. Los flotadores que se colocan alrededor del cuello para que sean usados por bebés tampoco se han visto eficaces. La forma más segura de baño en bebés es en brazos de un adulto.
- Evitar que los niños correteen alrededor de las piscinas.
- Cercar completamente las piscinas por todo su perímetro.
- Alejar juguetes y objetos llamativos de alrededor de las piscinas cuando no se estén usando.
- No tirarse de cabeza si se desconoce el fondo o la profundidad del agua.
- Tener conocimientos de RCP básica.

SEGURIDAD EN EL COCHE. VIAJAR A CONTRAMARCHA

La silla de seguridad del coche es una de las elecciones más importantes en relación con el equipamiento de nuestros hijos. El niño no solo debe ir bien sujeto, sino también bien protegido. El uso de los sistemas de retención infantil (SRI) constituye una medida preventiva eficaz que puede reducir hasta un 40% la mortalidad y hasta un 70% las lesiones graves en caso de accidentes de automóvil. Durante los trayectos en coche, el niño debe usar siempre los SRI homologados en relación con su peso y talla, aunque sea un trayecto corto. Es obligatorio un dispositivo de retención hasta que el niño alcance los 135 cm. Como norma general, debe ir siempre en los asientos traseros.

La cabeza de los niños es proporcionalmente grande en relación con su cuerpo, sobre todo durante los primeros 2 años de vida. Así, ante un impacto, el cuello del niño se ve sometido a un esfuerzo mucho mayor. Viajar a favor de la marcha puede causar lesiones irreversibles o mortales por accidente de tráfico. Es por este motivo que se recomienda viajar a contramarcha hasta los 4 años o el máximo tiempo posible mientras haya dispositivos adecuados a su peso y altura (algunas sillas permiten incluso hasta los 7 y 8 años).

Utiliza sillas a contramarcha homologadas y, además, con sello Plus Test, que garantiza que la silla se ha sometido a las pruebas de seguridad más exhaustivas. Es preferible no optar por sillas de segunda mano, ya que desconoces cómo ha sido cuidada o si ya ha sufrido algún accidente.

Se recomienda viajar a contramarcha hasta los 4 años o el máximo tiempo posible

PREVENCIÓN DE LOS MAREOS DURANTE EL TRANSPORTE

El mareo por movimiento, también llamado *cinetosis*, es una sensación desagradable que produce malestar, náuseas, palidez, sudores fríos y, en ocasiones, vómitos. En los niños más pequeños puede manifestarse como llanto o irritabilidad. Aunque se puede producir a cualquier edad, es frecuente en niños, sobre todo entre los 2 y 12 años. Antes de esta edad suelen ser poco frecuentes porque su sistema nervioso todavía es inmaduro, y a partir de los 12 años tienden a desaparecer.

Para evitar los mareos, sigue estas indicaciones:

➤ Intentar aprovechar la hora de la siesta del niño para que duerma durante la mayor parte del viaje.

➤ Evitar realizar comidas copiosas antes de hacer el trayecto. Tampoco es aconsejable que tenga mucha hambre porque puede intensificar la sensación de mareo. Es preferible ofrecer una comida ligera, y mejor algo sólido.

➤ Evitar fijar la mirada en un objeto, por ejemplo, leer un libro o utilizar un dispositivo electrónico como un móvil o tableta. Puede empeorar los mareos.

➤ Animar al niño a que fije la vista en el horizonte o en un punto fijo fuera del vehículo.

➤ Distrae al niño con canciones o juegos. Proponle juegos en los que tenga que mirar por la ventana, como jugar al «Veo veo» con elementos del paisaje.

➤ Realizar paradas frecuentes durante el trayecto para que el niño pueda descansar y despejarse.

➤ Mantener el coche ventilado, abriendo las ventanas para renovar el aire. El calor empeora el mareo.

➤ Intentar realizar una conducción suave, sin volantazos, reduciendo la velocidad en las zonas de curvas, sin aceleraciones y frenazos bruscos.

➤ Recuerda que la forma más segura de que viajen en el coche es a contramarcha. Los niños no se marean más por ir a contramarcha. Su seguridad es más importante.

➤ Exponer al niño de forma gradual a los movimientos del coche. Parece que la habituación a este estímulo es una medida eficaz a largo plazo.

➤ En caso de realizar un viaje en barco, acudir a la cubierta y mirar hacia el horizonte. Si nos tumbamos y cerramos los ojos, nos mareamos menos. En la zona central del barco suele haber menos movimiento que ir en popa o proa.

➤ En caso de realizar un viaje en avión, sentarse en los asientos cercanos al borde delantero de las alas.

➤ En caso de realizar un viaje en tren o autobús, es preferible viajar mirando hacia delante y en las primeras filas.

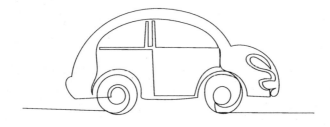

Si con todas estas medidas los mareos persisten, consulta con tu pediatra por si tu hijo pudiera beneficiarse de algún tratamiento farmacológico. El más usado es el dimenhidrinato (Biodramina), un antihistamínico que se puede utilizar en niños a partir de los 2 años. Se administra entre 30 y 60 minutos antes del viaje. Se podría repetir la dosis cada 6-8 horas si fuese necesario.

USO DE PANTALLAS

Se dice que ahora los niños nacen con el móvil debajo del brazo. No es infrecuente ver a niños muy pequeños, que casi no saben hablar, manejando el móvil de sus padres con una agilidad pasmosa. Habitualmente vemos niños con pantallas en un restaurante o una cafetería para que estén tranquilos y se mantengan sentados en la mesa. Niños con pantallas después de darse un golpe para que no lloren. Niños comiendo con la pantalla porque, si no, no comen nada. Niños anestesiados. ¿Lo estamos haciendo bien? La realidad que viven nuestros hijos no es la misma que vivimos nosotros en nuestra infancia. La idea no es que vivan en una burbuja, puesto que las tecnologías de la información y la comunicación pueden ser muy positivas para el aprendizaje de niños y adolescentes. Sin embargo, también debemos enseñarles a usarlas bien, limitar su tiempo de uso y conocer cuáles son los problemas que puede acarrear una exposición excesiva o a un contenido inadecuado.

PROBLEMAS DEL USO DE PANTALLAS

Dentro del concepto de pantallas englobamos el móvil, la tableta, la televisión, el ordenador, los videojuegos o incluso determinados juguetes. El uso de pantallas se ha visto relacionado con la aparición de múltiples problemas:

- Dificultad para discriminar la realidad de la ficción en los más pequeños.
- Retrasos cognitivos y en el desarrollo del lenguaje.

- Menores habilidades sociales y para el control de las emociones.
- Menor interacción entre padres e hijos.
- El uso de Internet o la TV puede hacer que los niños accedan a un contenido inadecuado o perjudicial (tabaco, alcohol, imágenes sexuales, de odio, proanorexia, autolesiones, drogas, suicidio), además de poder recibir información falsa o inexacta.
- Menor tiempo dedicado a otras actividades como el estudio, el deporte, la lectura o las relaciones sociales.
- Mayor exposición a un contenido violento y a conductas agresivas, lo que puede dar lugar a problemas de conducta debido a que pueden intentar imitarlas o generar miedos o confusión.
- Alteraciones del sueño, sobre todo cuanto mayor sea el tiempo de uso y si se utilizan en las horas previas a dormir, ya que la luz azul de estos dispositivos interfiere en la liberación de melatonina, hormona encargada de inducir el sueño.
- Relación entre mayor tiempo de exposición a las pantallas y menor capacidad de atención y concentración e inquietud motriz (mayor riesgo de trastorno por déficit de atención e hiperactividad), así como peor rendimiento escolar.
- Mayor sedentarismo, exceso de peso, obesidad y mayor riesgo cardiovascular
- Sequedad o irritación ocular, visión borrosa, lagrimeo, quemazón, sensación de arenilla, molestias ante la luz, dolores de cabeza, dolor de cuello o espalda...
- Bruxismo o rechinamiento de los dientes durante la noche.
- Posibilidad de recibir mensajes sexuales (*sexting*), contacto con desconocidos (*grooming*) o acoso psicológico y reiterado a través del móvil o Internet (*ciberbullying*).

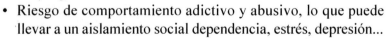

- Riesgo de comportamiento adictivo y abusivo, lo que puede llevar a un aislamiento social dependencia, estrés, depresión...

CÓMO HACER UN USO RACIONAL DE LAS PANTALLAS

Se debe promover un uso adecuado de las pantallas desde los primeros años de vida, evitando el abuso de dispositivos digitales, y equilibrarlo con otras actividades saludables. Ten en cuenta:

- No se recomienda su uso hasta los 2 años, excepto las videollamadas con familiares o amigos. Los niños más pequeños aprenden explorando el mundo que los rodea e interactuando y jugando con sus padres, cuidadores y otros niños.
- A partir de los 2 años y hasta los 5 años, no se recomienda que su uso sobrepase 1 hora al día y siempre que sea contenido de calidad y en compañía de los padres, para interactuar con el niño.
- A partir de los 6 años se recomienda limitar el tiempo de pantallas a un máximo de 2 horas al día, intentando buscar un equilibrio adecuado entre el uso de pantallas y otras actividades, como el tiempo en familia, la actividad física o el sueño, siempre con supervisión. Los horarios y contenidos deben estar controlados.

❖ A TI, LECTOR ❖

Espero sinceramente que hayas disfrutado el contenido de este libro y que te haya ayudado con la crianza y salud de tu hijo. Para mí no hay nada más satisfactorio que poder ayudar a las madres y padres a afrontar la gran experiencia que es el cuidado de la salud de los hijos. Sé lo importante que es para todos nosotros mantener a nuestros hijos saludables y felices, y espero que este libro haya sido una guía útil en ese proceso. Te agradezco que hayas dedicado tu tiempo y atención a la lectura del libro y espero que hayas encontrado información práctica y valiosa.

¡Gracias por formar parte de esta aventura! Espero que hayas disfrutado de su lectura tanto como yo disfruté escribiéndola.

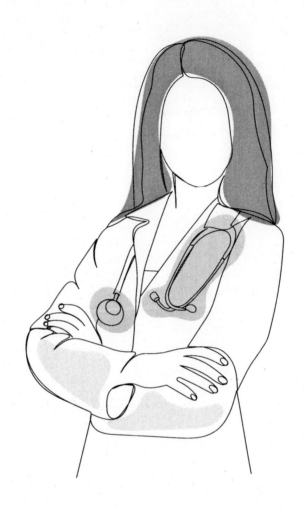

❖ RECURSOS ONLINE ❖

Algoritmos de la Asociación Española de Pediatría de Atención Primaria. Disponibles online en https//algoritmos.aepap.org

Guía ABE de la Asociación Española de Pediatría de Atención Primaria. Disponible online en https://www.guia-abe.es/

Guía práctica de primeros auxilios para padres elaborado por pediatras del Hospital Infantil Universitario Niño Jesús de Madrid. Disponible online en https://www.comunidad.madrid/hospital/ninojesus/file/3227/download?token=PBxmEvb1

La alimentación saludable en la primera infancia de la Agencia de Salud Pública de Cataluña (ASPCAT) disponible online en https://salutpublica.gencat.cat (https://scientiasalut.gencat.cat/bitstream/handle/11351/9237.3/alimentacio_saludable_primera_infancia_2022_ca.pdf)

Pediatría integral de la Sociedad Española de Pediatría Extrahospitalaria y Atención Primaria. Disponible online en https://www.pediatriaintegral.es/

Protocolos diagnósticos y terapéuticos en pediatría. Disponibles online en https//www.aeped.es/protocolos

Recomendaciones de la Asociación Española de Pediatría sobre la alimentación complementaria. 2018. Disponible online en https://www.aeped.es/sitcs/default/files/documentos/recomendaciones_aep_sobre_alimentacio_n_complementaria_nov2018_v3_final.pdf

Página web de la Asociación Española de Pediatría dedicada a las familias. https://enfamilia.aeped.es/

Información para pacientes y sus familias de la Sociedad Española de Gastroenterología, Hepatología y Nutrición Pediátrica. https://www.seghnp.org/familias

Hojas informativas para pacientes sobre enfermedades neuropediátricas de la Sociedad Española de Neurología Pediátrica. https://www.senep.es/images/site/hojas_fomativas/SENEP_Hojas%20Informativas.pdf

Hojas informativas para padres de la Sociedad Española de Urgencias Pediátricas (SEUP). https://seup.org/hojas-informativas/

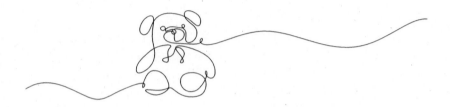